Patrick Meinart

DAS NEUE KRAFTTRAINING

Bibliografische Information der Deutschen Nationalbibliothek
Die Deutsche Nationalbibliothek verzeichnet diese Publikation in der Deutschen Nationalbibliografie. Detaillierte bibliografische Daten sind im Internet über http://d-nb.de abrufbar.

Für Fragen und Anregungen
info@rivaverlag.de

Wichtiger Hinweis
Dieses Buch ist für Lernzwecke gedacht. Es stellt keinen Ersatz für eine individuelle medizinische Beratung dar und sollte auch nicht als solcher benutzt werden. Wenn Sie medizinischen Rat einholen wollen, konsultieren Sie bitte einen qualifizierten Arzt. Der Verlag und der Autor haften für keine nachteiligen Auswirkungen, die in einem direkten oder indirekten Zusammenhang mit den Informationen stehen, die in diesem Buch enthalten sind.

Originalausgabe
1. Auflage 2020

Türkenstraße 89
80799 München
Tel.: 089 651285-0
Fax: 089 652096

Redaktion: Dr. Frauke Bayer
Umschlaggestaltung: Marc-Torben Fischer
Umschlagabbildungen vorn: Shutterstock/SciePro, Who is Danny
Umschlagabbildungen hinten oben: Nils Schwarz, www.nilsschwarz.com
Alle Fotos im Innenteil von Nils Schwarz außer:
David Leonhard: 278; riva Verlag: 32
Shutterstock: A.RICARDO: 57 re.; aficons: 105 u. li.; Anya Ku: 53; Blamb: 24, 25; bluedog studio: 57 li.; cellin_art: 105 o.; Designua: 21, 62; FisBioFaci: 93; Jacob Lund: 102; Jasminko Ibrakovic: 70; joshya: 60; Life science: 105 u. re.; Midas Anim: 222; Nadir Keklik: 82; Peter Hermes Furian: 96; SciePro: 14; sportpoint: 100; Syda Productions: 119; Tefi: 16; Vecton: 19; VectorMine: 35, 59, 221

Layout: Katja Muggli, www.katjamuggli.de
Models: Dennis Schmidt von Elace Sportmodels, Jessica Kempf
Satz: Michaela Röhler, feschart print- und webdesign, Leopoldshöhe
Druck: Firmengruppe APPL, aprinta Druck, Wemding
Printed in Germany

ISBN Print 978-3-7423-1549-6
ISBN E-Book (PDF) 978-3-7453-1226-3
ISBN E-Book (EPUB, Mobi) 978-3-7453-1227-0

Patrick Meinart

DAS NEUE KRAFTTRAINING

Wie du mit **neurozentriertem** Training
Gehirn und Muskeln optimal stimulierst,
um deine Performance zu steigern

riva

Inhalt

Muskelaufbau beginnt im Kopf

Training, im Speziellen das Krafttraining, wird heutzutage in der Regel entsprechend den Gesetzen und Regeln der Biomechanik betrachtet. Dabei wird meistens das klassische kinesiologische Modell verwendet, das in den letzten Jahren durch das myofasziale Netzwerk ergänzt wurde. Wenn man den Menschen aber unter einem ganzheitlichen Aspekt betrachten möchte, ist es sinnvoll, sich nicht nur auf den konventionellen mechanischen Ansatz zu konzentrieren, sondern auch einen tiefer gehenden Blick auf die neurozentrierten Grundlagen eines erfolgreichen Trainings zu werfen.

Ich selbst interessiere mich für Krafttraining seit meiner Kindheit. Damals war ich hauptsächlich von der Körperkraft von Kampfsportlern, aber auch von der scheinbar unbändigen Energie der Strongmen fasziniert. Alles, was mit Kraft zu tun hat, beeindruckt mich. Mein Interesse gilt primär dem klassischen Krafttraining, also allem, was mit dem Stemmen von Gewichten im weitesten Sinne zu tun hat. Es spielt für mich jedoch keine Rolle, ob es sich dabei um Kettlebells, Kurz- beziehungsweise Langhanteln oder Maschinentraining handelt. Für mich sind das alles nur Werkzeuge, Werkzeuge, um das eigene Kraftpotenzial entfalten und ausbauen zu können. Ich durfte in den letzten Jahren mit vielen unterschiedlichen Kraftathleten zusammenarbeiten, von deutschen Meistern im Kraftdreikampf über Europameister im Kreuzheben bis hin zum Medaillengewinner im olympischen Gewichtheben. Dabei begegnete ich vielen Coaches, von denen ich etliches in Bezug auf das Krafttraining lernen konnte, unter ihnen Trainerlegenden wie Charles Poliquin, der 2018 mit 57 Jahren leider viel zu früh verstorben ist, Boris Sheiko oder Michael Boyle. Jeder von ihnen verfolgte einen anderen Ansatz, wobei ich alles aufgenommen und einiges davon für meine eigene Trainingsmethode adaptiert habe.

In den letzten Jahren bin ich immer mehr von einer rein mechanistischen Sichtweise des Krafttrainings abgekommen, da ich erkannt habe, dass bei diesem Ansatz sowohl die Funktion des Nervensystems als auch unsere Individualität auf die Genetik und die Muskelfaserverteilung reduziert werden. Doch der Mensch ist mehr als seine

Anatomie und Biomechanik, was auch und gerade im Training entsprechend berücksichtigt werden sollte. Daher nutze ich den neurozentrierten Ansatz bei allen meinen Kraftathleten, egal, ob es sich um einen olympischen Gewichtheber oder einen Bodybuilder handelt. Jeder kann von den hier im Buch vorgestellten Techniken und Methoden profitieren, genauso wie auch ich und meine Kunden davon profitieren konnten. Das Wichtigste dabei ist für mich aber, dass ich alle Techniken immer auch selbst ausführe. Getreu dem Motto »practise what you preach« sollte man als Trainer und Coach auch immer selbst leben, was man lehrt.

Das neurozentrierte Krafttraining betrachtet die Funktion des Zentralnervensystems und dessen Wirkung auf den gesamten Körper unter besonderer Berücksichtigung des Krafttrainings. Dabei versteht sich das neurozentrierte Krafttraining in erster Linie als eine Modulation der »Threats«, was man im Deutschen am besten mit »Bedrohungen« wiedergeben kann, die der Körper durch innere und äußere Reize erlebt. Der Körper ist permanent diversen Belastungen ausgesetzt, die zu unterschiedlichen individuellen Beanspruchungen führen. Für die Bewältigung dieser subjektiven und vom Gehirn beeinflussten Belastungen ist es notwendig, eine entsprechende neuronale Resilienz aufzubauen, also eine Widerstandsfähigkeit des Zentralnervensystems gegen unterschiedliche Formen der Beanspruchung zu entwickeln. Unter Berücksichtigung der Reaktionen des Nervensystems auf die alltäglichen Herausforderungen wird durch das neurozentrierte Krafttraining nicht nur der Körper, sondern auch das Gehirn gestärkt.

Im Gegensatz zum klassischen Krafttraining wird im neurozentrierten Ansatz die Funktion des Zentralnervensystems auf den Körper mit anvisiert. Dabei wird nicht nur dem muskuloskelettalen System Beachtung geschenkt, sondern auch die Wirkung des propriozeptiven, des visuellen und des vestibulären Systems auf die Leistung berücksichtigt. Traditionellerweise wird beim Krafttraining der Fokus nur auf den Output (Motorik) gelegt. Dabei wird jedoch versäumt, auch den Input (Sensorik) einem genauen Blick zu unterziehen, obwohl der Output immer vom Input abhängig ist. Dieser Input führt erst zu einer adäquaten Verarbeitung der Reize, wiederum vom Gehirn verarbeitet und interpretiert, was dann letztendlich zu der motorischen Aktion, also dem Output, führt. Motorik basiert daher immer auf der Sensorik und der Verarbeitung sensorischer Informationen. Entsprechend dieser Grundfunktion des Nervensystems ist auch dieses Buch aufgebaut. Die Betrachtung der möglichen sensorischen Reize steht im Vordergrund, gefolgt von den funktionellen Einheiten des Gehirns, mit dem motorischen Output als letztem Baustein in dieser funktionellen Kette.

Ziel dieses Buches ist es, einen tiefen Einblick in die Beeinflussung, die das Nervensystem auf die Bewegung ausübt, zu werfen. Dabei spielt die individuelle Biochemie am Beispiel der Neurotransmitter eine essenzielle Rolle, genauso jedoch auch die Tatsache, dass die während des Trainings entstehende Ermüdung unsere Leistungsfähigkeit auf neuronaler Ebene negativ beeinflusst. Darüber hinaus soll das Buch aufzeigen, wie trainingsinduzierte Bewegungsschmerzen reduziert, Leistung optimiert und Krafttraining individuell konzipiert werden können.

Das Buch entstand aus der Idee heraus, Training in einem neuen Licht zu präsentieren. Der menschliche Körper ist selbstorganisierend in Abhängigkeit vom Zentralnervensystem. Aus der Kombination der Elemente Selbstorganisation und Nervensystem entsteht die Bewegungskontrolle, die entscheidend für die Entstehung von Kraft ist. Dabei ist das Buch als Ergänzung zum regulären Krafttraining gedacht, nicht als Ersatz. Die beste Methode ist diejenige, die mehrere Bereiche miteinander vereint und somit auch das beste Resultat bieten kann.

Die unterschiedlichen Zielsetzungen von Krafttraining

Krafttraining kann unterschiedliche Zielsetzungen haben. Es kann ein wichtiger Beitrag für die Gesundheit und den allgemeinen Fitnesszustand sein. Krafttraining ist für viele Sportler essenziell, um ein positives Körperbild zu formen und besser auszusehen. Leistungssportler profitieren von einem intelligent strukturierten Krafttraining, das einen Transfer zu ihrem Sport darstellen und somit dazu beitragen kann, ihre sportliche Leistung zu verbessern. Ältere Personen können Krafttraining nutzen, um dem Muskelabbau im Alter entgegenzuwirken. Bei Schmerzpatienten kann Krafttraining zur Reduktion ihrer Symptome auf dem Weg zur Schmerzfreiheit beitragen. Krafttraining hat darüber hinaus auch einen neuroprotektiven Effekt, der das Gehirn jung hält und vor neurodegenerativen Erkrankungen schützt. Krafttraining sollte daher immer zielorientiert und anhand der individuellen Voraussetzungen und Fähigkeiten praktiziert werden. Dabei ist es wichtig, Krafttraining nicht nur auf Grundlage der momentanen Lebenssituation zu planen, sondern auch unter Berücksichtigung der kommenden Jahre. Daher sollte sich jeder die Frage stellen: Was möchte ich mit Krafttraining erreichen? Die Zielsetzung ist maßgeblich für den Aufbau und die Struktur des Trainings. Während die eigene Anatomie und Biomechanik entscheidend für die Übungsauswahl ist, ist die Zielsetzung entscheidend für den Aufbau des Trainings, der sogenannten Trainingsplanung.

Individuelle Voraussetzungen beachten

In der Literatur finden wir viele Informationen bezüglich der Strukturierung und Planung des Krafttrainings mit primärem Fokus auf Muskelaufbau und Kraftaufbau. Diese Informationen beziehen sich in der Regel auf den Versuch, Kraft und Muskelmasse zu maximieren. Doch häufig werden die individuellen Voraussetzungen und Gegebenheiten bei den regulären Empfehlungen außer Acht gelassen. In meiner täglichen

Praxis erlebe ich häufig, dass den Athleten Bewegungsdysfunktionen, chronische Schmerzen und schlechtes Stressmanagement dem geplanten Training schnell einen Strich durch die Rechnung machen. Die Anwendung des Krafttrainings, wie es häufig empfohlen wird, ist in der Praxis selten umsetzbar.

Wir sind nicht ständig dazu in der Lage, eine optimale Trainingsumgebung zu schaffen, die es uns ermöglicht, strikt nach Plan vorzugehen. Änderungen in den Lebensbedingungen, Verletzungen, schlechter Schlaf und andere individuelle Faktoren können unser geplantes Training schnell über den Haufen werfen. Während Leistungssportler oftmals nach Schema F arbeiten und ihr Krafttraining durchstrukturieren und periodisieren, sollte man sich die Frage stellen, inwieweit dies für Athleten notwendig oder umsetzbar ist, die nicht mit ihrer sportlichen Leistung ihren Lebensunterhalt verdienen. Dies hat mich veranlasst, meine Kunden dahingehend zu motivieren, ihr Training nicht mehr klassisch zu periodisieren, wie es häufig in der Literatur vorgeschlagen wird. Dazu gehört auch die strukturierte Anwendung von bekannten Trainingsvariablen wie Volumen, Intensität und Trainingsfrequenz. In erster Linie sollte Krafttraining immer an die Bedürfnisse der jeweiligen Person angepasst sein und so individuell wie möglich erfolgen. Häufig erlebe ich mehr Fortschritte bei meinen Athleten, wenn diese sich mehr auf die Technik und den Ausbau ihrer koordinativen Fähigkeiten fokussieren als auf reguläre Trainingsvariablen oder vorgegebene Trainingspläne. Vorbilder wie Pavel Tsatsouline, Dan John oder Ido Portal demonstrieren, wie Kraft spezifisch im Kontext von Bewegungen trainiert werden kann und zu Erfolg führt – auch ohne vorherige Festlegung aller relevanten Trainingsvariablen, wie es zum Beispiel im klassischen Bodybuilding der Fall ist. Daher geht es auch in diesem Buch nicht um die Maximierung von Kraft und Muskelmasse unter allen Umständen, sondern unter Berücksichtigung der eigenen Fähigkeiten und der persönlichen Zielsetzung. Der Fokus wird hierbei auf neuronale Gesundheit gelegt mit dem Ziel, seine Leistung so lange wie möglich bis ins hohe Alter aufrechterhalten zu können.

Übertraining versus Überlastung

Übertraining ist definiert durch negative Konsequenzen auf körperlicher und mentaler Ebene durch zu viel Training. Einer der Hauptgründe dafür, dass viele Freizeitsportler Symptome von Übertraining entwickeln, liegt nicht in dem Training an sich begründet, sondern eher in einem schlechten Management von Schlaf, Ernährung und Stress. Startet der Freizeitsportler, ohne die notwendigen Voraussetzungen mitzubringen, in das Krafttraining, kann das Training schnell zu einer Überforderung führen. Im Prinzip sprechen wir in diesem Fall nicht von »Übertraining«, sondern streng genommen von »Untertraining«. Der Freizeitsportler bringt eine sehr geringe Belastbarkeit zum Training mit und fühlt sich nach dem Training schnell ausgelaugt. Ein zu stark reglementiertes und klassisch strukturiertes Training führt häufig zu mehr Belastung, von der der Sportler nicht ausreichend regenerieren kann.

Ein weiterer Grund dafür, wieso Regeneration in den letzten Jahren immer mehr in den Vordergrund rückt – dies liegt nicht an einer höheren sportlichen Belastung, sondern an einer höheren Alltagsbelastung, die wir immer weniger gut kontrollieren können. Die Umsetzung des Krafttrainings erfordert daher nicht nur eine Strukturierung basierend auf einer mechanistischen Sichtweise, sondern auch unter Berücksichtigung psychosozialer Faktoren und individueller Kompetenzen.

Wie du die Übungen nutzen solltest

In diesem Buch verwende ich viele klassische Übungen als Beispiele für das neurozentrierte Krafttraining, ohne den Anspruch auf Vollständigkeit erheben zu wollen. Das »neue Krafttraining« ist ein Trainingssystem, welches im besten Fall auf alle trainierenden Menschen in allen Lebenslagen übertragen werden kann und die Wahl der Übungen nicht limitiert. Daher spielt es keine Rolle, ob du selbst lieber mit der Langhantel, mit der Kettlebell oder an Maschinen trainierst. Die Prinzipien in diesem Buch sollen dir helfen, Krafttraining durch eine neurozentrierte Linse zu betrachten. Statt einer mechanistischen Sichtweise sollte Krafttraining als etwas Exploratives wahrgenommen werden. Die hier gezeigten Übungen und Empfehlungen sollen als ein roter

Faden für dein eigenes Training oder als Hilfestellung dienen, das Gezeigte auf deine eigenen Übungen übertragen zu können.

Die klassische Betrachtung der Übungsauswahl bezieht sich in erster Linie auf Bewegungsmuster, die den anvisierten Muskel am stärksten rekrutieren, oder Übungen, mit denen für einen bestimmten Muskel oder eine konkrete Muskelgruppe das meiste Gewicht bewegt werden kann. Wenn wir uns die Übung Kreuzheben als Beispiel näher betrachten wollen, wird diese Übung in der Regel so ausgeführt, dass entsprechend der individuellen Anatomie und Biomechanik das meiste Gewicht bewegt werden kann. Das scheint auch auf den ersten Blick logisch zu sein, denn wieso sollte man eine Übungsausführung verwenden, die nicht zu einer Maximierung des Gewichts führt? Vergleicht jeder Athlet unterschiedliche Ausführungen beim Kreuzheben, wird es eine Technik geben, in der der Sportler das meiste Gewicht bewegen kann. Die Tatsache, dass dies so ist, bedeutet jedoch nicht, dass derjenige in der Zukunft auch nur auf diese eine Art und Weise heben sollte. Kraft ist spezifisch, daher geht es nicht immer um das Maximum an Gewicht, sondern um das Maximum an Kraft in einer bestimmten Position.

Durch die Wahl der vermutlich besten Zugtechnik gehen Variation und Bewegungsvielfalt verloren, was sich negativ auf andere Aspekte des Trainings auswirken kann. So führt dies dazu, dass die Gelenke immer nur in demselben Winkel und in derselben Bewegungsebene belastet werden und andere Bereiche nicht ausreichend genug stimuliert werden (Seite 252). Es müssen also auch andere Variablen beim Krafttraining berücksichtigt werden, die nichts mit Kraft im direkten Sinne zu tun haben.

Als weiteres Beispiel ist der Aufbau von Muskulatur zu nennen. Ich werde immer noch häufig gefragt, welche Übung am besten geeignet ist, um bestimmte Muskeln zu trainieren. Schaut man sich dazu Studien an, lassen sich Ergebnisse aus EMG-Messungen heranziehen, um zu bestimmen, welche Übung vermeintlich am besten für den Aufbau von Muskulatur ist. Doch auch hier beschränken wir uns auf nur eine einzige Variable, ohne andere individuelle Faktoren zu berücksichtigen. Nicht jeder von uns ist Profibodybuilder und hat als alleiniges Ziel den maximalen Aufbau von Muskelmasse. Krafttraining ist wesentlich komplexer als das Stemmen von maximalen Gewichten und die Maximierung von Muskelmasse. Krafttraining ist individuell und zielabhängig.

In diesem Sinne wünsche ich dir, dass dir der andere Blick auf das Krafttraining hilft, zukünftig die beste Leistung aus dir herauszuholen.

Dein Patrick

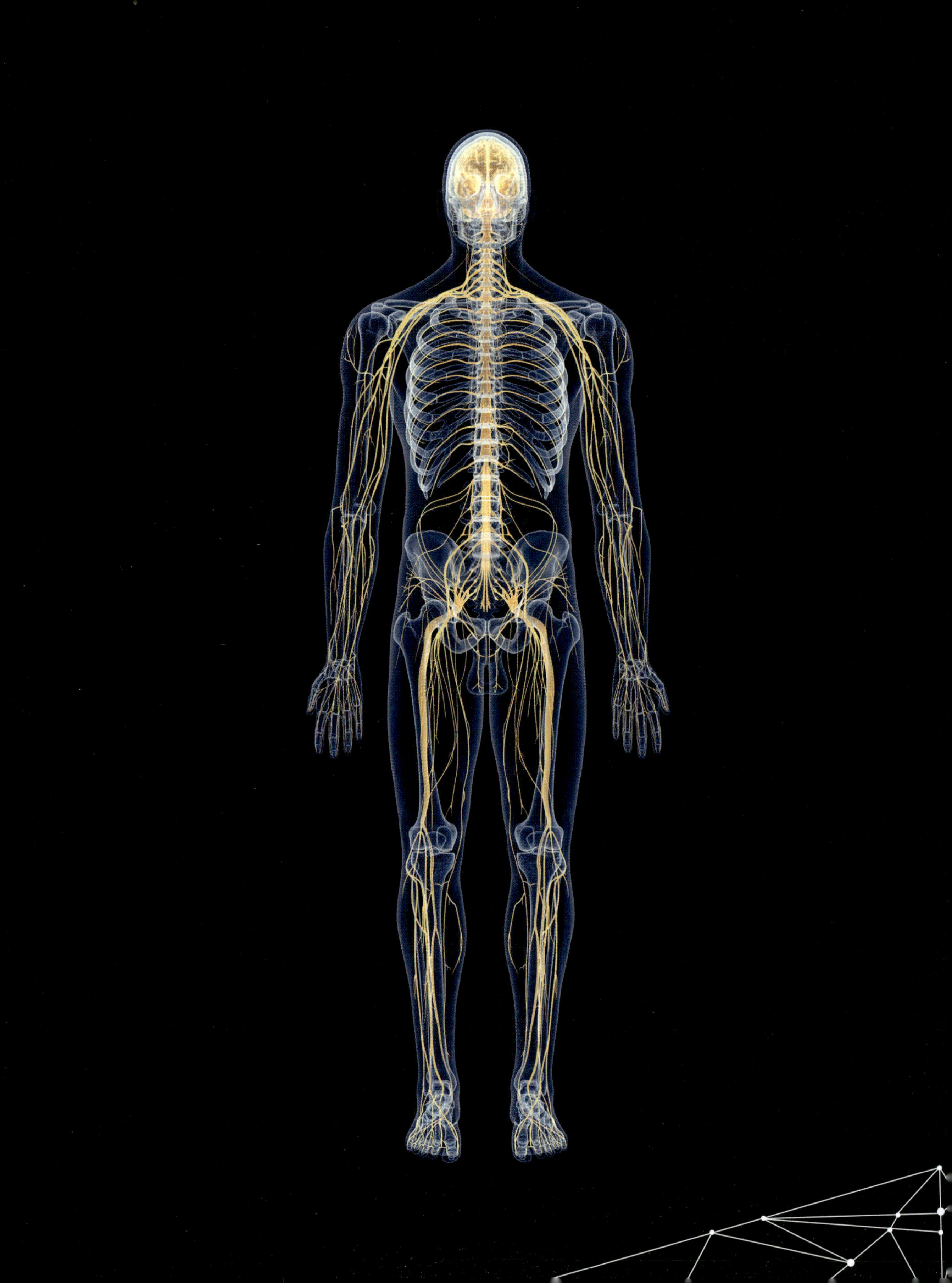

1

Motorische Grundlagen von Krafttraining

Das Gehirn und seine wichtigsten Areale

Das Gehirn beziehungsweise das Nervensystem ist die komplexeste Struktur im gesamten Universum – zumindest nach unserem aktuellen Wissensstand. Milliarden Zellen kommunizieren unentwegt miteinander und senden sich gegenseitig elektrische Signale. Unser Gehirn ruht niemals. Dabei unterscheidet sich das menschliche Gehirn in einigen Aspekten von den Gehirnen anderer Lebewesen, was für unser Überleben essenziell ist. Das Gehirn befähigt uns zu handeln und mit unserer Umwelt durch Bewegung zu interagieren. Man könnte tatsächlich sagen, dass die Evolution uns das Gehirn geschenkt hat, um unsere Umgebung durch Planung, Handlung und Bewegung zu steuern und zu gestalten.

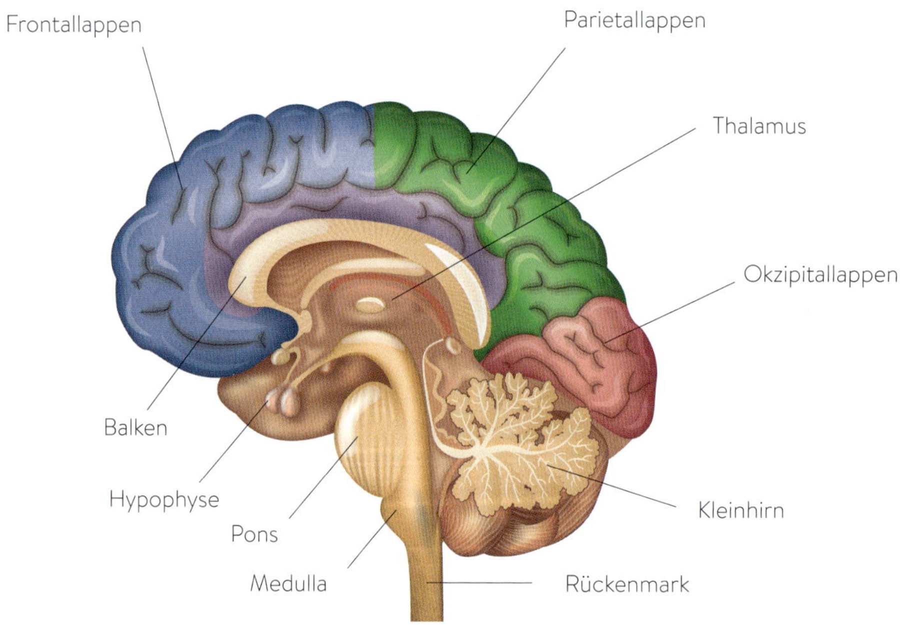

Das Gehirn besteht aus unterschiedlichen Strukturen und lässt sich grob in Kortex, Hirnstamm und Kleinhirn aufteilen.

Die Wurzel dieser Fähigkeiten ist in unserem Frontallappen zu finden, der etwa 30 Prozent unseres Kortex ausmacht. Der für die Bewegung wichtigste Teil des Frontallappens ist der Motorkortex. Dieser wird ständig von dem sensorischen Kortex mit Informationen gefüttert. Ohne sensorische Informationen aus unserer Umgebung (Exterozeption) und aus dem Inneren unseres Körpers (Interozeption) ist Bewegung nicht möglich. Daher spielt die Kommunikation zwischen dem sensorischen Teil unseres Kortex und dem motorischen Teil eine wichtige Rolle.

Dabei braucht unser Gehirn konstant Informationen, um Entscheidungen treffen und handeln zu können. Auf Bewegungsebene sind es sensorische Informationen wie die Propriozeption, die visuelle Wahrnehmung und unser Gleichgewicht, die notwendig sind, um Handlungen optimal planen zu können. Viele dieser Areale sind direkt miteinander verknüpft, um optimale Leistung vollbringen zu können. Man spricht hierbei von der sensorischen Integration.

- Der **Frontallappen** beinhaltet neben dem Motorkortex auch die Fähigkeit, Gedanken zu erzeugen, die Fähigkeit, Probleme zu lösen und kreativ zu sein.
- Im **Parietallappen** befindet sich der bereits erwähnte sensorische Teil unseres Gehirns, der unter anderem Berührung registriert und uns befähigt, uns im Raum zu orientieren.
- Direkt hinter dem Parietallappen ist der **Okzipitallappen** gelegen, der für unsere visuelle Wahrnehmung verantwortlich ist. Auch diese beiden Areale sind miteinander verknüpft, da die visuelle Wahrnehmung Signale in unseren sensorischen Bereich überträgt.
- Im **Temporallappen** befindet sich unser auditorischer Kortex, der es uns ermöglicht, Geräusch wahrzunehmen und einzuordnen.

Durch die Funktionen der jeweiligen Kortexe ergibt sich die Verbindung aus Reizwahrnehmung und Handlung beziehungsweise aus Reizwahrnehmung und Unterlassung der Handlung, da jede Entscheidung in einer Handlung oder dem bewussten Vermeiden einer Handlung resultieren kann. Wenn wir ein Geräusch wahrnehmen, sind wir dazu in der Lage, uns der Geräuschquelle zuzuwenden, diese visuell einzuordnen und anhand des Gesehenen die Entscheidung zu treffen, zu handeln oder nicht zu handeln. Wenn wir dies auf ein praktisches Beispiel im Sport übertragen und eine Spielsituation aus dem Fußball wählen, kann dies folgendermaßen ablaufen: Während des Ballbesitzes nimmst du hinter dir über akustische Signale das Herannahen eines gegnerischen Spielers wahr. Durch einen kurzen Schulterblick erkennst du, dass der Gegner sehr nah ist, weswegen du aufgrund seiner Position und seines Laufweges entscheidest, den Ball zu einem Mitspieler zu passen. Handlungsentscheidungen können daher immer nur auf der Basis der zur Verfügung stehenden Informationen getroffen werden.

Das **limbische System** ist unser emotionales Zentrum. Dieses wird regelmäßig von unserem Frontallappen unterdrückt. Man spricht von einer Inhibition. Eine regelmäßige Inhibition unseres limbischen Systems ist notwendig, um Aggressivität, Impulsivität und andere unkontrollierte Gefühlsausbrüche kontrollieren zu können. Genauso wie unser Frontallappen ungewollte Bewegungen bewusst inhibieren, also unterdrücken, kann, kann er dies auch auf emotionaler Ebene leisten. Daher ist der Frontallappen nicht nur besonders gut darin, Bewegungen und Handlungen zu initiieren, sondern genauso auch, ungewollte Handlungen und Verhaltensweisen gezielt zu unterdrücken. Ginge es nach unserem limbischen System, würden wir nur kämpfen, essen und uns Dinge merken, die für unser Überleben relevant sind. Defizite in der Kontrollwirkung des Frontallappens zeigen sich in vielen verschiedenen Formen unkontrollierten Verhaltens wie übermäßiges Essen, Alkoholismus aber auch Sportsucht.

Minimalistisch betrachtet, bedeutet Leistung das Sichern unseres Überlebens, was die Hauptaufgabe unseres Gehirns ist. Dies wird üblicherweise über Bewegung erzeugt. Der Frontallappen ist auch für die Aufrechterhaltung der Aufmerksamkeit verantwortlich. Aufmerksamkeitsdefizite können ein Anzeichen für eine mangelnde Funktion des Frontallappens sein. Dies erschwert unter anderem das Bewegungslernen. Motorische Probleme können daher mit anderen Defiziten korrelieren und ihren Ursprung im Kortex haben.

Die hier geschilderten Areale gehören zum Zentralnervensystem, welches aus dem Gehirn und dem Rückenmark besteht. Das periphere Nervensystem kann als Wahrnehmungs- und Ausführungsorgan des Nervensystems betrachtet werden. Hier befinden sich alle sensiblen (Afferenz) und motorischen (Efferenz) Leitungsbahnen, die durch unseren Körper ziehen. Die sensiblen Leitungsbahnen sind für unsere Wahrnehmung verantwortlich, und die motorischen Leitungsbahnen steuern unsere Skelettmuskulatur und erzeugen Bewegung. Die Funktionsweise des Nervensystems ist in seinen Grundzügen recht simpel: Es empfängt Informationen, verarbeitet diese und reagiert darauf entsprechend mit Handlung oder dem bewussten Ausbleiben einer Handlung.

Die Nervenzelle

Die funktionelle Grundeinheit des Nervensystems ist die Nervenzelle. Die einzelnen Zellen kommunizieren unentwegt miteinander. Die Fähigkeit der Kommunikation wird über den axonalen Transport ermöglicht, über die Freisetzung von Botenstoffen über die Axone, die als eine Art »Sender« im Gehirn fungieren. Bei den Bo-

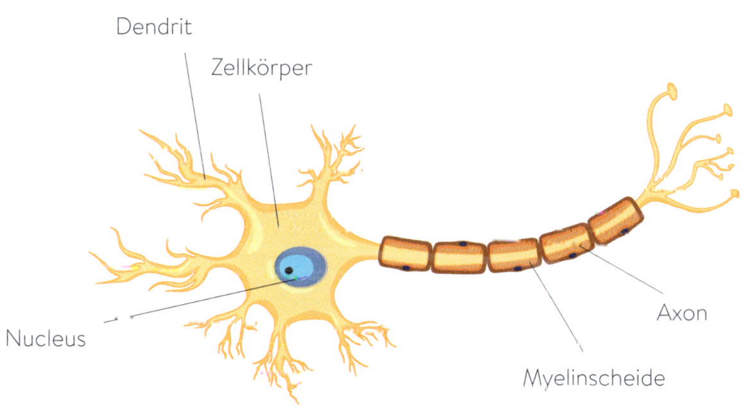

Die Nervenzelle besteht aus unterschiedlichen Strukturen, die zusammen eine funktionelle Einheit bilden.

tenstoffen handelt es sich um Neurotransmitter, von denen jeder unterschiedliche Aufgaben hat. In ihren Grundzügen haben die meisten Neurotransmitter entweder eine erregende oder eine hemmende Funktion. Ähnlich wie wir bewusst Handlungen ausführen oder inhibieren können, können auch die Neurotransmitter Prozesse in unserem Nervensystem aktivieren oder unterdrücken. Unser Nervensystem erfordert ein Gleichgewicht aus Erregung und Inhibition, um optimal funktionieren zu können. Ein Ungleichgewicht kann langfristig zu Problemen in Form von psychischen und neurodegenerativen Erkrankungen führen. Neurotransmitter übertragen elektrische Impulse in unserem Gehirn von einer Zelle zur anderen, in dem sie die elektrischen Impulse in chemische Signale umwandeln.

Jede Nervenzelle steht über synaptische Verbindungen in Kommunikation mit Tausenden anderen Nervenzellen. Dabei dienen die Synapsen als Signalübertragung für die elektrischen Impulse, die von Nervenzelle zu Nervenzelle weitergeleitet werden. Die elektrischen Signale sind die Informationen, die im Gehirn übertragen werden. Sogar wenn eine Nervenzelle ruht, gibt es immer wieder eine synaptische Entladung der verbundenen Nervenzelle. Daher kann es immer wieder zu Fluktuationen vom Ruhewert der Nervenzelle kommen. Dies ist auch der Grund, wieso manchmal unsere Muskulatur unkontrolliert zittert oder wir manchmal bei Müdigkeit kurz aufzucken. Ist die elektrische Entladung stark genug, um eine bestimmte Reizschwelle zu erreichen, kommt es zur Bildung eines Aktionspotenzials, was zu einer Signalweiterleitung führt. Dabei ist die Signalübertragung abhängig von den vorliegenden Neurotransmittern und von den Axonen, die die Signale innerhalb der Nervenzelle weiterleiten. Die Geschwindigkeit der Weiterleitung der Informationen ist stark abhängig von der Myelinschicht. Die Myelinschicht ist quasi der Schutzmantel der Nervenzelle und sichert nicht nur ihre Funktion, sondern auch ihr Überleben. Je dicker und kräftiger die Myelinschicht, desto besser werden Signale übertragen. Alzheimer führt unter anderem zu einem Abbau der Myelinschicht, was zu einer Verlangsamung der Signalübertragung und somit zur Reizweiterleitung führt. Myelinschichten werden meist durch Entzündungsprozesse zerstört. Neurodegenerative Erkrankungen, Ernährungsfehler und ein ungesunder Lifestyle können zu einer Degradation der Myelinschicht führen.

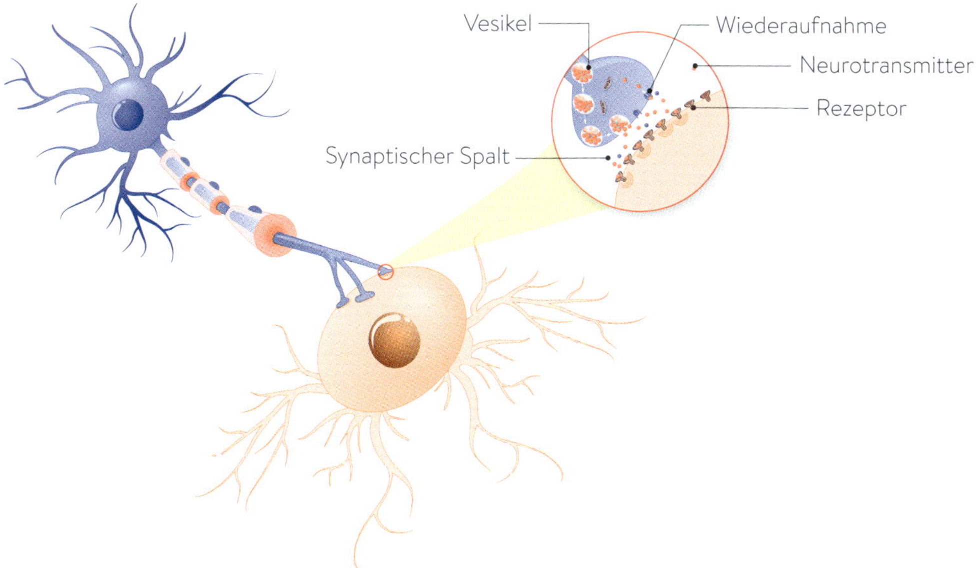

Die Synapse fungiert als Bindeglied zwischen den Nervenzellen und ermöglicht die Signalübertragung im Nervensystem.

Aufgaben des autonomen Nervensystems

Das autonome Nervensystem hat die Aufgabe, lebenswichtige Abläufe im Körper aufrechtzuerhalten. Es steuert unter anderem unsere Atmung, die Körpertemperatur, Nahrungsaufnahme, Libido und unsere Kommunikation mit dem Herzmuskel. Es besteht dabei aus den Partnern Sympathikus (Erregung) und Parasympathikus (Entspannung), die für unterschiedliche Aktivitäten im Nervensystem verantwortlich sind. Eine Aktivierung des Sympathikus ist für Aktivitäten wichtig, die ein erhöhtes Maß an Erregung benötigen, wie zum Beispiel Kampf oder Flucht. Der Parasympathikus fungiert als Gegenspieler und reduziert die Erregung, was zu einer Entspannung führt und die Verdauung erleichtert. Eine optimale Funktion des autonomen Nervensystems besteht aus einem Gleichgewicht der beiden Partner mit dem Ziel des regulierten Gleichgewichts, der Homöostase. Eine zu starke Verschiebung zugunsten des Sympathikus führt zu einer erhöhten Stressempfindung, Unruhe und schlechtem Schlaf, während eine zu starke Verschiebung hin zum Parasympathikus mangelnde Motivation und Antriebsschwäche zur Folge hat. In Bezug auf Training und Sport sind eine schnelle Aktivierung des Sympathikus und eine direkt folgende Senkung des Sympathikotonus nach Beendigung der sportlichen Aktivität wünschenswert. Je schneller sich der Sympathikotonus reduziert, desto höher ist die Relaxationsfähigkeit des Sportlers. Ein schneller Wechsel von Erregung zu Entspannung kann als Indikator für Gesundheit und ein Gleichgewicht im autonomen Nervensystem angesehen werden. Viele Kraftathleten neigen allerdings dazu, sympathikoton zu sein. Sie wirken nonstop hyperaktiv, haben einen hohen Muskeltonus und können nur schwer entspannen. Krafttraining sollte dazu beitragen, ein Gleichgewicht im autonomen Nervensystem erzeugen zu können und nicht eine chronische Verschiebung zum Sympathikus. Schauen wir uns nun etwas genauer an, wie unser Gehirn Bewegungen steuert.

Der Motorkortex als Kontrollorgan

Als Teil der Großhirnrinde kontrolliert der Motorkortex unsere Bewegung durch bewegungsspezifische Signale und leitet diese durch das Rückenmark und über Motoneurone zu den Muskeln. Präzise und gut koordinierte Muskelaktionen sind notwendig für eine optimale fehlerfreie Bewegungsausführung.[1] Die Grundlage hierfür sind die motorischen Systeme der verschiedenen Ebenen (Rückenmark, Hirnstamm, Kleinhirn, Großhirn), die über Bahnen miteinander in Verbindung stehen.

Der Motorkortex ist für die Ausführung willkürlicher Bewegungen verantwortlich, während das Rückenmark und der Hirnstamm die reflexive Stabilität beeinflussen. Dabei wird dieser in den primär-motorischen Kortex, den supplementär-motorischen Kortex (SMA) und den prämotorischen Kortex unterteilt und befindet sich im hinteren Bereich des Frontallappens. Die in der primär-motorischen Rinde liegenden Motoneuronen sind der hauptsächliche gemeinsame Ausgang des Motorkortex. Von hier aus gelangen die Befehle zur Steuerung der Muskulatur. In dem primär-motorischen Kortex sind die Muskelgruppen jeweils repräsentativ in Form von Nervengewebe angeordnet. Jeder Körperregion ist im Gehirn ein ganz bestimmter motorischer und sensorischer Bereich der Hirnrinde zugeordnet. Je größer die Rezeptorendichte in einem Körperareal ist, umso größer und dichter ist die entsprechende Region auf der Großhirnrinde. Eine große Rezeptordichte weisen zum Beispiel die Fußsohlen und Finger auf. Generell kann man es sich so vorstellen, dass der Körper verkleinert in Form eines »Homunkulus« auf der Großhirnrinde repräsentiert wird. Hierdurch lassen sich nicht nur die Fläche und die Position für die jeweilige Region ausmachen, sondern auch für den jeweiligen Skelettmuskel. Häufig wird behauptet, unser Gehirn kenne nur Bewegungsmuster und keine Muskeln. Dies ist falsch, da unsere Muskulatur innerhalb des Homunkulus auf unserem Kortex genau abgebildet ist.

Der Motorkortex ist die in der Hierarchie am höchsten stehende Funktionsebene der Motorik, die Informationen aus den untergeordneten Hirnregionen erhält, verarbeitet und sozusagen als »Gouverneur« letztendlich den Befehl zur Bewegungsausführung gibt. Grundlage für jede Bewegungsausführung ist Motivation, emotionale Handlungsbereitschaft und Planung. Jede Bewegung ist immer mit einem Handlungsziel gekoppelt. Ohne Motivation zur Bewegung kann keine Bewegung ausgeführt werden. In Zusammenarbeit mit dem Kleinhirn und den Basalganglien erzeugt der prämotorische Kortex einen Bewegungsentwurf. Dabei fließen auch sensorische Informationen, die beispielsweise das notwendige Ausmaß einer Bewegung definieren, mit ein. Die Basalganglien werden häufig auch als »Architekten der Bewegung« bezeichnet. Die supplementär-motorische Rinde spielt eine wichtige Rolle beim Erlernen von neuen Handlungsabfolgen. Komplexe Bewegungsmuster werden hier vorbereitet und initiiert.

In der einfachsten Funktion in Bezug auf die Bewegungssteuerung lässt sich der Motorkortex mit folgenden Aufgaben zusammenfassen: Gedanke, Entscheidung, Handlung, Ziel. Dabei steht immer ein Ziel vor Augen und sollte auch in das Training mit ein-

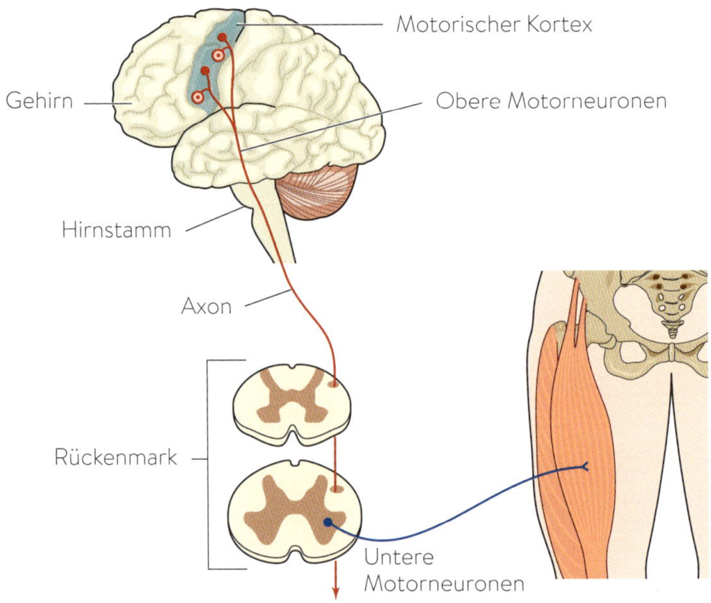

Die Steuerung der Muskulatur erfolgt durch den Motorkortex.

bezogen werden. Je besser das Ziel einer Bewegung klar definiert ist, desto leichter fällt es dem Motorkortex, dafür einen geeigneten Bewegungsplan zu erzeugen. Im Abschnitt *Interozeption und Exterozeption* auf Seite 47 gehe ich im Detail darauf ein, wie die Lenkung der Wahrnehmung unseren »motorischen Erfolg« beeinflussen kann.

Die Zielsetzung ist das Ergebnis einer jeden Handlung. Ohne Bewegungsziel ist keine Handlung möglich. Das Bewegungsziel vorzugeben ist unter anderem Aufgabe des Trainers im Coaching. Nur durch spezifische Vorgaben kann ein Bewegungscoaching ausgeführt werden. Dabei kann sich der Kunde maximal auf drei Aspekte der Bewegung konzentrieren. Das Coaching des Trainers hilft dem Kunden, sich auf die Qualität der Bewegung, auf die Ausführung und auf die Bewegungskorrektur zu fokussieren. Nur wenn der Kunde mögliche Bewegungsfehler kennt, kann er diese auch korrigieren. Bewegungskorrekturen führt das Kleinhirn auf unbewusster Ebene aus, auf das ich später (Seite 30) noch eingehen werde.

Basalganglien als wichtige Rhythmusgeber

Die Basalganglien kontrollieren und modulieren komplexe Bewegungen und sind verantwortlich für einen harmonischen und fließenden Bewegungsablauf, was vor allem die rhythmische Steuerung von erlernten Bewegungen betrifft. Die Basalganglien sind mit dem Thalamus verbunden, den motorischen Bereichen des Frontallappens und dem Pons im Hirnstamm. Der Output geht zum Thalamus und zum Pons.

Basalganglien sind subkortikale Kerngebiete in der Nähe des Thalamus. Sie gehören zum extrapyramidalen System, welches primär für die Haltung und Stützmotorik verantwortlich ist. Sie unterstützen den Hirnstamm bei der Regulation des Muskeltonus

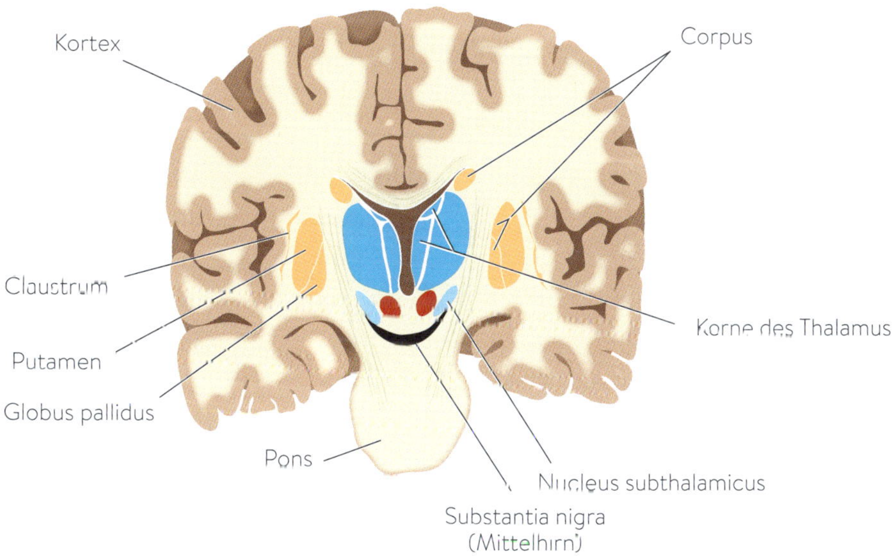

Die Basalganglien bestehen aus unterschiedlichen Regionen, die teilweise in verschiedenen Bereichen des Gehirns zu finden sind.

und dienen der posturalen Kontrolle von Bewegungen auf unbewusster Ebene, da eine bewusste Haltungskontrolle während dynamischer Bewegungen zu langsam ablaufen würde.[2] Funktionell zählen folgende Strukturen zu den Basalganglien:

- Striatum (Eingang zu den Basalganglien und wichtig für die Bewegungssteuerung)
- Globus pallidus (wichtig für die Bewegungseinleitung)
- Substantia nigra (Mittelhirn, steuert Lernvorgänge, zuständig für Antrieb und Motivation, wesentlicher Kern der Dopaminproduktion)
- Nucleus subthalamicus (wichtig für die Hemmung von Bewegungen)

Die Basalganglien passen unter den gegebenen Bedingungen die Geschwindigkeit und das Ausmaß von Bewegungen an. Hierbei haben die Basalganglien jeweils eine hemmende und eine erregende Wirkung. Das Striatum und der Nucleus subthalamicus hemmen die Motorik, während das Palladium als Gegenspieler des Striatums die Motorik fördert. Die Basalganglien besitzen aufgrund ihrer erregenden (Bewegungsausführung) und inhibierenden (Bewegungsunterdrückung) Wirkung eine Art »Filterfunktion«. Sie sind eingebettet in einer Regelschleife zwischen dem Frontallappen und dem Thalamus und steuern Bewegungen basierend auf sensorischen Informationen. Aufgrund ihrer regulierenden Funktion erstellen sie einen Rhythmus aus Kontraktion und Relaxation, der als fließende Bewegung erkennbar ist. Defizite in den Basalganglien sind in Form eines Rhythmusverlusts oder eines Bewegungszitterns während der Bewegung erkennbar. Andere Störungen sind zum Beispiel Tic-Störungen als Fehlverschaltung der Basalganglien, bei denen ein immer wiederkehrendes Bewegungsmuster ausgelöst wird.

Die Basalganglien sind verantwortlich für die Indizierung von Bewegungsabläufen (No-Go-Pathway) und die Ausführung von Bewegungen (Go-Pathway). Die Basalganglien wirken in ihrer Basisfunktion inhibierend auf Bewegungen. Sie müssen zuerst aktiviert werden, um diese Inhibition auszuschalten. Einfach formuliert, unterdrücken Basalganglien so lange Bewegungen, bis sie aufgefordert werden, Bewegungen freizusetzen. Im

Die Wirkung von Musik

Musik bringt den Menschen dazu, sich unwillkürlich im Takt mitzubewegen (Füße, Hände, Kopfnicken). Dieses Verhalten wird meist als angenehm und befriedigend wahrgenommen. Es ist häufig ein automatisierter Vorgang, der keine starke kognitive Beteiligung zu benötigen scheint. Musik, beziehungsweise Rhythmus in einem bevorzugten Tempo, erhöht die Aktivität noch mehr (vor allem im prämotorischen Kortex). Daher kann es sinnvoll sein, beim Sport oder Training nicht nur die Lieblingsmusik auszusuchen, sondern auch den passenden Takt zu wählen, der sich positiv auf das Bewegungsverhalten auswirkt. Introvertierte Personen neigen dazu, im Training eher auf Musik zu verzichten, während extrovertierte Personen eher auf zusätzliche externe Stimuli angewiesen sind. Diese Theorie ist zwar nicht bestätigt, lässt sich jedoch in der Praxis häufig beobachten. Basalganglien werden durch Musik und Rhythmus aktiviert und machen Bewegungen flüssiger und reflexiver. Dadurch wird ein Bewegungsautomatismus ermöglicht.[3] Neben der Aktivierung der Basalganglien durch Rhythmus kann die Musik auch einen positiven Effekt auf die Ausschüttung von Dopamin haben. Dies kann die Trainingsmotivation steigern und zu einem besseren Ermüdungswiderstand im Training führen. Vor allem Striatum und Putamen der Basalganglien werden hierdurch stimuliert. Schnelle und rockige Musik sind zusätzlich ein Anzeichen für einen Dopamintypen. Neben dem Dopamin können auch andere Neurotransmitter wesentlich für die Ausprägung der Persönlichkeit und des Trainingstypus sein. Sportler, die überwiegend vom Neurotransmitter Acetylcholin beeinflusst werden, bevorzugen im Krafttraining eher ein moderates Tempo (Seite 268).

Krafttraining werden die Basalganglien durch ihre Steuerung von Kontraktion und Relaxation immer mit aktiviert. Durch Bewegungslernen unterdrücken die Basalganglien die Aktivität von Muskeln, die wir für bestimmte Bewegungsabläufe nicht benötigen. Überflüssige Co-Kontraktionen reduzieren sich so mit der Zeit. Ein Indikator für die Anpassung der Basalganglien im Laufe des Bewegungslernens ist die Reduktion des Bewegungszitterns. Während Anfänger bei neuen Bewegungen häufig aufgrund der mangelnden Regulation der Basalganglien zittern, verschwindet dies nach einiger Zeit, und die Bewegung erscheint flüssiger. In der Praxis nutze ich gern Musik beziehungsweise einen konkreten Rhythmus, um die Basalganglien während der Übungsausführung zu stimulieren und dadurch das Bewegungslernen zu beschleunigen.

Krafttraining für Parkinsonpatienten sollte immer unter der Berücksichtigung der Funktion der Basalganglien ausgeführt werden. Daher nutze ich bei frühen Anzeichen einer parkinsonschen Erkrankung akustische und visuelle Reize, um No-Go-Pathways und Go-Pathways zu stimulieren. Hierfür benötigt das Gehirn Dopamin, einen der wichtigsten Neurotransmitter, auf den ich am Ende des Buches (ab Seite 265) näher eingehe. Ein Mangel an Dopamin führt zu ungewollten und unkontrollierten Bewegungen, die ein Anzeichen des Zerfalls von dopaminproduzierenden Zellen innerhalb der Substantia nigra im Mittelhirn sein können.

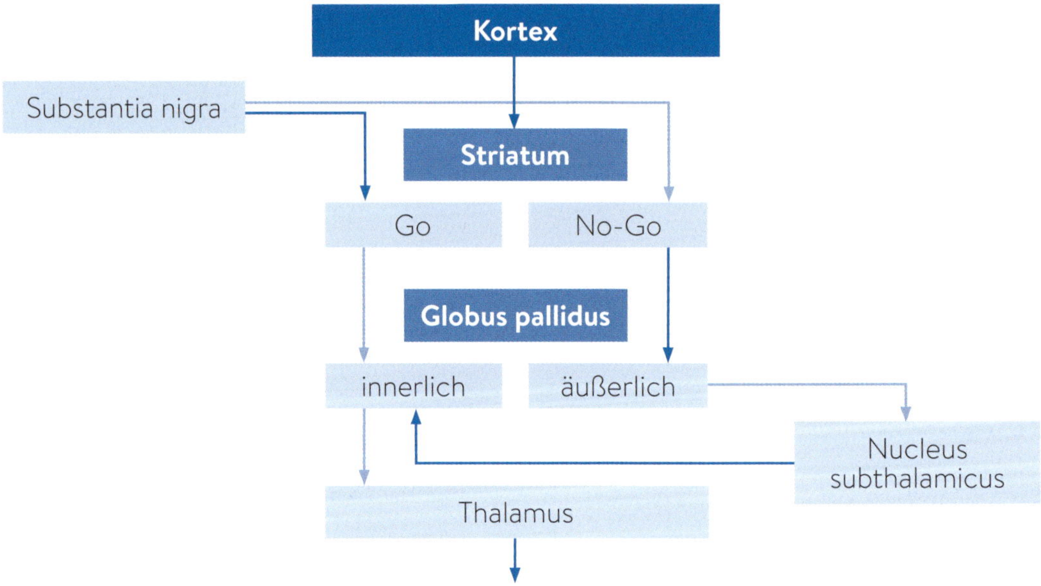

Die Basalganglien steuern Bewegungseinleitung und Bewegungshemmung über zwei separate Pfade, die als »Go« beziehungsweise »No-Go« bezeichnet werden.

Pyramidenbahnen und extrapyramidale Bahnen

Das pyramidale System steuert zusammen mit dem extrapyramidalen System alle willkürlich ablaufenden Bewegungen. Während die Pyramidenbahn unsere bewusste Bewegung lenkt (Willkürmotorik) hat das extrapyramidale System mit seinen Kerngebieten unterhalb der Großhirnrinde die Aufgabe, autonome Bewegungen und den Ruhetonus der Muskulatur zu kontrollieren. Daher ist das extrapyramidale System an der Erstellung unserer Haltereflexe beteiligt. Die Trennung der zwei Systeme erfolgt jedoch nur aus funktionellen Gründen, da in der Praxis immer beide Systeme miteinander arbeiten. Willkürliche Muskelkontraktionen korrelieren immer mit der Haltungskontrolle, da es das eine niemals ohne das andere gibt. Die Verbindung vom pyramidalen System zum visuellen System, zum Gleichgewichtsorgan, dem Großhirn und dem Kleinhirn ermöglicht uns erst die reibungslose Ausführung komplexer Bewegungen, die eine konstante reaktive Stabilität erfordern. Die Pyramidenbahn wird auch als corticospinaler Pfad bezeichnet und überträgt Signale aus der primär-motorischen Rinde an das Rückenmark. Rein funktionell betrachtet, ist die Pyramidenbahn ein Bestandteil des Motorkortex. Die Pyramidalbahn hat ihren Ursprung im motorischen, prämotorischen und supplementär-motorischen Kortex. 90 Prozent der absteigenden Axone kreuzen in der Medulla, steigen im Rückenmark und kontrollieren distale Bewegungen. 10 Prozent kreuzen im Rückenmark und kontrollieren die proximale Rumpfmuskulatur.

Die Funktionen des somatosensorischen Kortex

Rezeptoren aus der Peripherie senden ständig Signale an das Gehirn. Die unterschiedlichen Qualitäten an Sinneseindrücken werden zum Teil in eigenen Systemen beziehungsweise in Bahnen zusammengefasst. Zu den vermittelten Qualitäten gehören zum Beispiel Schmerz, Temperatur und das grobe Berührungsempfinden. Eine zusätzliche Qualität, die durch das sensorische System vermittelt wird, stellt die Propriozeption dar. Mittels der Propriozeption wird eine räumliche Wahrnehmung der eigenen Extremitäten gewährleistet. Dazu erhält dieses System Informationen aus den Muskel- und Sehnenspindeln, um so Informationen über die Stellung der Gelenke sowie die Geschwindigkeit und Richtung von Bewegungen zu generieren. Der somatosensorische Kortex feuert dabei stetig in den Motorkortex. Untersuchungen zeigen, dass eine Stimulation des somatosensorischen Kortex die motorischen Fähigkeiten von Patienten nach einem Schlaganfall verbessern kann. Motorische Defizite können daher durch einen sensorischen Stimulus behoben werden. Dabei können unterschiedliche sensorische Stimuli verwendet werden wie Propriozeption, Empfindung von warm und kalt, Vibration, leichte und tiefe Berührungen.

Der stärkste sensorische Input erhält unser somatosensorischer Kortex durch Bewegungen. Die wahrgenommenen sensorischen Informationen werden zur Analyse und Interpretation an den Frontallappen weitergeleitet, wo es zu einer Handlungsaktivierung oder zum Ausbleiben einer Handlung kommt. Gezielte Handlungen sind daher immer abhängig vom sensorischen Input und der Qualität der eintreffenden Signale.

Die Aufgaben des Kleinhirns

Die motorischen Hauptaufgaben des Kleinhirns sind Bewegungsgenauigkeit, Koordination und Balance. Es enthält Informationen vom Rückenmark, aus dem Hirnstamm und Bewegungsentwürfe aus dem Motorkortex, wobei die Bewegungsentwürfe feinmoduliert und genau abgestimmt werden. Das Kleinhirn sorgt dafür, dass die Bewegungsentwürfe optimal ausgeführt werden. Seine afferenten Bahnen ziehen zum Hirnstamm und über den Thalamus zum Motorkortex. Das Kleinhirn koordiniert seine Aufgaben zusammen mit verschiedenen kortikalen und subkortikalen

Arealen. Es empfängt konstant Informationen aus der Peripherie (Propriozeption) und stimmt sich bei seinen Bewegungsentwürfen mit dem Kortex ab. Das Kleinhirn kann als eine Art Taktgeber von Bewegungen angesehen werden und integriert dabei viele an der Bewegung beteiligte Systeme. Das Kleinhirn ist in folgende Gebiete aufgeteilt:

- Das Archicerebellum erhält Informationen aus den Vestibulariskernen.
- Das Paläocerebellum erhält Informationen aus dem Rückenmark und den Pyramidenbahnen.
- Das Neocerebellum erhält die Bewegungsentwürfe aus den assoziativen Rindenanteilen der Großhirnrinde.

Alle Output-Fasern gehen direkt von den Kernen des Kleinhirns aus. Eine Ausnahme bilden die Fasern des flocculonudularen Lappens. Diese projizieren direkt auf derselben Seite (ipsilateral) in die Vestibulariskerne. Das Kleinhirn erhält Informationen vom vestibulären, somatosensorischen, visuellen und akustischen System. Das Kleinhirn vergleicht das, was passieren soll, mit dem, was tatsächlich passiert. Durch diese Informationen assistiert es bei der Ausführung von motorischen Programmen, die vom Motorkortex initiiert werden.

Vom Vermis im mittleren Bereich des Kleinhirns ziehen Informationen über den Nucleus fastigii zum Hirnstamm zu den Vestibulariskernen und koordinieren somit Muskeltonus, Gleichgewicht und die Stützmotorik. Die Vestibulariskerne sind als Bestandteil unseres Vestibulären Systems an der Aufrechterhaltung unseres Gleichgewichts beteiligt. Dabei regulieren das Kleinhirn und das vestibuläre System gemeinsam die Extensoren im Nacken, im Rumpf und in den unteren Extremitäten. Das Cerebellum empfängt dabei überwiegend Informationen von den Muskelspindeln. Die Augen und die Wirbelsäule sind intrinsisch über den Fasciculus longitudinalis medialis miteinander verbunden. Dies ist eine Bahn im Gehirn, welche die Neuronen verbindet, die Augenbewegungen, das vestibuläre System sowie die spinale Muskulatur kontrolliert. Eine stabile und mobile Wirbelsäule wirkt sich positiv auf die Funktion des Kleinhirns

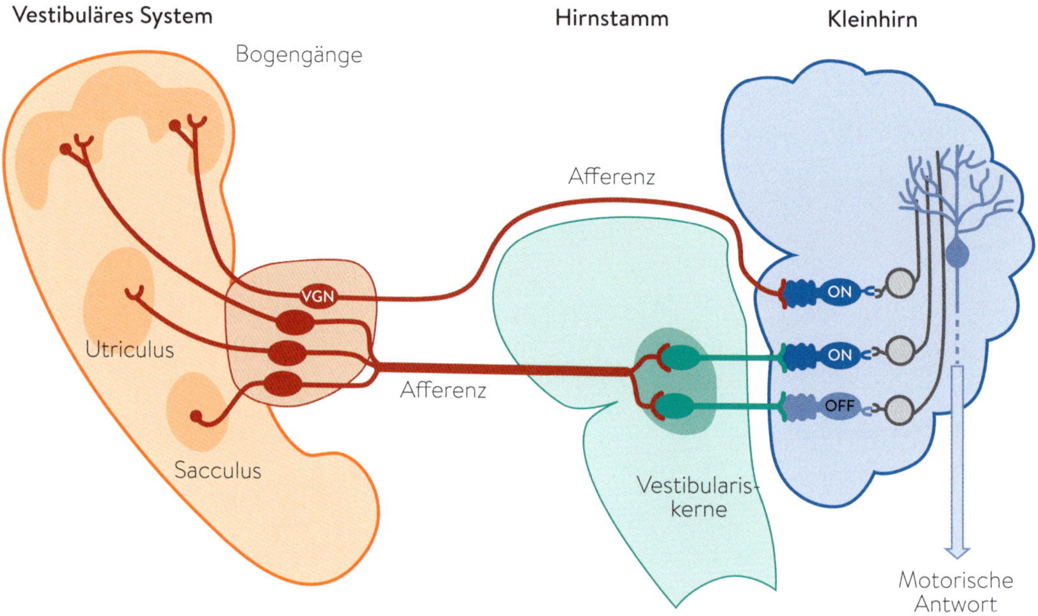

Das Kleinhirn steuert die Motorik auf Basis von Informationen aus dem Gleichgewichtssystem.

aus, was wiederum übergeordnete kortikale Strukturen aktiviert. Dies führt zu einer größeren Kraft und mehr Mobilität. Vor allem eine Blickstabilisierung geradeaus führt über das Kleinhirn zu einer vergrößerten axialen Stabilität. In der Praxis lasse ich meine Sportler Kreuzheben mit einem gerade nach vorn gerichteten Blick und mit einem Blick zur Seite ausführen und vergleichen. Der Blick nach vorn sollte mehr Maximalkraft erzeugen können als der Blick zur Seite, da hierdurch die axiale Stabilität verbessert wird. Gleichzeitig ist der Wechsel der Blickrichtung eine gute Methode, selbst herauszufinden, wie die Blickrichtung unsere Kraft beeinflussen kann. Das Kleinhirn besitzt einen Homunkulus genauso wie der Kortex. Bestimmte Bewegungen aktivieren unterschiedliche Bereiche im Kleinhirn.[4]

Das Kleinhirn sorgt also für unsere axiale Stabilität. Es ist verbunden mit dem vestibulären System, den Augen, dem Kiefer, der Zunge, dem Beckenboden und dem Zwerchfell (Diaphragma). In Zusammenarbeit mit dem vestibulären System dient das

Kleinhirn hauptsächlich der Aufrechterhaltung unseres Körpers. Neben der bereits genannten funktionellen Gliederung des Kleinhirns besitzt es drei Lappen, die in zwei Hemisphären aufgeteilt werden:

- Anterior
- Posterior
- Flocculonodular

Vertikal betrachtet kann das Kleinhirn in folgende Regionen unterteilt werden:

- Vermis in der Mittellinie
- Paravermis (intermediärer Bereich)
- Laterale Hemisphäre (lateraler Bereich)

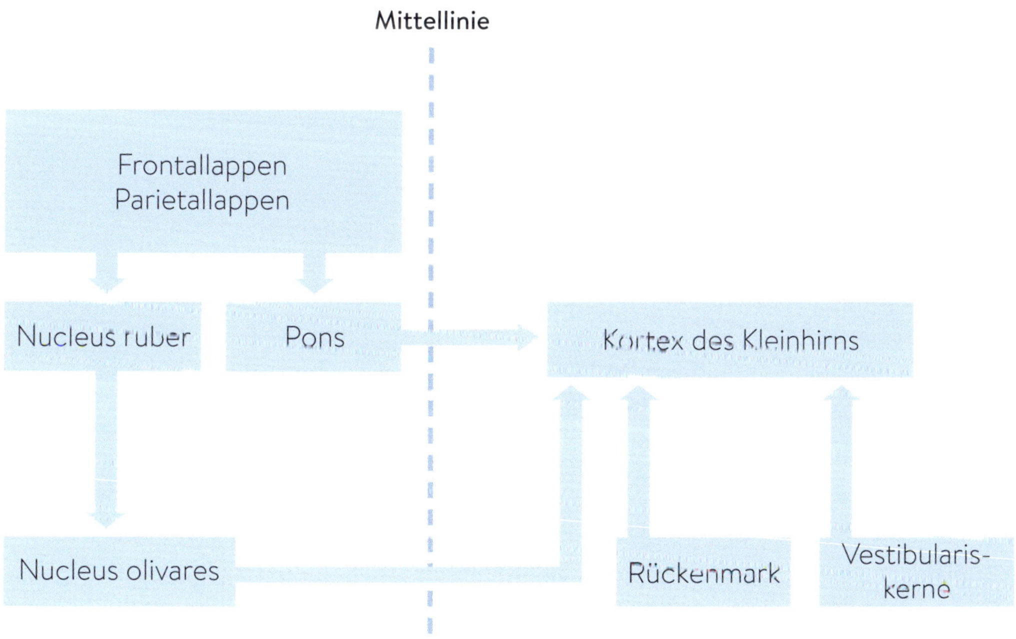

Das Kleinhirn erhält Informationen vom kontralateralen Kortex und von Teilen des Hirnstamms.

Jede der vertikalen Regionen ist mit Bewegungen in verschiedenen Körperpartien verknüpft. Dabei kontrolliert der Vermis primär die Stabilität unserer Körpermitte, der Paravermis die Muskelbewegungen und Bewegungskontrolle in den proximalen Gelenken wie Schulter und Hüfte und die laterale Hemisphäre die Feinmotorik des Gesichts und der Sprache. Wie der Motorkortex besitzt auch das Kleinhirn einen Homunkulus, in dem die jeweiligen Körperareale repräsentiert sind.

Vestibulocerebellum

Wie der Name bereits andeutet, ist das Vestibulocerebellum mit dem vestibulären System verbunden, reguliert das Gleichgewicht und ist der funktionelle Name für den flocculonodularen Lappen. Hier werden visuelle und vestibuläre Informationen integriert, um Motorkoaktivitäten für die spinale Haltung, die Kopfposition und die Augenbewegungen zu kontrollieren. Efferenzen aus dem Vestibulocerebellum projizieren zu den Vestibulariskernen und haben von dort aus Einfluss auf die Muskelspannung über den medialen und lateralen vestibulospinalen Trakt. Das Vestibulocerebellum ist daher hauptsächlich für die Haltungskontrolle verantwortlich.

Spinocerebellum

Das Spinocerebellum (funktioneller Name der Vermis und Paravermis) besitzt eine Verbindung mit dem Rückenmark und koordiniert die Bewegungen der Extremitäten. Hier entstehen hauptsächlich Bewegungskorrekturen basierend auf Informationen der Propriozeption. Antizipatorische Bewegungen und Reaktionen auf Bewegungsstörungen wirken direkt auf das Spinocerebellum. Perturbationstraining, wie auf Seite 174 vorgestellt, ist eine gute Möglichkeit, um das Spinocerebellum zu aktivieren. Das Spinocerebellum koordiniert die Bewegung der Extremitäten, um die gesamte Koordination des Körpers zu verbessern und dadurch die Haltung dynamisch anzupassen.

Cerebrocerebellum

Das Cerebrocerebellum (funktioneller Name für die laterale Hemisphäre) ist mit dem zerebralen Kortex verbunden und koordiniert präzise distale Willkürbewegungen. Dieser Bereich ist für akkurate Bewegungen, Planung von Bewegungen und für das Timing zuständig. Es ist der größte Teilbereich des Kleinhirns und erhält die meisten Informationen aus kortikalen Bereichen. Es sorgt für die Planung und Ausführung von komplexen dreidimensionalen Bewegungen. Das Cerebrocerebellum ist hauptsächlich für die feinmotorische Steuerung und das Timing verantwortlich.

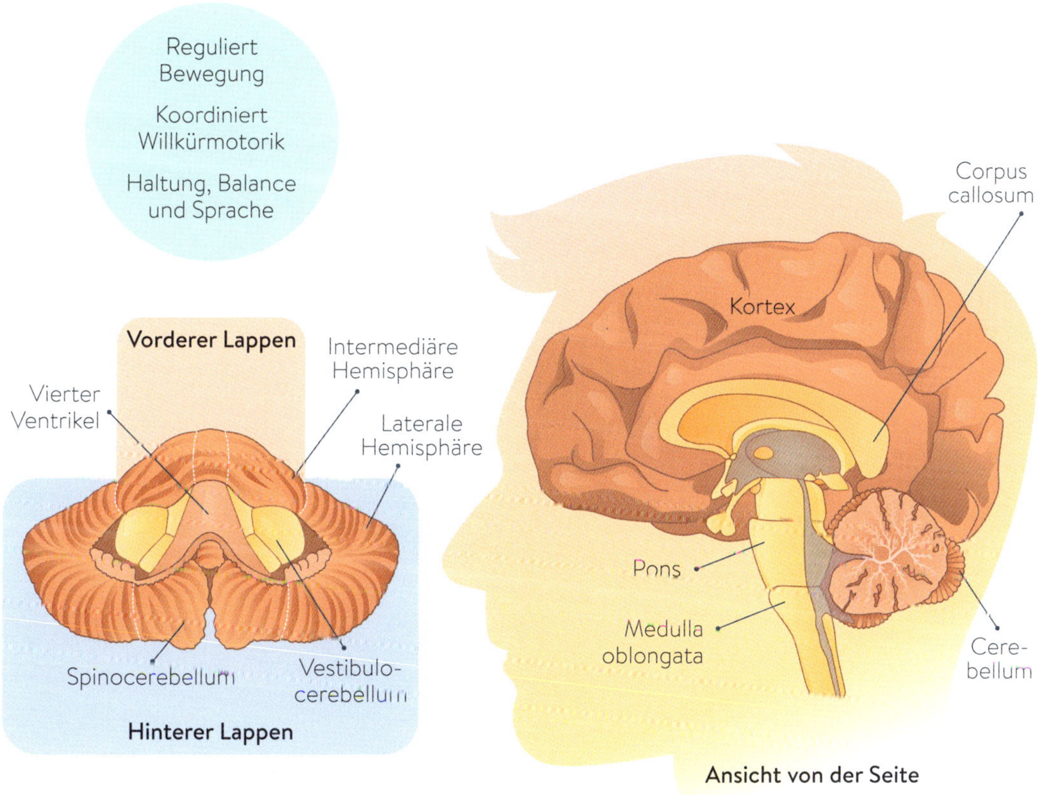

Das Kleinhirn wird unter anderem anatomisch gegliedert.

Das Zusammenspiel dieser drei Kleinhirnbereiche ermöglicht die Summe an feinmotorischer Steuerung, genauer Handlungsausführung, Balance, Koordination und Fehlerkorrektur. Störungen in der Bewegung lassen sich aufgrund der einzelnen Funktionen konkreten Kleinhirnarealen zuordnen. Dabei müssen Störungen nicht pathologisch sein, sondern können auch nur in Form einer mangelnden Aktivität vorliegen.

Kleinhirnpfad Tractus pontocerebellaris

Der Tractus pontocerebellaris (TPC) ist an der Fehlerkorrektur von Bewegungen beteiligt und erzeugt mit dem Pons die reaktive Stabilität. Perturbationstraining (Seite 174) wirkt sich aktivierend auf den Tractus pontocerebellaris aus. Ich bin bereits darauf eingegangen, dass jede Bewegung ein spezifisches Ziel benötigt. Ohne Ziel oder konkrete Bewegungsplanung sind keine Bewegungskorrekturen möglich. Zielvorgaben führen zu einer erhöhten Aktivität des corticopontocerebelaren Pfades und ermöglichen somit die gleichzeitige Fehlerkorrektur während der Bewegungsausführung. Beim Bewegungslernen können grundsätzlich zwei allgemeine Methoden im Coaching unterschieden werden:

- Die konstante Korrektur seitens des Trainers, zum Beispiel verbal.
- Die Korrektur durch den Trainer am Ende der Bewegungsausführung, ebenfalls verbal.

Die konstante Korrektur führt zwar zu einer direkten Verbesserung der Bewegungsqualität im Vergleich zu der Korrekturstrategie am Ende der Bewegungsausführung, doch zeigen Untersuchungen, dass sich das Bewegungsverhalten in der nächsten Trainingseinheit bei der konstanten Bewegungskorrektur stärker verschlechtert als bei der Bewegungskorrektur am Ende der Bewegungsausführung.[5] Dies legt nahe, dass dem Sportler die Möglichkeit gegeben werden sollte, seine Bewegungen eigenständig zu korrigieren – sofern er seiner Fehler nach der Ausführung bewusst gemacht wird. Neben dem verbalen Coaching nach der Bewegungsausführung ist auch das nonverbale Coaching sinnvoll, indem zum Beispiel die korrekten Bewegungen vorgemacht werden. Dies erfordert nicht nur theoretisches Wissen seitens des Coaches, sondern auch die praktische Umsetzung der relevanten Bewegungsmuster. Eine Schulung von optimalen Bewegungsmustern ist nicht möglich, wenn diese vom Coach selbst nicht eigenständig beherrscht werden können.

Kleinhirnpfad Tractus olivocerebellaris

Der Tractus olivocerebellaris (TOC) ist verstärkt für das Timing von Bewegungen verantwortlich und trägt zum motorischen Lernen und zur motorischen Funktion des Kleinhirns bei.[6] Das olivocerebellare System liefert dem Kleinhirn nicht nur Input, es ist auch für dessen Output mit verantwortlich. Dabei steht sowohl das Timing als auch das Ausführen von anhaltenden motorischen Befehlen im Vordergrund. Ähnlich wie die Basalganglien hilft ein konstanter Rhythmus, den TOC zu stimulieren. Wenn es um bestimmte Leistungen oder Funktionen geht, die in verschiedenen Arealen gesteuert werden, besteht das Ziel nicht in dem Versuch, die jeweiligen Areale isoliert, sondern integriert zu stimulieren beziehungsweise zu trainieren. Das Training mit einem Rhythmus wird daher genauso die Funktion der Basalganglien einfordern wie die Funktion des TOC. Es ist daher nicht als Entweder-oder, sondern als Sowohl-als-auch zu betrachten.

Die Assessments

Das Kleinhirn kann mit spezifischen Tests auf seine Funktion geprüft werden. Die folgenden Assessments stammen aus der neurologischen Examination und decken motorische Störungen auf, die ihre Ursache im Kleinhirn haben können. In erster Linie sollte auf eine Symmetrie zwischen rechts und links sowie auf schnelle und akkurate Bewegungen geachtet werden. Koordinative Defizite deuten auf eine Fehlleistung des Kleinhirns hin, die verschiedene Ursachen haben kann.

Kleinhirnassessment: Unterarmrotation

1. Führe den Ellenbogen an den Körper heran und beuge die Arme in einem rechten Winkel. Halte die Handflächen nach oben gerichtet.
2. Rotiere nun die Unterarme gleichzeitig so schnell wie möglich, dass die Handflächen abwechselnd nach oben und unten zeigen. Führe diese schnelle Rotation etwa zehn Sekunden aus und prüfe das Tempo und deine koordinative Fähigkeit.

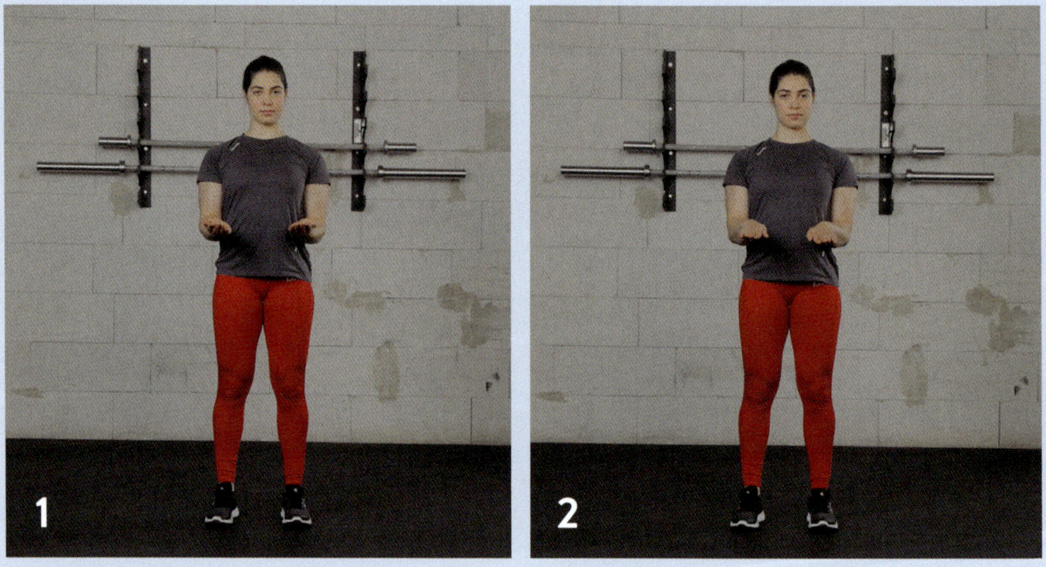

Kleinhirnassessment: Ferse zu Schienbein

1. Stelle dich aufrecht hin und hebe ein Bein auf der zu testenden Seite an.
2. Berühre mit der Ferse die Stelle unterhalb der Kniescheibe.
3. Ziehe nun sanft mit einer rhythmischen Bewegung die Ferse senkrecht am Schienbein entlang über den Fußrücken und schließlich über den großen Zeh.
4. Nachdem sich die Ferse über den großen Zeh bewegt hat, streckst du das Bein aus und wiederholst Schritt 1, bis du diese Übung fünfmal ausgeführt hast. Beobachte dabei die Genauigkeit der Bewegung und prüfe dein Gleichgewicht während der Ausführung.

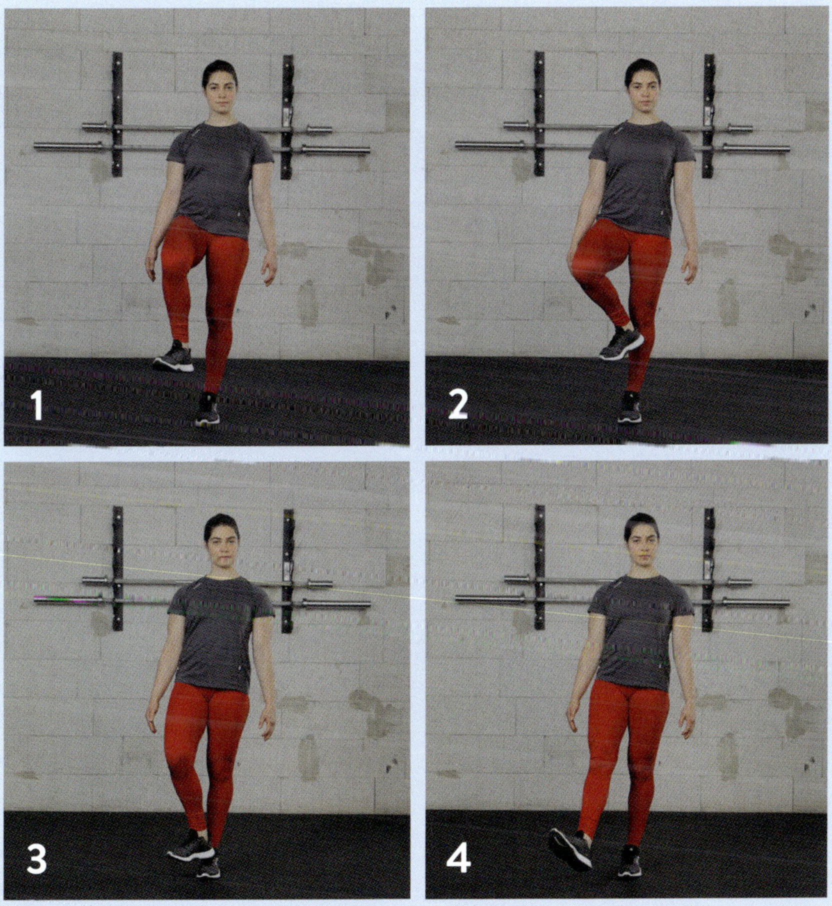

Kleinhirnassessment: Finger–Nase–Finger

1. Stelle dich mit einem Partner gegenüber. Solltest du keinen Partner haben, kannst du dir auf Augenhöhe ein großes Blatt Papier an die Wand hängen, in das du in die Mitte und an die Ecken Kreise als Markierung einzeichnest. Diese ersetzen den Finger des Partners. Berühre mit dem rechten oder linken Zeigefinger den Zeigefinger deines Partners.
2. Bringe nun deinen Finger so schnell wie möglich auf deine Nasenspitze und beobachte dabei, ohne den Kopf zu bewegen, den Finger des Partners, der seine Position wechselt, während du deine Nase berührst.
3. Führe nun deinen Zeigefinger an die neue Position des Fingers deines Partners und berühre diesen wieder so akkurat wie möglich. Der Partner darf immer nur dann seine Position ändern, wenn dein Finger auf deine Nase zusteuert. Wiederhole diese Bewegung etwa zehnmal, während der Partner konstant die Position seines Fingers verändert.

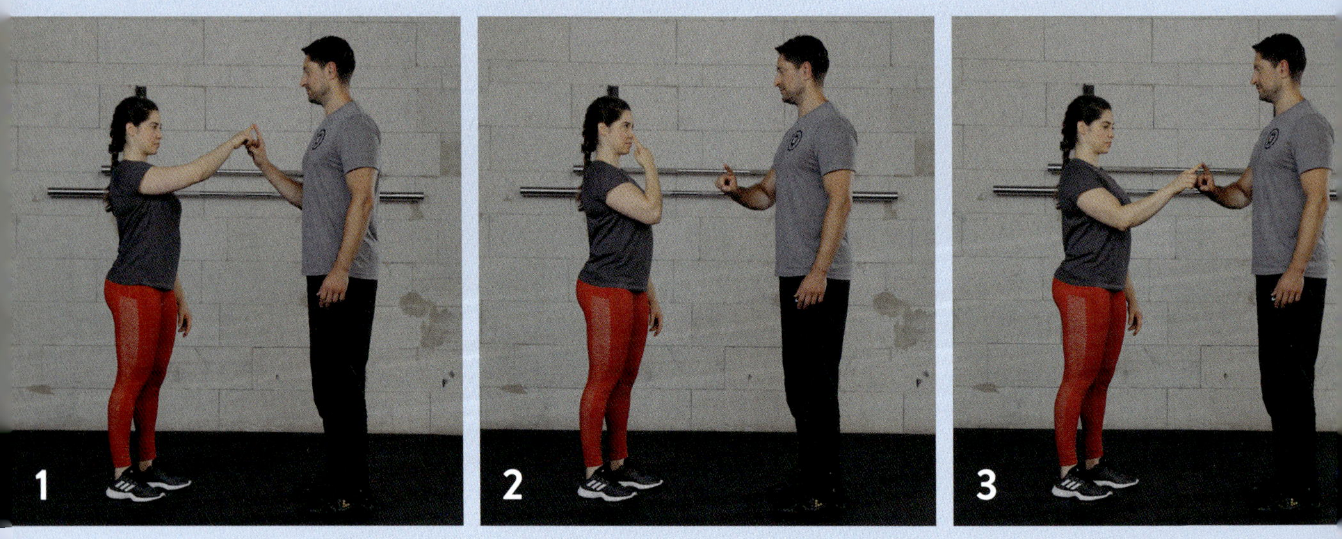

Bedeutend für die Motorik: das Stammhirn

Der Hirnstamm besteht aus dem Mesencephalon, dem Pons und der Medulla oblongata. Hier werden sowohl die Motorik koordiniert, als auch über Hirnstammreflexe Anpassungen vorgenommen. Das Nervengeflecht zwischen Pons und Medulla reguliert unter anderem den Muskeltonus und ist für die Schmerzempfindung zuständig. Das Nervengeflecht innerhalb des Hirnstamms wird als Formatio reticularis bezeichnet. Dieses Geflecht integriert das Rückenmark, den Kortex und die Basalganglien mit dem Kleinhirn. Es erhält konstant Input aus den umliegenden Bereichen und inhibiert oder aktiviert daraufhin andere Nervenzellen über unterschiedliche Pfade.

Muskeln befinden sich niemals in einer absoluten Ruheposition, sondern sind immer zumindest teilweise kontrahiert. Sogar scheinbar entspannte Muskeln haben permanent ein Mindestmaß an Spannung. Dies wird als Ruhetonus bezeichnet. Der Muskeltonus wird häufig auch als Widerstand einer Extremität gegenüber passiven Bewegungen definiert. Die Festlegung des Ruhetonus ist unter anderem durch die propriozeptiven Informationen aus der Peripherie bedingt. Daher ist der Muskeltonus immer abhängig von den sensorischen Reizen und derer kortikaler Verarbeitung. Ein bestimmtes Maß an Muskeltonus ist notwendig, um jederzeit Bewegungen ausführen zu können. Daher befinden wir uns immer in einer Art »Ready State« und sind permanent bereit, unsere Muskeln in Aktion zu bringen. Würde sich der Muskel in einem komplett entspannten Zustand befinden, würde die Initiierung einer Bewegung zu lange dauern und bei explosivkräftigen Bewegungen die Verletzungswahrscheinlichkeit erhöhen. Daher achte ich in meiner Arbeit immer auf einen ausreichend hohen Muskeltonus. Eine zu schlaffe Muskulatur deutet auf eine fehlerhafte Steuerung des Muskeltonus hin und sollte genauer betrachtet werden. Ein chronisch reduzierter Muskeltonus liegt zum Beispiel bei Störungen des Kleinhirns vor. Häufig sind diese begleitet von einem subtilen Muskelzittern. Ein zu großer Muskeltonus schränkt die

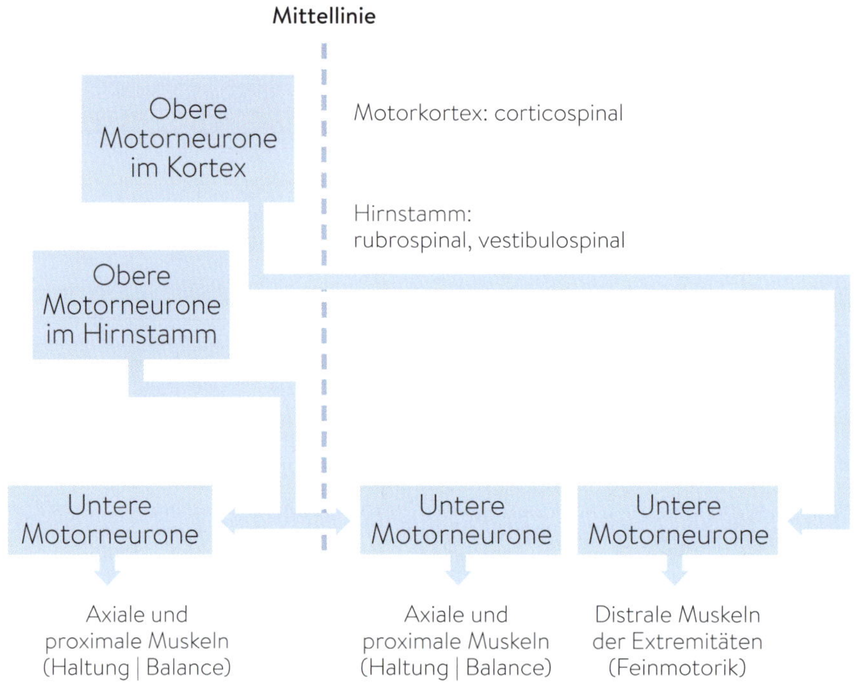

Die Haltungskontrolle wird von Kortex und Hirnstamm über verschiedene Bahnen gesteuert.

Bewegungsfähigkeit und die Zusammenarbeit mit Antagonisten und Synergisten ein und verbraucht zudem zu viel Energie. Sympathikoniker haben häufig einen zu hohen Muskeltonus und können daher nicht optimal relaxieren. Während des Trainings verbrauchen sie zu schnell Energie und fühlen sich häufig nach dem Training müde und ausgelaugt.

Der Hirnstamm erhält Informationen aus höheren Hirnregionen und sendet diese teilweise weiter ans Rückenmark. Über verschiedene Bahnen, die von seinen Kerngebieten ausgehen, werden Motoneurone im Rückenmark aktiviert oder gehemmt. So werden ebenfalls im Hirnstamm die Beuger und Strecker unserer Muskulatur reguliert beziehungsweise der jeweilige Muskeltonus bestimmt. Dabei sind die wichtigsten motorischen Gebiete im Hirnstamm:

- Nucleus ruber
- Vestibulariskerne
- Ponto-medulläre Formatio reticularis

Die wichtigsten Afferenzen des Hirnstamms kommen aus dem Motorkortex, aus dem Kleinhirn und dem vestibulären System. Der Nucleus ruber inhibiert aus dem Mittelhirn heraus unser vestibuläres System, wenn es überaktiv ist oder zu stark feuert. Er gilt daher als Gegenspieler zum vestibulären System und bewirkt dadurch eine stärkere Aktivierung der Beugemuskulatur, um einer zu starken Streckermuskulatur entgegenzuwirken.

Die ponto-medulläre Formatio reticularis stellt für die Festsetzung des jeweiligen Muskeltonus die im Hirnstamm wichtigste Struktur dar. Unter anderem findet hier auch die Steuerung der bipedalen Fortbewegung statt. Dabei werden verschiedene muskuläre Rhythmen erstellt, die als sogenannte »central pattern generator« gelten. Es handelt sich um neuronale Schaltkreise, die die Fortbewegung steuern. Das Ziel der Festsetzung des Muskeltonus ist, unsere Bewegung in Abhängigkeit von der Erdanziehung gewährleisten zu können, um eine Balance unseres Körpers in unterschiedlichen Situationen zu ermöglichen. Haltungskontrolle bezieht sich dabei immer auf die Aufrechterhaltung der dynamischen Stabilität des Körpers während der Fortbewegung in unterschiedlichen Positionen in Abhängigkeit von der Umgebung und der auf den Körper einwirkenden Kräfte.[7] Ein wichtiger Hirnstammreflex, der auf eine Funktion des visuellen und vestibulären Reflexes hindeutet, ist der vestibulookuläre Reflex. Diesen kann man selbstständig mit einem Fixpunkt auf Augenhöhe ausführen oder mit einem Partner. Der Partner muss hierbei allerdings vorsichtig vorgehen, um die Halswirbelsäule nicht zu überlasten.

Vestibulookulärer Reflex

1. Stelle dich vor einen Partner und fixiere auf Augenhöhe einen Punkt auf dem Oberkörper des Partners. Dieser greift nun deinen Kopf und prüft dabei, ob deine Augen während der Kopfbewegung fixiert bleiben. Eine Bewegung der Augen deutet auf eine mangelnde Reflexreaktion hin.
2. Der Partner rotiert den Kopf mit einem kurzen schnellen Impuls nach links. Dies prüft die Verbindung des linken horizontalen Bogengangs des Gleichgewichtssinns mit einer Augenbewegung nach rechts.
3. Der Partner rotiert den Kopf mit einem kurzen schnellen Impuls nach rechts. Dies prüft die Verbindung des rechten horizontalen Bogengangs des Gleichgewichtssinns mit einer Augenbewegung nach links.
4. Der Partner rotiert den Kopf mit einem kurzen schnellen Impuls nach links oben. Dies prüft die Verbindung des linken hinteren Bogengangs des Gleichgewichtssinns mit einer Augenbewegung nach rechts unten.
5. Der Partner rotiert den Kopf mit einem kurzen schnellen Impuls nach rechts oben. Dies prüft die Verbindung des rechten hinteren Bogengangs des Gleichgewichtssinns mit einer Augenbewegung nach links unten.
6. Der Partner rotiert den Kopf mit einem kurzen schnellen Impuls nach links unten. Dies prüft die Verbindung des rechten vorderen Bogengangs mit einer Augenbewegung nach rechts oben.
7. Der Partner rotiert den Kopf mit einem kurzen schnellen Impuls nach rechts unten. Dies prüft die Verbindung des linken vorderen Bogengangs mit einer Augenbewegung nach links oben.

Haltungs- und Muskeltonus erfordern das gemeinsame Zusammenarbeiten verschiedener Strukturen, unter anderem der Formatio reticularis und des Kleinhirns. Dabei wird die Haltungskontrolle auch über die Gleitfilamenttheorie und viskoelastische Eigenschaften der Muskulatur erzeugt.[8] Bei der Gleitfilamenttheorie handelt es sich um eine Theorie aus dem Jahr 1954 über die Hintergründe einer Muskelkontraktion. Entsprechend diesem Modell müssen zwei Filamente (Aktin und Myosin) übereinan-

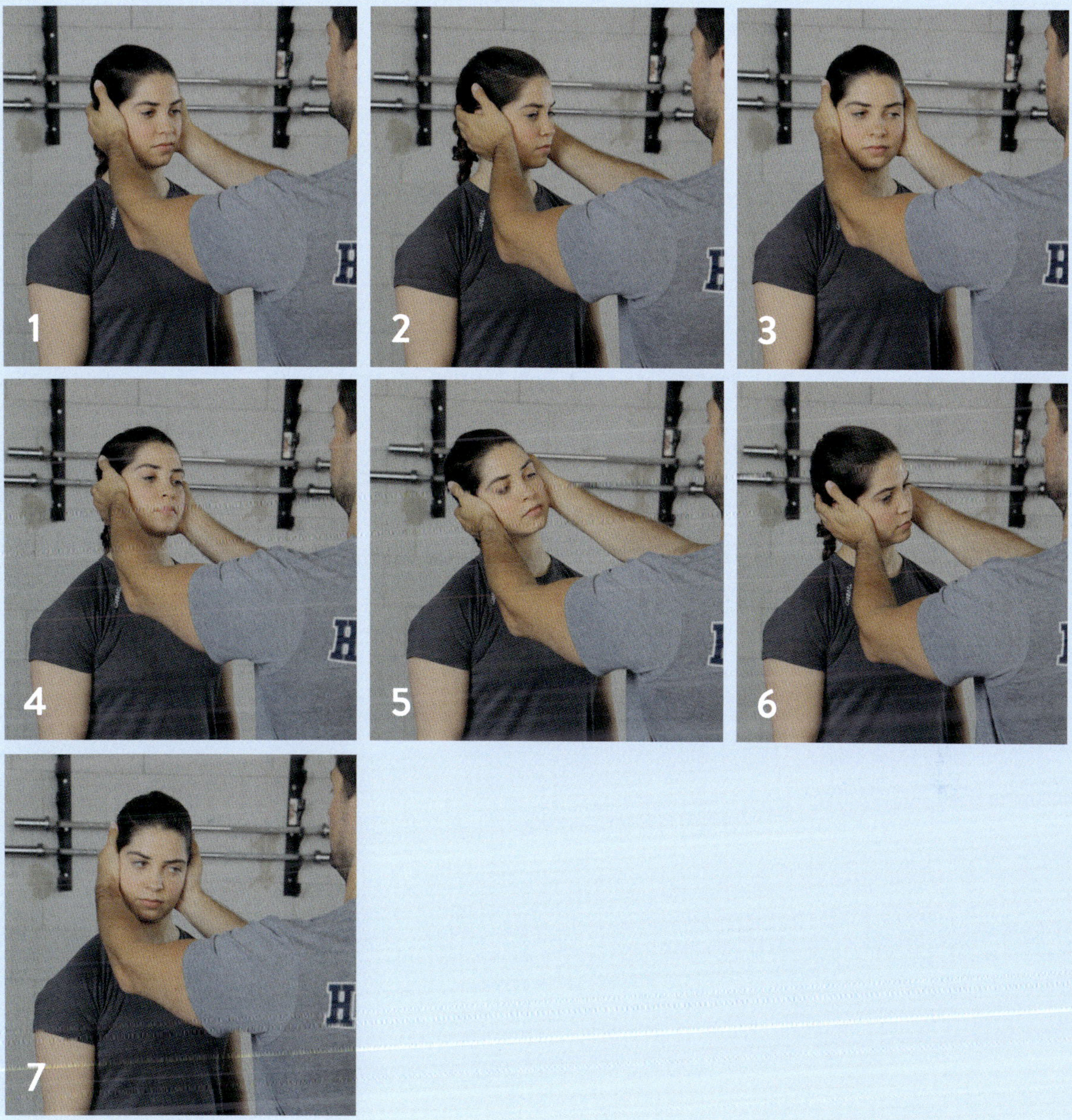
1
2
3
4
5
6
7

dergleiten, um Kraft zu erzeugen. Um jedoch Haltung für eine längere Zeit aufrechterhalten zu können, ist nicht nur die Bewegung der Filamente relevant, sondern auch die Muskelelastizität und Konservierung der Energie, um so effizient wie möglich arbeiten zu können. Der Muskeltonus wird in der Praxis unter anderem über den Widerstand relaxierter Muskeln gegenüber passiver Manipulation bestimmt. Eine zu hohe Rigidität der Bewegung entsteht bei langsamen und bei schnellen passiven Bewegungen und ist ein Anzeichen für einen zu hohen Muskeltonus. Ein zu geringer Muskeltonus geht häufig mit einer geringen Kraftleistung einher.

Schaltzentrale Inselrinde

Die Inselrinde (Insula) ist ein Teil des Großhirns und zählt zu den Großhirnlappen. Dabei ist sie in das autonome Nervensystem mit eingebunden und steht über mehrere Bahnen mit verschiedenen Systemen mit dem sensorischen oder motorischen System in Verbindung. Darüber hinaus interagiert die Insula auch mit dem Thalamus und dem Hypothalamus. Die Inselrinde ist somit an vielen verschiedenen Prozessen in unserem Körper beteiligt. Man kann sie auch als »Schaltzentrale der Integration« bezeichnen, da sie als Bindeglied zwischen den genannten Arealen fungiert. Grob wird die Insula dabei in folgende Bereiche unterteilt:

- Vorderer Bereich: Verarbeitung von Emotionen, viszerosensible Informationen und Geruch
- Mittlerer und hinterer Bereich: Sensomotorik, Schmerzverarbeitung und Kognition

Die Insula arbeitet jedoch immer vollständig und niemals in Teilen und integriert ständig scheinbar unabhängige Wahrnehmungen und emotionale Zustände. Dies ist auch der Grund, wieso bestimmte Gerüche mit Emotionen verbunden werden oder Ekelgefühl Schmerzen auslösen kann. Die Insula erhält viele Informationen über den aktuellen physiologischen und emotionalen Zustand. Diese werden zum Beispiel als Durst, Atemnot, erhöhter Blutdruck oder Schmerzen identifiziert. Die Aufgaben der Inselrinde können dabei wie folgt zusammengefasst werden:

- Bewertung der Stärke von Schmerz[9]
- Beteiligung am motorischen Lernen
- Regulation des autonomen Nervensystems und Körpergefühl im Allgemeinen
- Ausprägung der Körpersensibilität

Der vordere Anteil der Inselrinde wird häufig mit Defiziten in der Kognition, physischer Inaktivität und Schmerzintoleranz in Verbindung gebracht.[10] Dabei spielt jedoch auch eine reduzierte Kommunikation zwischen dem vorderen und dem hinteren Anteil der Insula eine wichtige Rolle. Defizite in der Kommunikation und der Verarbeitung von inneren (Interozeption) und äußeren Informationen (Exterozeption) können daher zur Entwicklung von Schmerzen beitragen. In der Praxis erlebe ich immer wieder, dass bestimmte Sportler trainingsinduzierte Schmerzen schlecht aushalten und dadurch verfrüht ihr Training abbrechen müssen. Sie kommen immer wieder an ihre körperlichen Grenzen, weil das Training zu einem zu starken Unbehagen oder gar zu Schmerzen führt. Vor allem, wenn das Training stark emotional bewertet wird, deutet dies für mich häufig auf ein Problem in der Insula hin. Meist wird dies noch von Verdauungsproblemen begleitet, die einen weiteren Hinweis auf mögliche Verarbeitungsdefizite in der Inselrinde geben, da die Inselrinde über den Vagusnerv mit dem Darm kommuniziert. Erfahrungsgemäß handelt es sich hierbei um Serotonintypen (Seite 271), die teilweise andere Trainingsstrategien benötigen als andere Sportler. Ab Seite 272 gehe ich darauf ein, wie in diesem Fall trainiert werden sollte. Natürlich leiden auch häufig Schmerzpatienten unter Defiziten in der Inselrinde. Personen, die an Fibromyalgie erkrankt sind, leiden häufig unter einer Überaktivität in der Inselrinde. In diesem Fall sind Sport und Training oft nur schwer umsetzbar, da Bewegungen schnell zu einem Schmerzschub führen. In diesem Fall sollte man sich weniger auf anstrengendes Krafttraining, sondern mehr auf eine Verbesserung der Körperwahrnehmung und Interozeption konzentrieren.

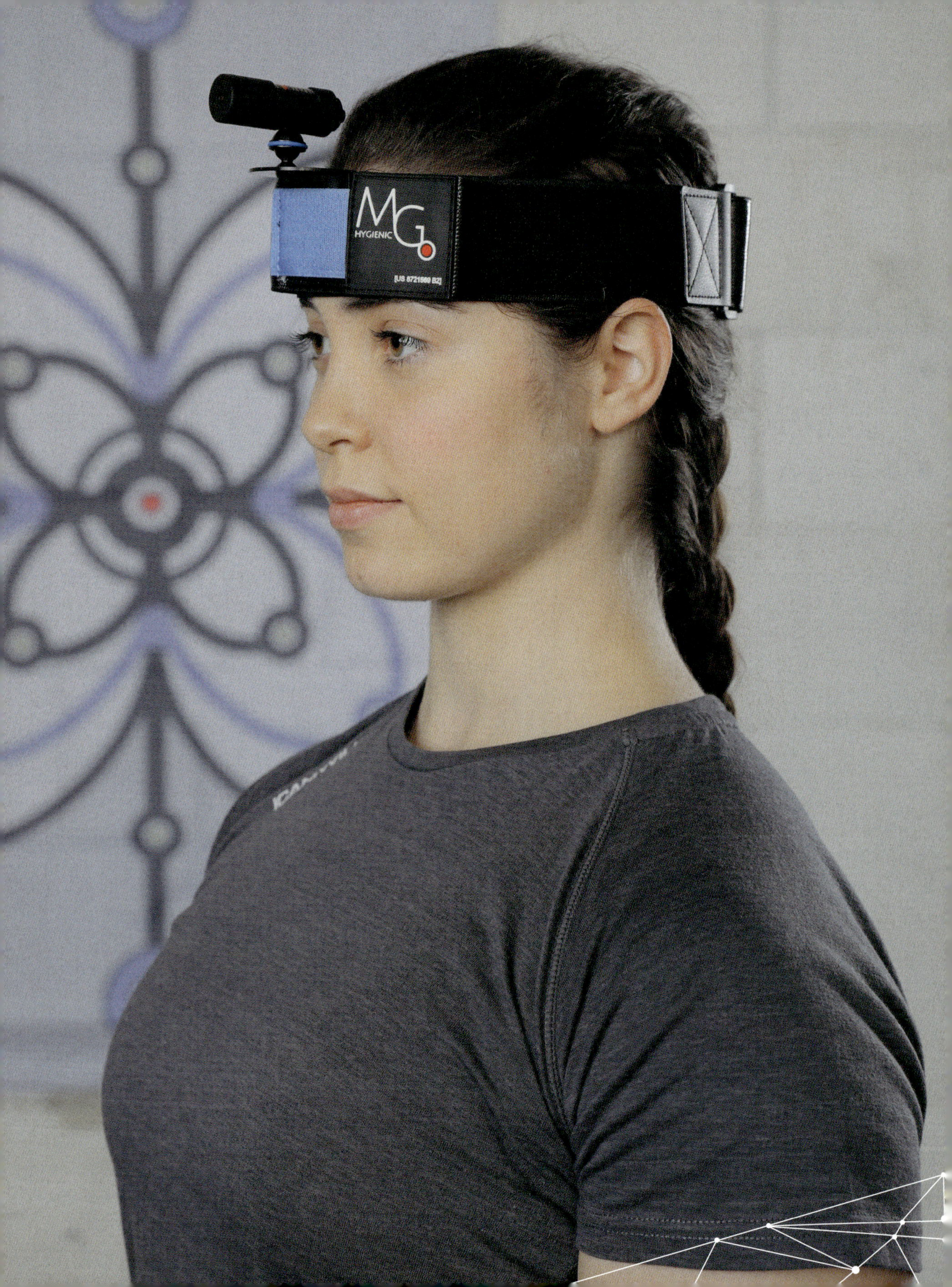
MG
HYGIENIC

2
Neurozentrierte Prinzipien

Neuroplastizität und Training

Der Motorkortex kontrolliert unsere Bewegungen durch bewegungsspezifische Signale und leitet diese durch das Rückenmark und über Motoneurone zu den Muskeln. Präzise und gut koordinierte Muskelaktionen sind notwendig für eine optimale, fehlerfreie Bewegungsausführung. Das Gehirn ist lernfähig – in jedem Alter. Vor allem durch Bewegung sind wir dazu in der Lage, neue Nervenzellen zu bilden und zusätzlich neue synaptische Verbindungen zu schaffen. Das Gehirn verändert sich ständig auf chemischer, funktioneller und struktureller Ebene. Diese Lernfähigkeit beziehungsweise Veränderungen des Gehirns werden als Neuroplastiziät bezeichnet. Die Fähigkeit, neue Nervenzellen zu produzieren, wird als Neurogenese bezeichnet; die Fähigkeit, neue Verbindungen zwischen den Nervenzellen zu erzeugen, ist die Synaptogenese. Diese Mechanismen ermöglichen es dem Menschen, ein Leben lang zu lernen. Zum Lernprozess gehören auch neue Bewegungsmuster, was uns befähigt, bis ins

Satellitenzellen als Stammzellen der Muskulatur

Auf muskulärer Ebene spielen hier die sogenannten Satellitenzellen eine wichtige Rolle. Diese sind quasi die Stammzellen der Muskulatur und werden benötigt, um neue Zellkerne in die Muskelfaser zu schleusen. Ohne neue Zellkerne ist kein Muskelwachstum möglich. Werden diese einmal als Fundament in jungen Jahren produziert, bleiben diese auch relativ lange erhalten und verschwinden erst nach Jahren. Je mehr Satellitenzellen unsere Muskeln besitzen, desto größer ist auch unser Muskelaufbaupotenzial. Während es im Alter schwierig ist, neue Satellitenzellen aufzubauen, ist der neuronale Lernmechanismus weniger von zeitlichen Grenzen behaftet. Unser Gehirn lernt ein Leben lang und lässt sich auch von Satellitenzellen nicht aufhalten. Dabei richtet sich die Neuroplastizität an der jeweiligen Anforderung aus. Das Gehirn lernt nach dem Spezifitätsprinzip, es passt sich exakt dem an, was wir erlernen. Beim Bewegungslernen gibt es folgende Schlüsselprinzipien, die berücksichtigt werden sollten und demnach auch Gültigkeit im Krafttraining haben.[11]

hohe Alter nicht nur Krafttraining zu betreiben, sondern es auch neu zu erlernen. Daher ist es wichtig, sowohl bekannte Bewegungen immer wieder auszuführen, als auch ständig neue Bewegungen zu erlernen.

Use it or lose it

Neuronale Verbindungen, die längere Zeit nicht benutzt werden, gehen langfristig verloren. In Bezug auf das Krafttraining sei hier der Residualeffekt zu erwähnen, der aufzeigt, wie lange es dauert, bis bestimmte konditionelle Fähigkeiten wie Explosivkraft oder Kraftausdauer verloren gehen. Dabei geht die maximale Geschwindigkeit, wie zum Beispiel beim Sprint, bereits nach zwei bis acht Tagen verloren, während die aerobe Leistungsfähigkeit erst nach etwa 25 bis 35 Tagen nachlässt.[12] Je länger wir vom Training pausieren, desto größer ist die Wahrscheinlichkeit, dass sich unsere Leistung reduziert. Daher sind regelmäßiges Bewegen und Krafttraining notwendig, um die Leistung aufrecht zu halten.

Optimierung durch fokussierte Nutzung

Training führt zu einer Anpassung an die Belastung. Durch die wiederholte Reizsetzung verbessern sich die Bewegungsmuster und demnach auch zum Beispiel die Kraftwerte. Nur durch zielgeführtes Lernen sind wir in der Lage, besser zu werden. Dabei spielt nicht nur die Wiederholung an sich eine Rolle, sondern das optimierte Lernen, was sich auch auf Fehler und Defizite innerhalb der Bewegung fokussiert. Das fokussierte Lernen steht dabei im Mittelpunkt. Lernen bedeutet in diesem Kontext nicht nur die Wiederholung, sondern auch Fehlerkorrektur und Training der Schwachstellen. Um durch Krafttraining stärker zu werden, sollten wir bewusst besser werden wollen. Ziel sollte es sein, Bewegungsmuster technisch langfristig zu verbessern, was eine wichtige Voraussetzung für die Kraftsteigerung ist. Wie alles andere auch ist Kraft eine Fähigkeit und muss erlernt werden.

Spezifität als bestimmender Faktor

Die Natur des Trainings bestimmt das Maß an Plastizität. Trainieren wir Kniebeugen auf einem BOSU-Ball, werden wir besser in Kniebeugen auf einem BOSU-Ball. Inwieweit es einen Übertrag von einer motorischen Leistung zu einer anderen gibt, ist abhängig von vielen verschiedenen Faktoren wie den »motorischen Variablen im Krafttraining«. Laufen trainiert primär unser kardiovaskuläres System und sekundär unser muskuläres System. Man mag darüber streiten, inwieweit Laufen auch als Krafttraining interpretiert werden kann (abhängig natürlich von der Intensität), doch wenn das Ziel darin besteht, Kraft und Masse in den Beinen aufzubauen, ist selten Laufen das geeignete Mittel, sondern meist das Training mit zusätzlichen Lasten, da Laufen an sich meistens in einer zu geringen Intensität erfolgt, um ausreichend Muskelmasse aufbauen zu können. Trainieren wir ständig mit demselben Gewicht, werden wir besser mit exakt demselben Gewicht, da auch die Last spezifisch ist. Denn jede Gewichtserhöhung stellt gleichzeitig eine neue Form der Bewegung dar, die erst etabliert werden muss, bevor sie sich auch neuronal etablieren kann. Um daher in einer bestimmten Fähigkeit besser zu werden, müssen wir exakt diese Fähigkeit trainieren. In meinen Ausbildungen argumentiere ich häufig, dass ein 200-Kilo-Kreuzheben eine andere Bewegung ist als ein 100-Kilo-Kreuzheben. Häufig reagieren meine Studenten dann mit Unverständnis, da die augenscheinliche Bewegung die gleiche ist. Die unterschiedliche Last ist hierbei aber der bestimmende Faktor, der zu einem anderen Bewegungsprogramm führt. Daher ist Gewicht ebenfalls immer spezifisch und hat einen starken Einfluss auf die neuronale Kontrolle der Bewegung.

Die 10 000-Stunden-Regel: Zeit allein reicht nicht aus

Plastizität benötigt Wiederholungen. Dabei wird im Training und Sport häufig auf die 10 000-Stunden-Regel Bezug genommen, die behauptet, dass man eine Bewegung angeblich 10 000 Stunden lang ausführen muss, bevor sie auf einem hohen Niveau als erlernt gelten kann. Diese Regel liegt der Arbeit von Anders Ericsson zugrunde, der in den 90er-Jahren Violinisten in Berlin untersucht und festgestellt hat, dass diese in einem bestimmten Alter etwa 10 000 Stunden Arbeit benötigten, um eine gewisse Leistung erbringen zu können. Dass man für jede Fähigkeit 10 000 Stunden brauchen würde, geht auf eine Missinterpretation der Studienergebnisse von Ericsson zurück. Ob diese Stundenzahl auf alle Bewegungen und Fähigkeiten übertragen werden kann, ist fraglich. Denn um in einer Fähigkeit zur Elite zu gehören, benötigt es mehr als nur Wiederholungen. Das Training muss auch den anderen Regeln der Neuroplastizität folgen. Zeit ist dabei nur ein Randfaktor, der abhängig von den anderen hier vorgestellten Prinzipien folgt. Wie schnell wir lernen, ist von der Lernstrategie, der Motivation, unserer Vorerfahrung und dem gesundheitlichen Status unseres Gehirns abhängig.

Anpassung durch Intensität

Das Gehirn lernt nur dann, wenn es adäquat stimuliert wird. Auf einer neuronalen Ebene muss eine spezifische Reizschwelle überschritten werden, damit es zu einer funktionellen Anpassungsreaktion kommt. Die Nervenzelle muss ausreichend erregt werden, um ein Aktionspotenzial zu erzeugen, was zu einer Anpassungsreaktion führt.

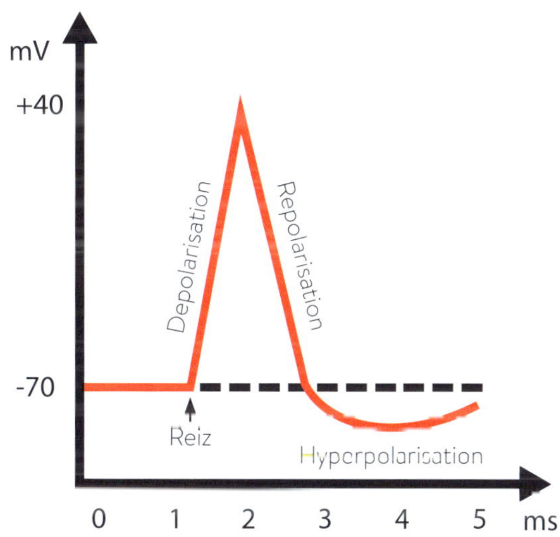

Um Signale zu versenden, muss eine Nervenzelle erregt werden und ein spezifisches Aktionspotenzial aufbauen.

Dabei ist die notwendige Intensität nicht immer klar definiert. Wie viel Intensität ist notwendig, um im Bankdrücken eine neuronale Anpassung hervorzurufen? Wahrscheinlich gilt hierbei eine Anpassungsreaktion wie in der Trainingslehre. Es benötigt eine konstante Lastenprogression, was langfristig zu einer Anpassung führt. Nur durch stetig wachsende Lasten (progressive Überlastung) kann der Körper wachsen. Diese Strategie kann leicht auf das Gehirn übertragen werden: Nur ein ausreichend starker Reiz bringt das Gehirn zur Anpassung. Damit ist aber »Last« nicht primär im mechanischen Sinne gemeint, sondern die Anstrengung, die unser Gehirn erfährt. Das Gehirn muss gefordert werden, um lernen zu können – nicht überfordert. Trainieren wir mit einem zu hohen Gewicht, riskieren wir eine Verletzung, trainieren wir mit zu wenig Gewicht, werden wir nicht besser und machen keine Fortschritte. Im Krafttraining unterscheiden wir daher »Intensity« und »Intensiveness«. Während die Intensity objektiv messbar anhand der Last ist (je höher die Last, desto höher die Intensität), stellt die Intensiveness die individuell empfundene Belastung dar (je höher das subjektive Maß der Anstrengung, desto höher die Intensiveness).

Untersuchungen zeigen, dass je höher die Trainingsintensität (gemessen anhand der maximalen willkürlichen Kontraktionsfähigkeit) ist, desto stärker fällt die neuronale Aktivität im primären Motorkortex aus.[13] Nicht nur Bewegungsausführung, sondern auch die Belastung sind also für eine Anpassung des Gehirns notwendig.

Zeit spielt eine zentrale Rolle – gerade bei der Regeneration

Verschiedene Formen der Plastizität erfolgen zu unterschiedlichen Zeiten. Nach einer Verletzung muss das Gehirn zuerst heilen. Daher ist es vor allem zu diesem Zeitpunkt wichtig, dem Gehirn bei der Heilung zu helfen. Eine vernachlässigte Regeneration kann die Erholung verzögern, da sich das Gehirn schnell an den verletzten Zustand gewöhnt. Daraus resultiert, dass sich Schmerz besser festsetzen kann, was dazu führt, dass der Körper zwar heilt, sich aber chronische Schmerzen und Bewegungsdefizite im Nervensystem festigen. Denn das Gehirn passt sich nicht nur den gewünschten positiven Reizen an, sondern allen Reizen, die es wahrnimmt. Chronischer Schmerz unterliegt wie der Fortschritt im Training der Neuroplastizität. Schmerzen, die lange Jahre überdauern, sind ein Beispiel für die negativen Aspekte der Neuroplastizität und stellen die Schattenseite des Lernens beziehungsweise der Anpassungsfähigkeit dar. Je länger wir mit der Erholung und Regeneration warten, desto schwieriger wird es sein, das Gehirn entsprechend umzuprogrammieren. Daher ist der zeitliche Aspekt einer der wichtigsten Punkte, die im Training und in der Rehabilitation berücksichtigt werden sollten.

Identifikation mit dem Training als Voraussetzung einer Anpassung des Gehirns

Das Training muss eine ausreichende Bedeutung haben, um das Gehirn zu einer Anpassung zu bringen. Je stärker die empfundene Bedeutung, desto eher adaptiert das Gehirn. Im Training ist es langfristig sinnlos, dem Athleten Übungen und Programme aufzuzwingen, die er nicht mag oder die aus anderen Gründen für ihn ungeeignet sind. Betreibt man Krafttraining, hilft es nicht nur, ein konkretes Ziel vor Augen zu haben, sondern die grundsätzliche Bedeutung dahinter zu betrachten. Wenn wir die Bedeutung hinter unserem Training sehen, passt sich das Gehirn schneller und besser an. Daher sollte Training immer individuell erfolgen und den Wünschen und Zielsetzungen des Athleten entsprechen. Das perfekte Trainingsprogramm ist dasjenige, welches vom Athleten befolgt wird. Man spricht hierbei auch von der Adhärenz, also der Akzeptanz des jeweiligen Trainings. Aus diesem Grund konzentriere ich mich ab Seite 252 auf die individuelle Programmplanung basierend auf dem System der Neurotransmitter, was im Einklang mit der Funktionsweise des Gehirns zu einer besseren Anpassung an das Krafttraining führt.

Geistige und körperliche Fitness auch im Alter

In jungen Gehirnen vollzieht sich Plastizität schneller als in älteren. Jungere Gehirne passen sich schneller an und sind demnach lernfähiger. Das bedeutet natürlich nicht, dass ältere Gehirne nicht auch anpassungsfähig sind, aber sie benötigen meist mehr Zeit. Dies gilt es beim Training mit älteren Menschen im Hinterkopf zu behalten. Junge

Gehirne entwickeln rasend schnelle synaptische Verbindungen, während ältere Gehirn vor allem einen Mangel an synaptischen Verbindungen aufweisen, da diese im Alter verloren gehen. Training und Bewegung können diese Alterungsprozesse jedoch verlangsamen, was das Gehirn befähigt, auch bis ins hohe Alter lernfähig zu bleiben.

Transferleistungen: Übertrag und Verallgemeinerung

Erlernte Bewegungsmuster können einen Übertrag zu ähnlichen Bewegungsmustern haben. Dies kann sich zum Beispiel auf Kraftvektoren oder ähnliche Gelenkbewegungen beziehen. Im Sport bezeichnet man dies als Transfereffekt, wenn zum Beispiel die Kniebeugenleistung einen Transfer zur Geschwindigkeit beim Sprint oder die isometrische Leistung auf der Beinpresse eine Optimierung der Anschiebezeit beim Bobfahren zulässt. Transferleistungen sind abhängig von vielen Variablen. Die wichtigsten dieser Variablen sind die Prinzipien der Neuroplastizität.

Interferenz

Erlernte Bewegungsmuster können sich negativ auf das Erlernen von anderen Bewegungsmustern auswirken. Dazu gehören zum Beispiel auch Kompensationsmuster, die unbewusst angenommen werden, sich festsetzen und es schwierig machen, die korrekte Bewegung ohne Kompensation zu erlernen. Im Kraftsport ist die Interferenz zwischen Cardio- und Krafttraining ein häufiges Thema. Dabei spielt nicht nur die Anpassung auf muskelphysiologischer Ebene eine Rolle, sondern auch die spezifische Annäherung auf neuronaler Ebene. Je besser wir in einer bestimmten Fähigkeit werden, desto schlechter werden wir in einer anderen. Je weiter entgegengesetzt die Trainingsziele voneinander sind, desto größer ist der daraus resultierende Interferenzeffekt. Entweder weil sich beide Bewegungsmuster gegenseitig ausschließen oder weil wir so viel Zeit für eine Bewegung aufwenden, dass wir kaum Zeit haben, andere Bewegungen zu erlernen und zu etablieren. Für den durchschnittlichen Studiobesucher ist es daher aus gesundheitlicher Hinsicht sinnvoll, sich nicht zu spezialisieren, sondern Generalist zu bleiben. Dies bedeutet, im Training von Trainingseinheit zu Trainingseinheit zu variieren und eine Programmplanung anders aufzubauen als es normalerweise im Kraftsport der Fall wäre.

Das richtige Aktivierungsmaß

Nervenzellen müssen aktiviert werden, um sich anpassen zu können. In Bezug auf das Timing bedeutet dies, dass es relevant ist, wie nah die Reize aufeinanderfolgen beziehungsweise in welcher Häufigkeit die Reize erfolgen – in unserem Fall der Trainingsstimulus. Außerdem ist die Anstrengung des jeweiligen Trainingsreizes wichtig. Je gesünder das Gehirn, desto besser und schneller adaptiert es Reize. Es reagiert vor allem auf neue Reize positiv, wobei ein Gehirn, welches sich ständig im Stress befindet, neue Reize in Form von neuen Bewegungen eher zu vermeiden versucht. Das Erlernen neuer Bewegungen wird dann verstärkt als Stress wahrgenommen. Daher ist es wichtig, Bewegungsmuster in jungen Jahren zu erlernen, bevor Bewegungen und Training von unserem Gehirn als potenzielle Bedrohung wahrgenommen werden.

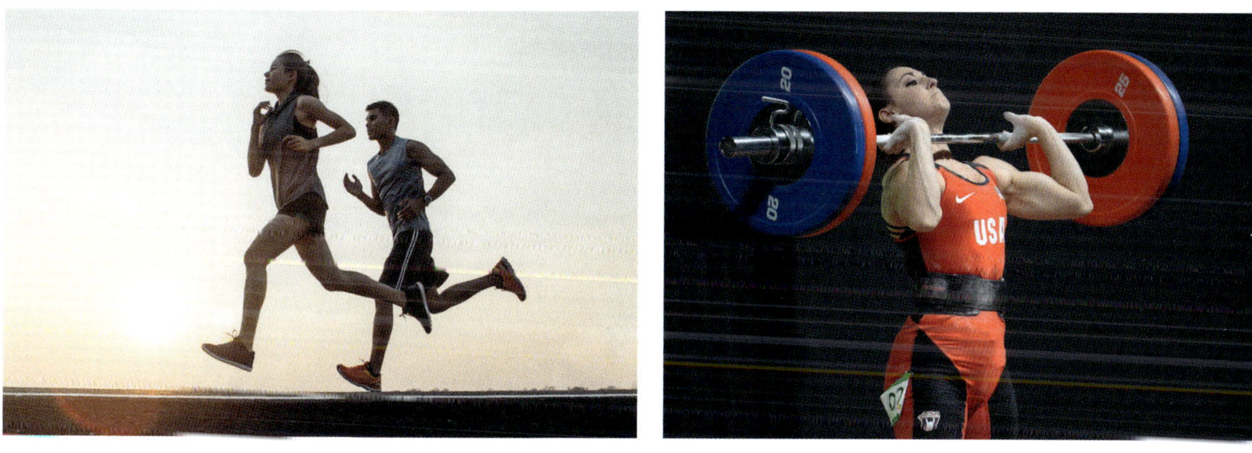

Je weiter weg sich zwei Trainingsformen voneinander befinden, desto größer fällt der Interferenzeffekt aus.

Häufig ist es im Training notwendig, den gesunden Athleten einen ausreichend hohen Trainingsreiz zu bieten, damit eine Anpassung erfolgt. Dieser Reiz muss nicht immer eine hohe Last sein. Es ist primär eine koordinative Herausforderung nötig, die auch auf visueller oder vestibulärer Ebene erfolgen sollte. Das regelmäßige Erlernen neuer Bewegungen ist dabei essenziell. Nur höhere Gewichte als Indikator für das Schwierigkeitsniveau zu nehmen ist dabei sehr kurzsichtig. Denn die Last allein ist nicht zwingend immer die alleinige Herausforderung, die es zu meistern gilt. Progressive Überlastung ist bekanntlich notwendig, um im Training besser werden zu können. Dabei ist die Last nicht die einzige Variable bei der progressiven Überlastung, sondern auch die Ausdauerleistung, zum Beispiel in Form von mehr Wiederholungen, oder aber auch die Komplexität der Bewegung, was ebenfalls ein wesentlicher Faktor für die progressive Überlastung ist.

Die Neuroplastizität kann durch verschiedene gesundheitliche Einschränkungen und Erkrankungen gestört sein. Dazu zählen zum Beispiel Tinnitus, chronische Schmerzen, Suchterkrankungen, neurodegenerative Erkrankungen oder Depressionen. Jede Form der Neuroinflammation bringt den Stoffwechsel des Gehirns durcheinander und sorgt für einen eingeschränkten Lern- und Entwicklungsprozess. Dabei gilt: Je gesünder das Gehirn ist, desto besser und stärker reagiert es auf verschiedene Reize mit einer positiven Anpassung.

Wahrnehmung und Rezeptoren

Muskelrezeptoren

Spinale Motorik ist Bewegungskoordination auf Rückenmarksebene, mit der einfachsten Bewegungsantwort auf einen Reiz – dem Reflex. Hierarchisch betrachtet, stellen Reflexe die unterste Funktionsebene der Motorik dar. Ein Reflex ist die stereotype Antwort auf einen Reiz. Wie ich bereits aufgezeigt habe, basiert die Fähigkeit der Fortbewegung auf der Grundlage der Haltungskontrolle, die überwiegend auf

Hirnstamm- und spinaler Ebene erfolgt. Willkürliche Bewegungsabläufe sind daher nur in Verbindung mit spinalen Reflexen möglich. Ein Reflexbogen besteht aus den folgenden Teilen:

- Sensor
- Afferenter Schenkel
- Ein (monosynaptisches) Neuron oder mehrere (polysynaptische) Neuronen
- Efferenter Schenkel
- Effektor

Ein registrierter Reiz gelangt also über die Afferenz zu den motorischen Vorderhornzellen im Rückenmark, die über ihre Axone die Efferenz, also die Reizantwort zum Erfolgsorgan schicken.

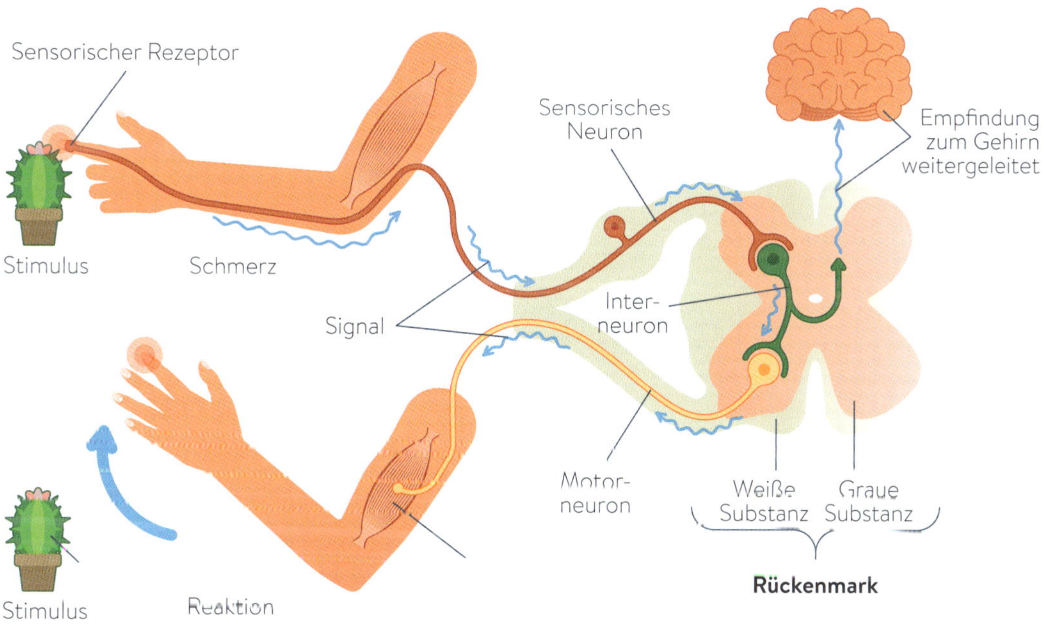

Ein Reflex funktioniert wie eine Schleife und ist im Rückenmark verschaltet.

Die Sensoren des Reflexbogens

Für die Motorik spielt die Propriozeption, also die Aufnahme von Reizen aus dem Körperinneren durch Mechanorezeptoren, eine grundlegende Rolle. Folgende Sensoren gibt es im spinalen System, die jeweils auf verschiedene Reize spezialisiert sind.

Zuständig für die Muskellänge: die Muskelspindeln

Muskelspindeln sind Dehnungssensoren der Arbeitsmuskulatur und messen die Länge und Dehnungsgeschwindigkeit der Muskulatur. Sie bestehen aus intrafusalen Fasern, umgeben von einer bindegewebigen Kapsel, und sind parallel zur Arbeitsmuskulatur angeordnet. Vor allem in kleinen Präzisionsmuskeln ist ihre Anzahl hoch, wie zum Beispiel in den Händen oder in den Augenmuskeln. Die Hauptfunktion der Muskelspindeln ist die reflektorische Konstanterhaltung der Muskellänge. Wird der Muskel plötz-

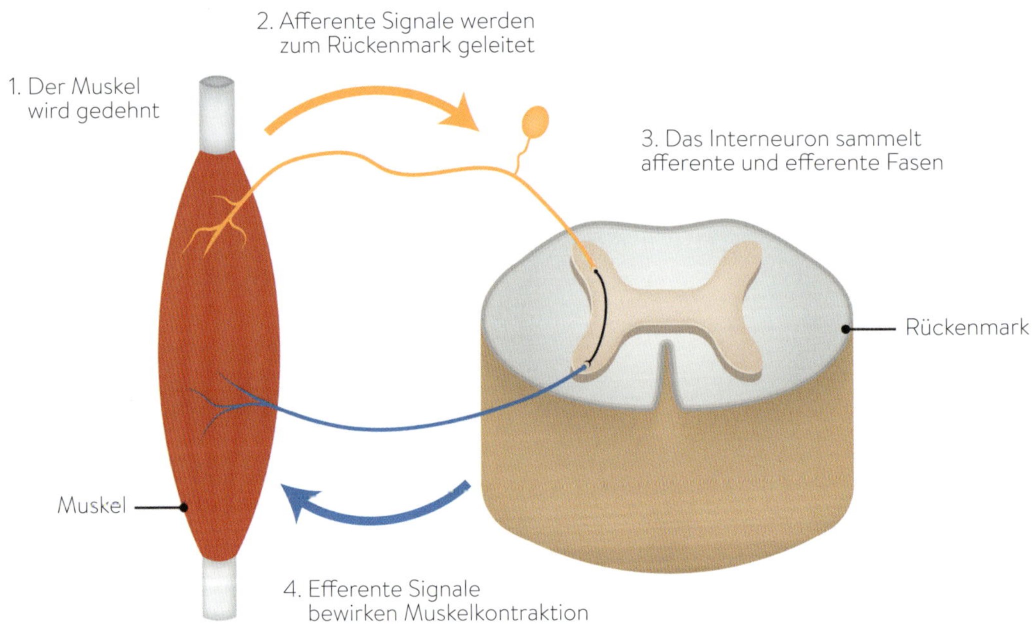

Der Dehnreflex schützt auf spinaler Ebene durch eine Schutzkontraktion vor möglichen Verletzungen.

lich gedehnt, zum Beispiel durch einen Stoß, bewirkt die damit verbundene Entladung eine Aktivierung der Motoneuronen und somit eine Spannungszunahme im Muskel, was zu einer Kontraktion führt. Die Zeit, die ein Muskel benötigt, um beim monosynaptischen Dehnungsreflex auf einen Dehnungsreiz reflektorisch zu kontrahieren, liegt bei etwa 30 bis 50 Millisekunden. Der Dehnungsreflex hat unter anderem die Funktion, den Körper aufrecht zu halten und gilt daher als Bestandteil der Haltemotorik. Verliert ein Muskel seine reflektorische Kontrolle, so kann er sich nur noch unzureichend an plötzliche Belastungen anpassen. Vor allem die Explosivkraft ist abhängig von einem gut funktionierenden Reflexsystem.

Zuständig für den Spannungszustand: die Sehnenorgane

Auch Sehnenorgane sind Dehnungssensoren der Arbeitsmuskulatur, die jedoch den Spannungszustand der Muskulatur messen. Sie sind in Serie zur Arbeitsmuskulatur angeordnet und liegen am Übergang von Muskelsehne zum Muskel. Erhöht sich der Spannungszustand im Muskel, wird dieser Reiz über die Nervenfaser im Sehnenorgan über die Hinterwurzel ins Rückenmark geleitet, was die Motoneurone hemmt und somit die Kontraktion des Muskels bremst. Die Sehnenorgane sind ein wichtiger Bestandteil unseres Schutzsystems und bewahren uns vor Schädigungen aufgrund einer zu hohen Muskelspannung. Ihre Arbeitsweise kennt jeder Sportler, der zum Beispiel bei Kraftleistungen plötzlich das Absacken einer Last wahrnimmt und das Gefühl hat, als würde die Muskulatur plötzlich versagen. Diese Form des plötzlichen Verlusts der Arbeitsleistung geht häufig auf eben diese Schutzfunktion der Sehnenorgane zurück. Bei schwerem Training nahe am Muskelversagen sollte daher auf eine ausreichende Sicherung geachtet werden.

Die Efferenzen des Reflexbogens: Motoneurone

Motoneurone liegen im Vorderhorn des Rückenmarks. Man unterscheidet folgende Motoneurone:

- γ-Motoneurone, welche die intrafusale Muskulatur (= Muskulatur der Muskelspindeln) innervieren

- α-Motoneurone, welche die extrafusale Muskulatur (= Arbeitsmuskulatur des Skelettmuskels) innervieren. Sie erhalten Informationen von Haut-, Muskel- und Gelenksensoren, den kortikospinalen Bahnen sowie dem Eigenapparat des Rückenmarks.

Die motorische Endplatte

Die Übertragung der Erregung von einer Nervenfaser zur Muskelfaser ist Aufgabe der motorischen Endplatte. Jedes Axon einer motorischen Vorderhornzelle bildet zusammen mit den Muskelfasern, die es versorgt, eine sogenannte motorische Einheit: Die von einem Axon versorgten Muskelfasern kontrahieren also gemeinsam. Den Bereich, in dem die Erregungsübertragung vom Nerv auf den Muskel stattfindet, bezeichnet man als motorische Endplatte. Die Endigungen der Nervenfaserverzweigungen besitzen dort

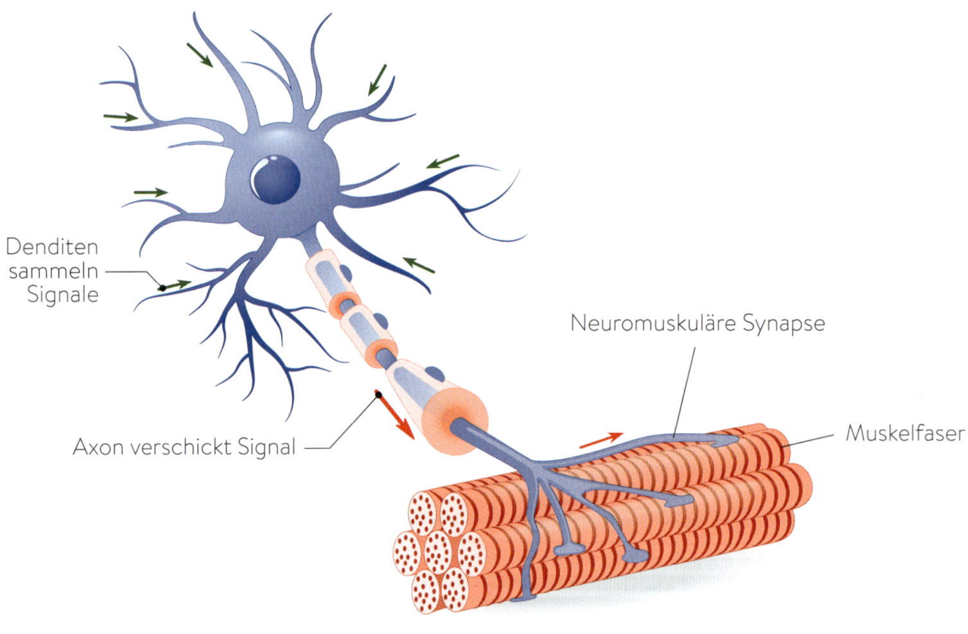

Das Motorneuron geht Verbindungen zu den Muskelfasern ein.

keine Markscheiden mehr, und die Muskelfasern sind etwas erhaben. Die motorische Endplatte ist eine spezielle Synapse – die Weitergabe der Erregung erfolgt über den chemischen Botenstoff Acetylcholin. Ab Seite 268 gehe ich auf die einzelnen Neurotransmitter ein und zeige auf, welche Bedeutung das Acetylcholin für das Krafttraining besitzt.

Interozeption und Exterozeption

Beim Erlernen von neuen Bewegungsabläufen geht es primär um Aufmerksamkeit und das Ausrichten des Fokus. Wie wir bereits erfahren haben, arbeitet unser Gehirn sehr zielorientiert und immer am besten mit einem konkreten Handlungsplan. Je klarer ein Ziel definiert wird, desto leichter können wir es verfolgen und erreichen.[14] Dies gilt für Bewegungen mehr als für alles andere, da unser Gehirn in seiner Grundfunktion auf Bewegung ausgerichtet ist. Um Bewegungen erlernen und durchführen zu können, benötigen wir daher die Ausrichtung unseres Bewusstseins auf bestimmte Prozesse und Abläufe. Je komplexer die Bewegungen sind, desto wichtiger ist der Prozess des motorischen Lernens. Da jeder von uns unterschiedlich schnell lernt, sollte man auch bei vermeintlich einfachen Bewegungsmustern immer optimale Lernstrategien verwenden. Beim Bewegungslernen wird grundsätzlich zwischen einem internen und einem externen Fokus unterschieden. Studien zeigen äußerst deutlich auf, dass ein externer Fokus dabei gegenüber dem internen Fokus zu bevorzugen ist. Die Fähigkeit, einen internen Fokus zu setzen, basiert auf der Fähigkeit der Interozeption, während der externe Fokus auf der Grundlage der Exterozeption, also der Außenwahrnehmung, basiert.

Die Fähigkeit der Innenwahrnehmung: Interozeption

Die Interozeption bezieht sich auf die Wahrnehmung im Inneren des Körpers. Dabei stellt die Muskulatur in Bezug auf das Volumen unser größtes Wahrnehmungsorgan dar und liefert die meisten Informationen über Bewegungen an unsere zentralnervöse Schaltstelle. Um einen internen Fokus setzen zu können, sind wir auf die Interozeption angewiesen. Interozeption kann als Wahrnehmung des physiologischen Zustands des Körpers bezeichnet werden. Sie ist dafür da, feine Veränderungen innerhalb des Körpers zu erspüren, wie Muskeln, Gelenke, Haut und Faszie, aber sie ist auch verantwortlich für die Wahrnehmung von Appetit, Hunger und sexueller Erregung. Die Wahrnehmung verläuft über unmyelinisierte freie Nervenenden direkt an die Inselrinde. Die Haut besitzt interozeptive C-Fasern, die durch Aktivität das Gefühl einer möglichen Bedrohung auslösen können. Diese Bedrohung wird auch als Nozizeption definiert, die sich im Gehirn in Form von Schmerzen manifestieren kann. Dies bedeutet jedoch nicht, dass Nozizeption mit Schmerzen gleichzusetzen ist. Nozizeption spiegelt häufig ein Gefühl der Belastung wider, was nicht zwingend mit der negativen Erfahrung von Schmerzen gleichgesetzt werden muss. Die Aktivierung dieser Fasern führt nicht über die regulären Pyramidalbahnen zum sensorischen Kortex im Gehirn, aber dafür zur Inselrinde, dem Schlüssel zur Interozeption und der interozeptiven Wahrnehmung.

Eine Störung der Interozeption und eine daraus resultierende veränderte Verarbeitungsfähigkeit der Inselrinde können zu Essstörungen, Angstzuständen, Depressionen, zu einem posttraumatischen Stresssyndrom und zu Fibromyalgie führen. Die sensorischen Rezeptoren für Interozeption sind freie Nervenenden, die hauptsächlich im faszialen Gewebe vorkommen. Propriozeption und Interozeption werden im Körper unterschiedlich verarbeitet.[15] Zur Verbesserung der Interozeption ist ein mechanischer Stimulus sinnvoll. Krafttraining kann sich daher positiv auf die Neuroplastizität der Interozeption auswirken und diese verbessern. Einfach ausgedrückt: Krafttraining führt zu einem besseren Körpergefühl.

Es gib eine Wechselwirkung zwischen Interozeption und Krafttraining, eine gegenseitige Beeinflussung. Unter anderem sorgt das somatische Nervensystem für die notwendige Muskelfaserrekrutierung.[16] Dies geschieht in Abhängigkeit von der jeweiligen Aufgabe. Die Interozeption ist verantwortlich für die Wahrnehmung der physiologischen Situation des Körpers während sportlicher Belastung, quasi als Schnittstelle zwischen dem Zentralnervensystem und der Peripherie.[17] Die Interozeption ist wichtig für die physische Leistungsfähigkeit, da diese die Selbstregulation während des Trainings fazilitiert. Eine Selbstregulation führt unter anderem zu einer geringeren Ermüdung bei kardiovaskulären Belastungen. Je höher die notwendige Präzision der Bewegung, desto höher ist die interozeptive Beteiligung. Je stärker unser emotionales Erleben während des Krafttrainings ist, desto höher ist die Beteiligung der Inselrinde und daraus resultierend ein positiver Effekt in Bezug auf die Ausprägung der Interozeption. Daraus lässt sich schlussfolgern, dass Belastung oder Stress notwendig für die interozeptive Anpassung sind, jedoch bei komplexen Aufgaben stärker ausgeprägt sind als bei einfachen. Das häufige Ausführen von komplexen Bewegungen unter Last führt langfristig zu einem verbesserten Körpergefühl als einfach Bewegungsmuster immer wieder zu wiederholen. Der Kraftdreikampf ist eine Sportart, bei der immer wieder dieselben Bewegungsmuster ohne starke Variation repetiert werden. Für die Entwicklung der Interozeption wäre dies ein eher geringer Stimulus, während zum Beispiel CrossFit oder das Kettlebell-Training eher komplexe Bewegungsmuster beinhalten und besser zur Förderung der Interozeption geeignet sind.

Im Muskelgewebe sind nur wenige der sensorischen Nervenenden myelinisierte Mechanorezeptoren, die zur Propriozeption gehören. Dazu zählen Muskelspindeln, Golgi Rezeptoren sowie Pacini- und Ruffini-Körperchen. Alle anderen gehören zu den »in-

Unser Gehirn strebt immer nach Balance

Während der Ermüdung hat das Gehirn das Ziel, die physiologische Homöostase beizubehalten. Ermüdung bringt das Gleichgewicht im Körper durcheinander, was eine Erklärung für die erhöhte Aktivität der Inselrinde sein kann. Im Prinzip ist die Ermüdung ein Alarmsignal, welches als solches in der Inselrinde verarbeitet wird.[18] Störungen in der Inselrinde können daher auch auf eine mangelnde Regulation der Homöostase zurückzuführen sein.

terstitialen Muskelrezeptoren« und befinden sich im Endomysium oder Perimysium und sind verbunden mit unmyelinisierten afferenten Neuronen oder myelinisierten Axonen. 90 Prozent dieser freien Nervenfasern gehören zu den langsamen C-Fasern. Eine Stimulation dieser Fasern führt zu einer Aktivierung der Inselrinde. Daraus kann geschlussfolgert werden, dass es in der Muskulatur mehr interozeptive als propriozeptive Fasern gibt. Es ist ein weiterer Beleg dafür, welche Bedeutung Krafttraining zur Verbesserung der Interozeption besitzt und wie wichtig es für ein physiologisches Gleichgewicht im Körper ist.

Konzentration auf Bewegung durch den internen Fokus

Der interne Fokus stellt die Wahrnehmung des Inneren auf körperlicher Ebene dar. Während die Interozeption die Summe aller bewussten und unbewussten Wahrnehmungen umfasst, konzentriert sich der interne Fokus einzig und allein auf die willkürliche Wahrnehmung von Bewegungsabläufen im Inneren des Körpers. Der interne Fokus ist daher als bewusste Interozeption zu verstehen. Ein interner Fokus bezieht sich im Speziellen auf die Lenkung der Aufmerksamkeit auf die Extremitäten, die bewegt werden.[19] Im Sport werden häufig bestimmte Anweisungen (»Cueings«) gegeben, die sich auf den internen Fokus beziehen. Typische Anweisungen als Form des internen Fokus sind zum Beispiel:

- Strecke deine Hüfte (in Bezug auf das Kreuzheben).
- Beuge deinen Arm (in Bezug auf einen Bizeps-Curl).
- Spanne deine Brust an (als Beispiel für das Bankdrücken).

In Summe beziehen sich die internen Anweisungen auf Gelenkbewegungen oder auf den Fokus, der auf die Muskelspannung gelegt wird. In Bewegungskonzepten wie dem Yoga, Pilates oder auch im Kampfsport erleben wir häufig die Verwendung eines internen Fokus. Einer der Vorteile des internen Fokus ist die Verbesserung der Gehirn-Muskel-Verbindung (Mind-Muscle-Connection) und somit der muskulären Interozeption.

Der interne Fokus richtet sich auf die Arbeitsmuskulatur. Ziel ist es hierbei, die trainierte Muskulatur zu spüren, hauptsächlich in Bezug auf die Kontraktion. So wird zum Beispiel durch einen starken internen Fokus auch die Spitzenkontraktion verbessert. Die Spitzenkontraktion erhöht die Muskelfaserrekrutierung, was zum Muskelwachstum beitragen kann. Muskelfasern werden immer in derselben Reihenfolge aktiviert, unabhängig von der Muskelfunktion. Ab einer bestimmten Intensität werden immer alle Muskelfasern angesteuert.

Dem gegenüber richtet der externe Fokus seine Aufmerksamkeit nach außen, zum Beispiel auf das Ziel der Bewegung (beispielsweise beim Bankdrücken an die Decke zu schauen). Der interne Fokus führt zu einer höheren Muskelaktivierung während der Bewegung, was sich anhand von EMG-Messung nachvollziehen lässt. Der interne Fokus führt zu mehr Muskelwachstum, als wenn ohne spezifischen Fokus trainiert wird.[20] Es scheint, dass der interne Fokus die Aktivität des Agonisten verbessert, während der externe Fokus beim Zusammenspiel von mehreren Muskeln sinnvoller ist.[21] Daraus lässt sich schlussfolgern, dass bei isolierter Muskelarbeit der interne Fokus adäquat ist, bei einem Zusammenspiel von Agonisten, Antagonist und Synergist eher ein externer Fokus zielführend wäre. Das isolierte Krafttraining ist dabei jedoch kritisch zu betrachten, da isoliertes Muskeltraining eher selten vorkommt. Beim Krafttraining ist die Muskelaktivität hauptsächlich abhängig von der Rekrutierung der motorischen Einheiten. Es kann jedoch auch von der Frequenz der motorischen Einheiten abhängig sein. Wenn die Muskelaktivität höher ist, deutet das auf eine stärkere Rekrutierung von motorischen Einheiten hin.

Bei komplexen Bewegungen mit einem externen Fokus werden nur die Muskeln aktiviert, die an der Bewegung beteiligt sind. Das Ausmaß der Aktivität ist abhängig von dem Bewegungsmuster, möglichen Kompensationen und der Gestaltung der Bewegung. Wir erleben eine »Muskelsymphonie«, also ein Zusammenspiel aus verschiedenen Muskeln in Abhängigkeit von der Bewegungsplanung des zentralen Nervensystems. Ein interner Fokus kann andere Bereiche aktivieren und somit das Bewegungsmuster verändern. Dies kann zwar den fokussierten Muskel in seiner Ansteuerung verstärken, dadurch aber zu einer Störung des Bewegungsmusters führen, was eine Leistungsreduktion zur Folge hat. Häufig wird angenommen, dass eine höhere Belastungsempfindung auch mit einem besseren Ergebnis einhergeht. Bloß weil sich eine Übung anstrengender anfühlt, heißt dies aber noch lange nicht, dass auch das Resultat besser ist.

Der interne Fokus durchbricht das Bewegungsprogramm und hat im schlimmsten Fall eine Reduktion der Leistung zur Folge. Man kann sich dies vorstellen, als würde man in ein laufendes Programm eingreifen. Daraus resultiert eine weniger effiziente Bewegung. Wird das Bewegungsprogramm jedoch von Kompensationsmustern begleitet, kann der interne Fokus helfen, aus diesen Kompensationsmustern auszubrechen, was anfangs zu einer ineffizienteren Bewegung führt, aber langfristig Kompensationsmuster aufbricht. Bei fortgeschrittenen Athleten kann der interne Fokus sogar im Bereich der Hypertrophie zu einer geringeren Leistung führen.[22]

Ein interner Fokus ist vor allem bei etwa 60 bis 80 Prozent der Maximalkraft sinnvoll.[23] Andere Studien zeigen auf, dass 50 Prozent für einen internen Fokus am besten geeignet sind.[24] Wahrscheinlich gibt es interindividuelle Unterschiede auch in Abhängigkeit vom Trainingsalter des Sportlers, was in der Praxis berücksichtigt werden sollte. Es scheint sogar, dass Anfänger auf das interne Cueing besser reagieren als fortgeschrittene Sportler. Prinzipiell lässt sich festhalten, dass beide Aufmerksamkeitsstrategien ihre Berechtigung haben, wenn man sie intelligent einzusetzen weiß.

Der interne Fokus funktioniert nur bei einem kontrollierten Tempo. Bei explosiven konzentrischen Bewegungen hat der interne Fokus keinen Effekt auf die Muskelaktivität.[25] Nutzt man diese Erkenntnisse für die meisten athletischen Sportarten, wird direkt klar, wieso das interne Cueing selten sinnvoll ist. Da die meisten sportartspezifischen Bewegungsabläufe häufig schnell oder explosiv erfolgen, ist die Nutzung eines externen Fokus zielführender. Bei Sportarten, die wiederum viel Feingefühl erfordern, kann ein interner Fokus korrekt platziert zu einer Bewegungsverbesserung führen. Greifen wir diese Tatsache für das Krafttraining auf, sollten wir als Fazit festhalten, dass bei hohen Lasten ein interner Fokus nicht zu wählen ist.

Der interne Fokus ist wahrscheinlich hauptsächlich für ältere Personen sinnvoll, um vor allem einen Verlust an Muskelmasse und einen Abbau von Nervenzellen aufzuhalten. Ältere Menschen sind von Sarkopenie geplagt und neigen auch dazu, Nerven zu verlieren (30 bis 60 Prozent weniger Nervenzellen im Alter).[26] Aufgrund der Studienlage kann geschlussfolgert werden, dass die Verbindung eines internen Fokus und Krafttraining eher bei geringen Lasten und bei Anfängern sinnvoll ist. Für erfahrene Sportler sollte dies eher eine untergeordnete Rolle spielen.

Gehirn-Muskel-Verbindung

Krafttraining bezieht sich primär auf die Produktion von Spannung. Auch für den Muskelaufbau ist die Produktion ausreichend hoher mechanischer Spannung notwendig. Je willkürlicher sich Spannung aufbauen lässt, desto besser ist der Übertrag zur Kraftleistung. Im besten Fall sollte man willkürlich mehr Spannung erzeugen können, als für eine bestimmte Belastung notwendig ist. Ich hatte bereits geschrieben, dass willkürliche Muskelaktivierung und die reflexive Stabilität über zwei unterschiedliche neuronale Bahnen erfolgen, die beide jedoch immer gemeinsam funktionieren. Daher hat die Fähigkeit, willkürlich Spannung zu erzeugen, auch einen positiven Einfluss auf die reflexive Stabilität. Anfänger haben häufig nur eine geringe willkürliche Kontraktionsleistung, und in der Praxis sehe ich häufig, dass dies ebenfalls mit einer reduzierten reflexiven Stabilität einhergeht. Willkürmotorik sollte daher niemals unabhängig von der reflexiven Stabilität trainiert werden, da dies auch aus neuroanatomischen Gründen nicht möglich ist.

Schoenfeld konnte aufzeigen, dass ein interner Fokus zu mehr Hypertrophie führte als ein externer Fokus.[27] In der von ihm durchgeführten Studie wurde in zwei Gruppen bis zum Muskelversagen trainiert. Die eine Gruppe arbeitete mit einem internen Fokus und die andere mit einem externen Fokus. In beiden Gruppen waren die Last und das Tempo identisch. Es ist davon auszugehen, dass die Gruppe mit der höchsten Muskelfaserrekrutierung zu mehr Muskelaufbau führt. Muskelfaserrekrutierung ist zwar nicht zwingend ein entscheidender Faktor für Hypertrophie, wenn sich aber alle anderen Faktoren die Waage halten, kann eine höhere Rekrutierung den Ausschlag bringen. Die verbale Anweisung bei dem Versuch von Schoenfeld als interner Fokus war »squeeze the muscle« und als externer Fokus »get the weight up«. Die Anweisung »das Gewicht hochzubekommen« ist meiner Meinung nach kein guter externer Fokus.

Externe Anweisungen sollten eine konkrete Zielvorgabe haben, wie zum Beispiel einen visuellen Fixpunkt oder ein konkretes Bewegungsziel wie »drücke das Gewicht zur Decke«. Die Anweisung »hoch« ist zu unspezifisch. Dennoch konnte in der Studie von Schoenfeld mehr Muskelmasse in Bezug auf den Armbeuger in der Gruppe mit dem internen Fokus aufgebaut werden (12,4 Prozent im Vergleich zu 6,9 Prozent in einem Zeitraum von acht Wochen), nicht jedoch in Bezug auf den Quadrizeps. Dies liegt vielleicht daran, dass der Arm beziehungsweise die Hand eine stärkere neuronale Repräsentation im somatosensorischen und motorischen Kortex hat und aufgrund dieser Tatsache eine erhöhte Aktivität zu mehr Muskelmasse führt. Bei dem Versuch bewirkte das externe Cueing eine höhere Kraftsteigerung im Quadrizeps im Vergleich zum internen Cueing (20,4 Prozent zu 10,1 Prozent).

Aufgrund der Ergebnisse kann nicht davon ausgegangen werden, dass ein interner Fokus immer für den Muskelaufbau sinnvoll ist. Ich hatte bereits angemerkt, dass ein interner Fokus wahrscheinlich bei feinmotorischen Bewegungen sowie bei Anfängern nützlich sein kann. Dies scheint sich in der Schoenfeld-Studie zu bestätigen, da die oberen Extremitäten zu feinmotorischeren Bewegungen fähig sind als die unteren Extremitäten. Es sollte also zwischen der Wirkung von internem und externem Cueing nicht nur zwischen Isolations- und Verbundübungen und dem Trainingsalter, sondern auch zwischen einzelnen Muskelgruppen unterschieden werden.

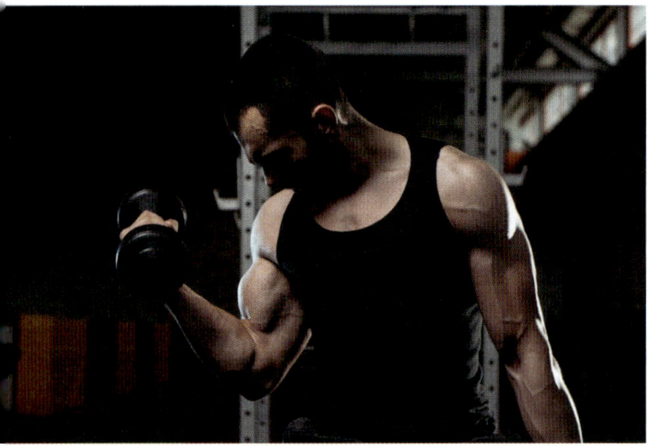

Der Fokus auf die Zielmuskulatur kann sich positiv auf die Ansteuerung auswirken.

Ein interner Fokus kann zwar sinnvoll sein, um Muskulatur aufzubauen, funktioniert in der Praxis aber nur unter bestimmten Bedingungen. Interozeption kann zwar hilfreich bei der Verbindung von Krafttraining und Körpergefühl sein, hat dann aber einen eher untergeordneten Einfluss in Bezug auf das Muskelwachstum. Ein interner und externer Fokus sind Komponenten, die im Krafttraining ihren Stellenwert haben und dementsprechend eingesetzt werden sollten. Ich empfehle, hierbei, einen internen Fokus bei etwa 50 bis 70 Prozent der Maximalkraft zu wählen. Dies entspricht auch den Studienergebnissen. Vor allem Anfänger können im Zuge des Bewegungslernens davon profitieren. Bei fortgeschrittenen Athleten, die die jeweilige Bewegung beherrschen, ergibt der interne Fokus nur wenig Sinn, da sich bei zunehmender Ermüdung die Muskelaktivität zwischen einem internen und externen Fokus angleicht. Während es noch einen Unterschied in der Muskelaktivität bei den ersten Wiederholungen eines Trainingssatzes gibt, bleibt dieser Effekt bei zunehmender Ermüdung aus. Einfach ausgedrückt: Wenn die Bewegung technisch sauber vom Sportler ausgeführt werden kann, reduziert sich der positive Effekt des internen Fokus bei zunehmender Ermüdung.[28] Langsame exzentrische Bewegungen führen zu einer stärkeren Aktivität im sensorischen Bereich des Kortex, was sich ebenfalls positiv auf die Wahrnehmung auswirken kann. In Bezug auf die Inselrinde und somit auf die Interozeption sind jedoch isometrische Kontraktionen zu bevorzugen. Fügt man dies zusammen, sind vor allem isometrische Kontraktionen am Ende der exzentrischen Phase für das verbesserte Körpergefühl zielführend.

Ich nutze einen internen Fokus meistens nur zu Beginn des Bewegungslernens. Dabei verwende ich manuelle Techniken, sogenannte »Hands-On-Strategien«, um die muskuläre Ansteuerung des Sportlers zu verbessern. Eine essenzielle Coaching-Strategie, die ich durch das Kettlebell-Training gelernt habe, ist das Arbeiten mit taktilen Reizen während der Ausübung von Kontraktionen. Dabei lasse ich meine Kunden zum Beispiel Kettlebell Swings ausführen und schlage leicht auf verschiedene Muskeln, die während der Übung kontrahieren sollen. Eine einfache und anfängerfreundliche Variante ist die Palpation der Muskeln im Stand, während der Sportler versucht, maximale Spannung im Körper aufzubauen. Dabei weise ich den Athleten an, alle Muskeln im

Körper anzuspannen und palpiere, welche Muskeln tatsächlich kontrahieren und einen guten Muskeltonus aufzeigen und welche Muskeln eher hypoton und weich sind. Die Palpation kann als eine Art Feedback-System hilfreich für den Sportler sein, weil er damit erfährt, welche Muskeln arbeiten und welche sich im »Tiefschlaf« befinden. Damit die Palpation, also die manuelle Berührung, deutlich von dem Sportler wahrgenommen werden kann, empfehle ich hierbei, mit dem »Tapping« zu arbeiten. Das Tapping ist eine manuelle Technik, bei der an den Stellen mit einer geringen Kontraktionsfähigkeit mit dem Finger zügig hintereinander »geklopft« wird. Das Klopfen (Tapping) führt zu einer propriozeptiven Wahrnehmung, die dabei helfen soll, die mangelnde Kontraktion willkürlich durch einen internen Fokus zu verstärken. Das Klopfen dient der konstanten Stimulation, da sich ansonsten die Hautoberfläche durch die schnell adaptierenden Mechanorezeptoren anpassen und der Reiz schnell weniger intensiv wahrgenommen würde.

Die Fähigkeit der Außenwahrnehmung: Exterozeption

Nachdem ich schon viel zur Interozeption und zum internen Fokus geschrieben habe, wollen wir uns nun dem externen Fokus widmen, der, wie bereits gesagt, für das Bewegungslernen und auch für den Kraftaufbau häufig sinnvoller ist als ein interner Fokus. Bei einem externen Fokus richtet man seine Aufmerksamkeit auf das Ziel oder Ergebnis einer Bewegung und nicht auf die Bewegung selbst. Anweisungen beim Kreuzheben wie »halte die Wirbelsäule lang« oder »drücke die Knie raus« bei der Kniebeuge sind mögliche Beispiele für ein externes Cueing. Diese Anweisungen lassen den Sportler mehr über das Ergebnis seiner Bewegung nachdenken als über die Bewegung selbst. Der Fokus auf die Bewegungsausführung führt häufig zu Interferenzen in der Gedankenwelt. Man verliert leichter den Fokus und die Aufmerksamkeit, wenn man sich während einer Bewegung auf das Erleben und die Empfindung konzentriert. Im sportlichen Kontext wird dies als »choking under pressure« bezeichnet, bei der ein zu starker interner Fokus die Wahrnehmung der Ermüdung erhöht und es dadurch zu Leistungsverlusten führen kann.[29] Der externe Fokus führt in der Regel zu einer höheren Kraftleistung, einer besseren athletischen Fähigkeit und einer größeren Ausdauerleistung.[30] Daraus lässt sich schlussfolgern, dass der externe Fokus vor allem die Bewegungseffizienz verbessert. Bewegungseffizienz versteht sich hier als optimales Verhältnis zwischen Input und Output. Dies geschieht sehr wahrscheinlich durch die Fähigkeit des Körpers, sich selbst zu organisieren.[31]

Ein externer Fokus führt zu mehr Wiederholungen bei 85 Prozent Bankdrücken und beim Kreuzheben als ein interner Fokus.[32] Untersuchungen zeigen, dass ein exterozeptiver Fokus eine höhere Kraftproduktion bei einer gleichzeitigen geringeren EMG-Aktivität zur Folge hat.[33] Dies zeigt auf, dass ein exterozeptiver Fokus zu einer verbesserten neuromuskulären Koordination beziehungsweise zu einer effizienteren Muskelfaserrekrutierung führt. Eine geringere EMG-Aktivität bedeutet nicht, dass die Leistung geringer ist, sondern, dass die Muskulatur mit einer gegebenen Last effizienter arbeitet. Durch Bewegungslernen werden Bewegungen effizienter, was sich auch in einer geringeren EMG-Aktivität messen lässt. Eine »künstliche« Erhöhung der Muskelfaserrekrutierung lässt sich durch eine stärkere willkürliche Muskelspannung erzeugen.

Für die Ausführung eines externen Fokus gibt es mehrere Möglichkeiten, die bereits Erwähnung gefunden haben. Zum einen kann ein spezifisches Bewegungsziel benannt werden, was hilft, seinen Körper entsprechend der Bewegungsrichtung zu steuern. Oder es werden ein taktiler Reiz beziehungsweise ein visueller Fixpunkt gesetzt. Zur Erleichterung des visuellen Fixpunkts empfehle ich die Nutzung eines Richtlasers. Ein Laser unterstützt den Fokus und kann bei der genauen Ausrichtung helfen. Er stellt nicht nur einen externen Fokus dar, sondern ermöglicht gleichzeitig eine feinmotorische Ansteuerung und dadurch auch ein direktes propriozeptives Training. Vor allem im Bewegungslernen von freien Bewegungen kann es daher sinnvoll sein, einen Laser als externen Fokus zu nutzen. Die Verwendung eines Lasers kann zu einer verbesserten Propriozeption und Kraftleistung durch eine größere Bewegungsamplitude führen.[34] Bei einigen der in diesem Buch gezeigten Übungen verwende ich einen

Richtlaser. Wenn dieser nicht zur Verfügung steht, empfehle ich, einen Sticker oder Ähnliches als konkreten Fixpunkt an eine Wand oder Decke zu kleben und diesen als externen Reiz zu nutzen.

Während jeder Sportler für sich selbst am besten einen visuellen Fokus einsetzen sollte, wird ein Coach wahrscheinlich eher von der Verwendung von verbalem Cueing profitieren. Ein externer Fokus kann durch die Bewegungsrichtung dargestellt werden. Bei kleineren Korrekturen, die sich weniger auf ein übergeordnetes Bewegungsziel konzentrieren, sondern nur eine geänderte Gelenkposition als Ziel haben, ist es sinnvoll, die Kleidung in das verbale Cueing miteinzubeziehen. In der Aufwärtsphase einer Kniebeuge verwende ich bei einer zu starken Oberkörpervorlage das Cueing »Stell dir vor, jemand zieht dich am T-Shirt hoch« oder beim Hip Thrust das externe Cueing »Schieb deinen Gürtel zur Decke«. Hierbei ist es unerheblich, ob der Sportler tatsächlich einen Gürtel trägt oder nicht. Vorausgesetzt, der Sportler hatte bereits – in diesem Beispiel – in seinem Leben schon einmal einen Gürtel getragen, kann er mit dem Bild etwas anfangen und den Cue auch motorisch umsetzen.

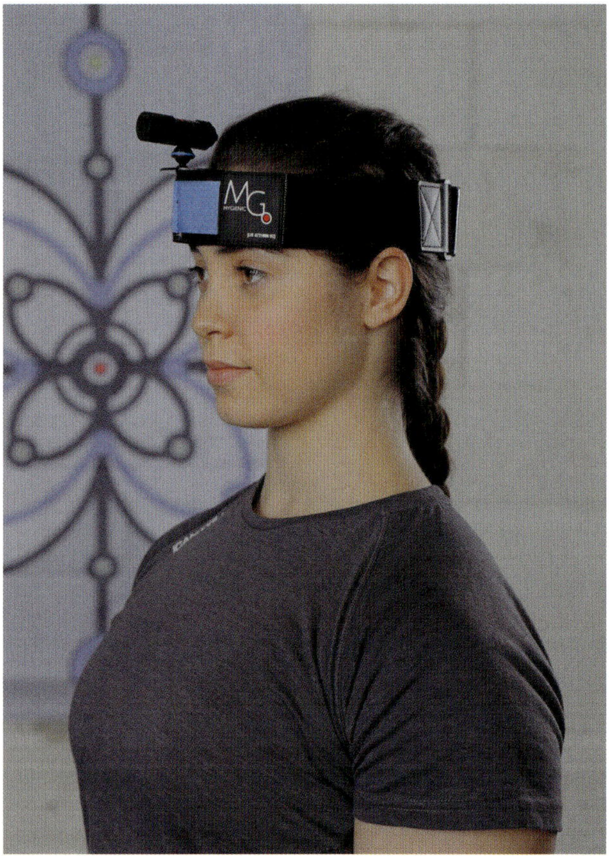

Der Richtlaser ist eine Möglichkeit, einen externen Fokus mit dem visuellen System zu kombinieren.

Kniebeuge mit visuellem Feedback

1. Nutze für diese Übung entweder eine visuelle Markierung an der Wand gegenüber oder ein visuelles Feedback-System wie einen Richtlaser. Stelle dich aufrecht hin und fokussiere einen Punkt vor dir an der Wand.
2. Beuge nun die Knie und Hüfte, senke dich in die Kniebeuge ab und führe den Laser dabei senkrecht nach unten.

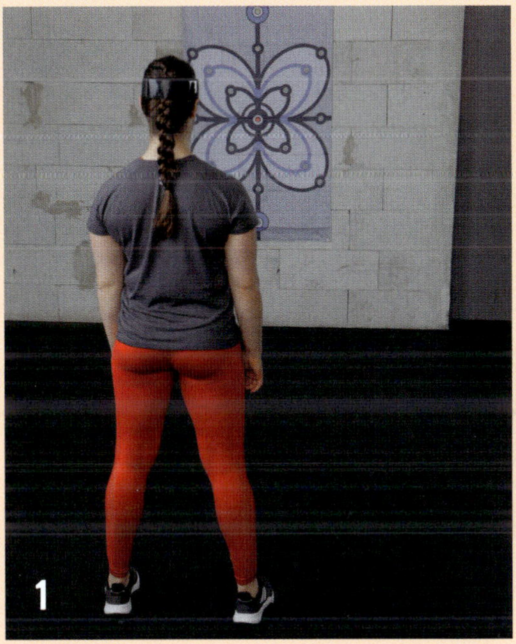

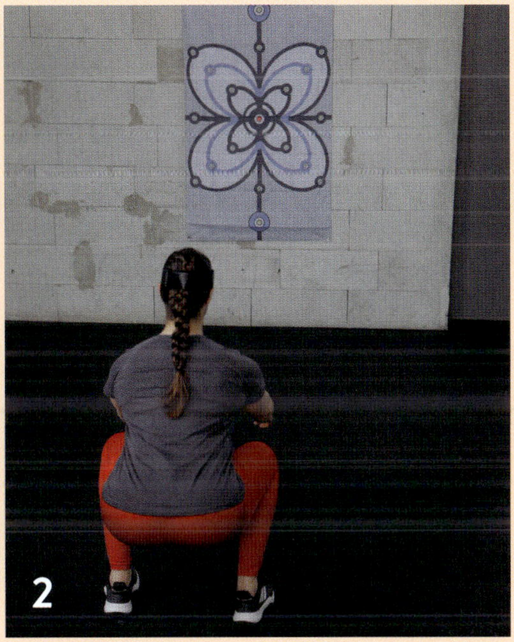

Kreuzheben mit visuellem Feedback

1. Stelle dir zwei Kettlebells an die Füße. Greife diese und richte den Kopf leicht auf. Halte dabei mit dem visuellen Feedback-System einen Punkt vor dir fixiert.
2. Richte dich nun auf, ohne die Spannung im Rücken zu verlieren. Führe währenddessen den Laser senkrecht an der Markierung auf der Wand entlang.

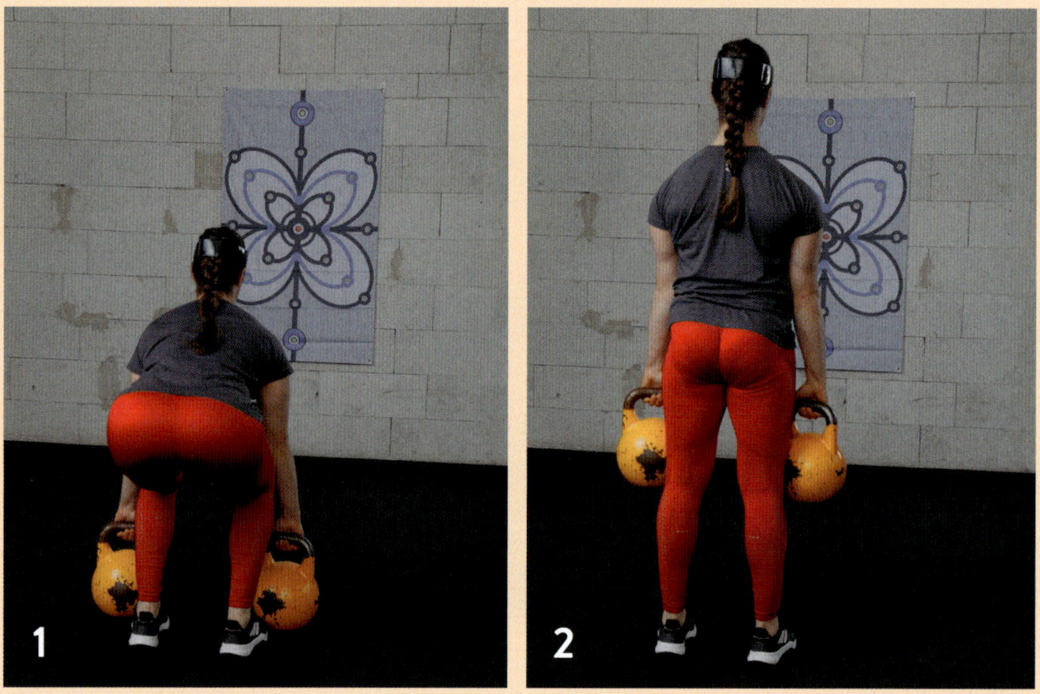

Military Press mit visuellem Feedback

1. Nimm die Kettlebell auf. Halte diese eng am Körper und bleibe mit dem Kopf stabil in der neutralen Position. Nutze das visuelle Feedback-System, um die Position des Kopfes konstant zu prüfen.
2. Drücke nun die Kettlebell über deinen Kopf und halte dabei den Kopf stabil. Strecke den Arm komplett aus und halte die Kettlebell kurz in der gestreckten Ellenbogenposition.

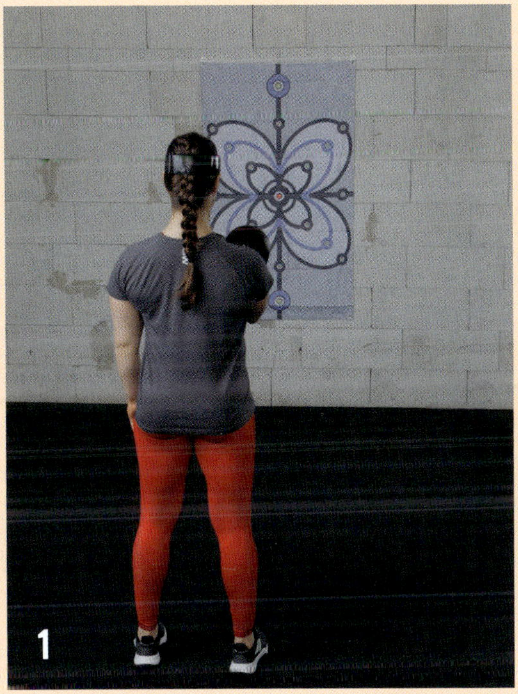

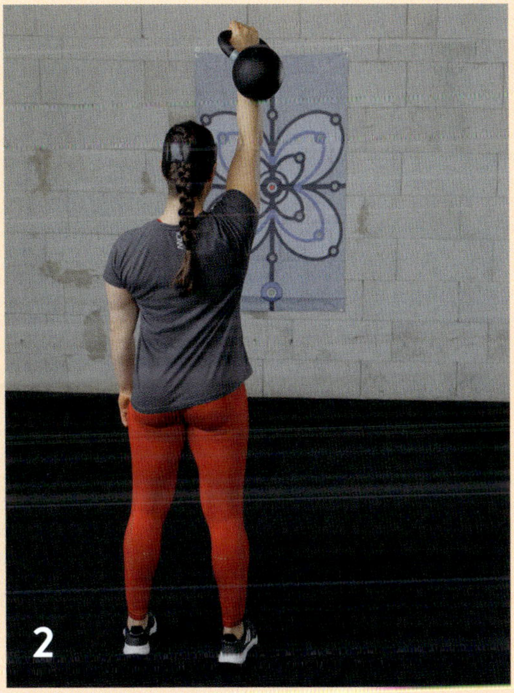

Single Leg Squat

1. Stelle dich auf eine Box und hebe ein Bein an.
2. Halte ein Bein vorn, während du das andere Bein beugst. Gehe dabei nur so tief, wie du kannst. Das visuelle Feedback-System gibt dir einen Hinweis, wie gut dein Gleichgewicht während der Übung ist.
3. Um tiefer zu kommen, führe das Bein senkrecht zum Boden. Dadurch verringert sich die Anstrengung für das Arbeitsbein und du erreichst eine höhere Bewegungsamplitude.

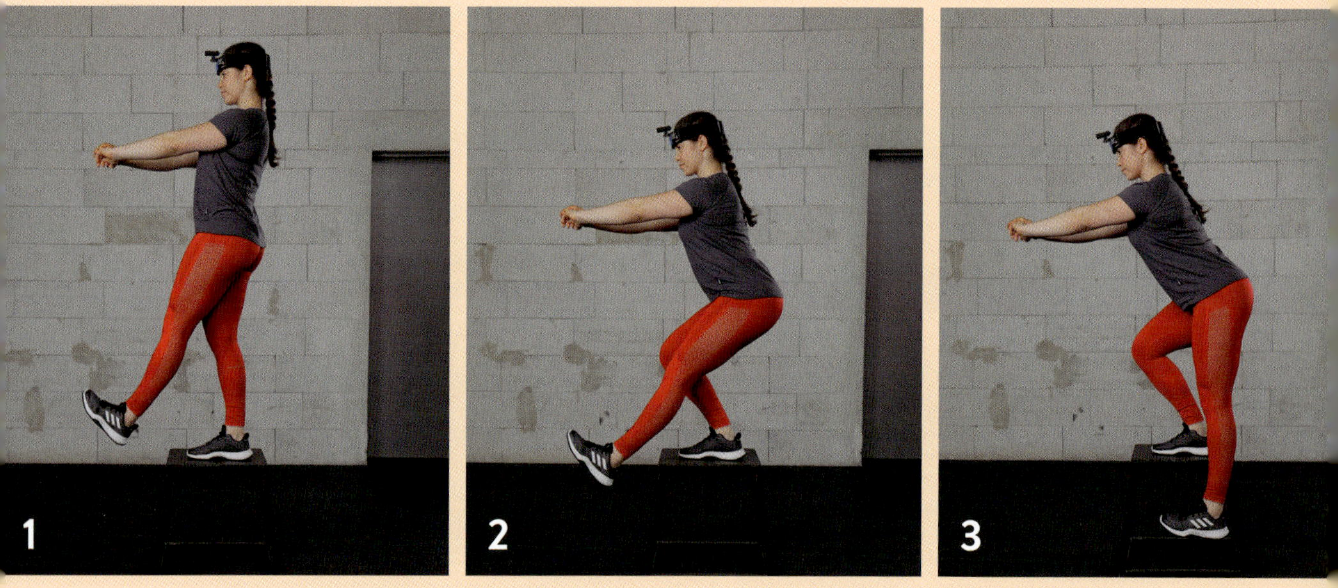

Front Step-up

1. Stelle dich vor einer visuellen Markierung und einer Box auf. Die Box sollte maximal so hoch sein, dass du mit angehobenem Fuß aufsteigen kannst, ohne im Rücken zu runden.
2. Stelle ein Bein auf die Box und behalte dabei den visuellen Fixpunkt im Auge.
3. Steige nun auf die Box und hebe das andere Knie an. Steige danach vorsichtig rückwärts herunter.

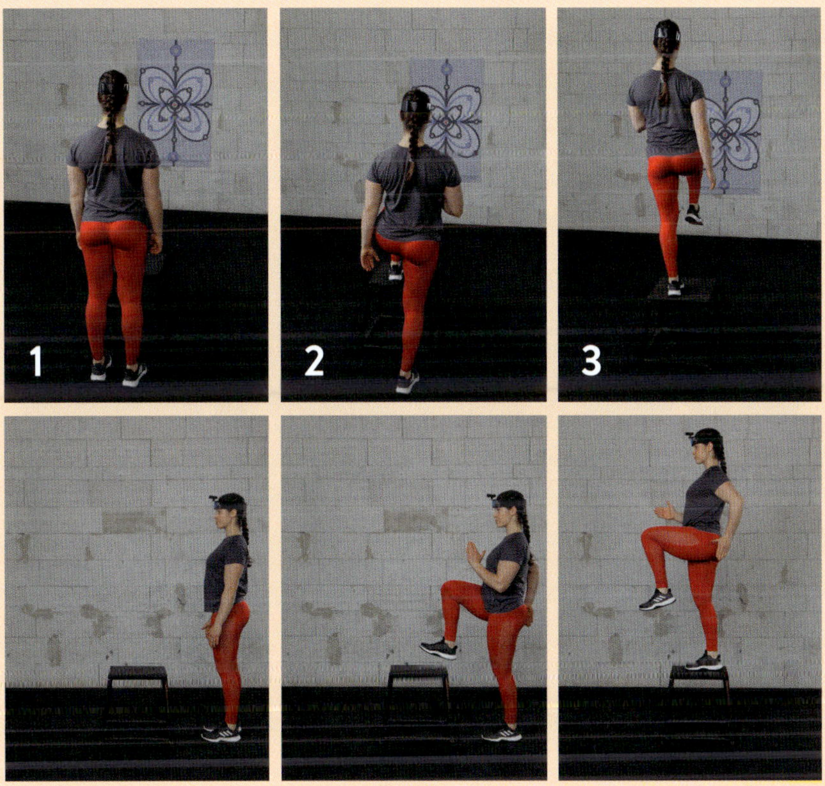

Seitenansicht: Positionierung vor der Box | Seitenansicht: Anheben des Beins | Seitenansicht: Endposition auf der Box

Back Lunge

1. Stelle dich aufrecht hin, während du deine Aufmerksamkeit auf den visuellen Fokuspunkt legst.
2. Führe einen Schritt mit dem rechten Bein nach hinten aus. Bleibe dabei im Oberkörper aufrecht.
3. Kehre dann wieder nach vorn zurück und gehe mit dem linken Bein nach hinten. Achte dabei darauf, dass der Fixpunkt nur in der Höhe abweicht, jedoch nicht zur Seite.

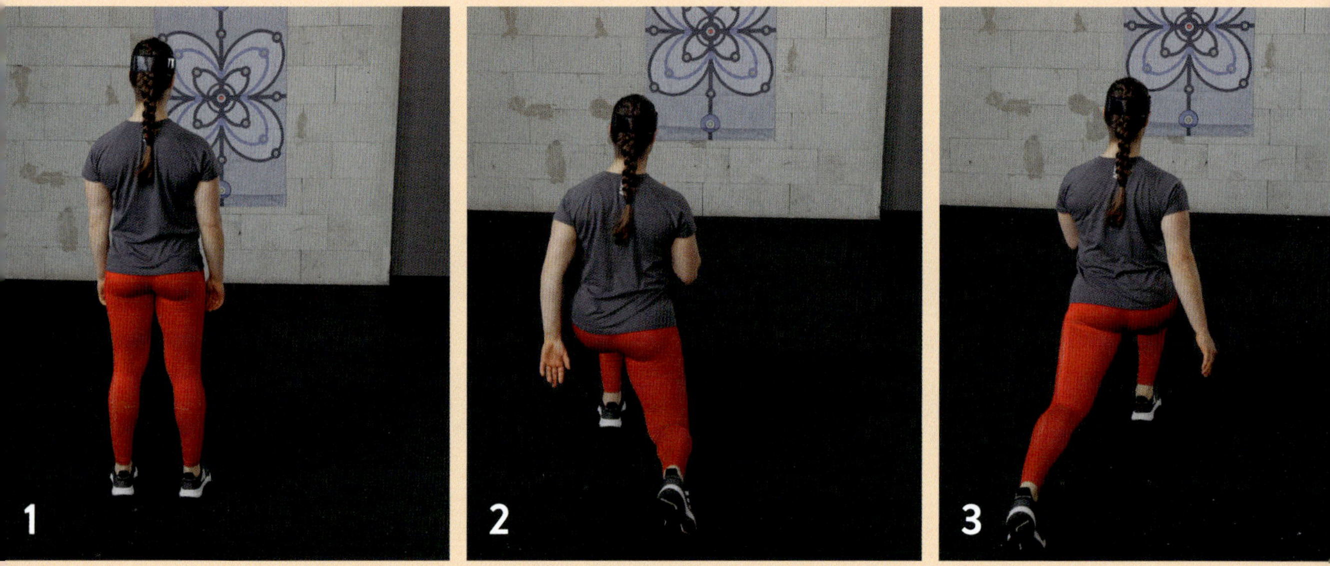

Verbesserung der motorischen Leistung durch exterozeptives Cueing

Im Coaching geht es um die Verbesserung von Bewegungsmustern und der damit verbundenen Korrektur von Bewegungsfehlern. Häufig nutzen wir dabei sehr mechanische Cues, die der Athlet versucht, auf kognitiver Ebene umzusetzen. Wenn bestimmte Bewegungsmuster grundsätzlich ausgeführt werden können, fällt es dem Athleten auf kognitiver Ebene schwer, neue Muster, die noch nicht beherrscht werden, zu realisieren. Hierbei ist es wichtig, den Sportler auf einer nicht-kognitiven Ebene zu verbessern, also zum Beispiel durch reaktive oder reflexive Mechanismen. Eine andere Möglichkeit ist es, auf visueller Ebene zu arbeiten. Die Visualisierung kann dem Athleten helfen, Bewegung als eine Art Problemlösung zu sehen und Defizite zu korrigieren.

Der Körper stellt ein autoregulatives komplexes System dar, welches manchmal einen Schubs in die richtige Richtung benötigt. Um den Körper optimal im Bewegungsablauf zu steuern, reagiert der Körper unter anderem auf die Umgebung. In Abhängigkeit von seiner Struktur (die individuelle Anatomie) und den erlernten Bewegungsprogrammen antwortet der Körper auf das betreffende Umfeld. Beim motorischen Lernen werden hierbei Bottom-up- und Top-down-Prozesse unterschieden. Top-down-Prozesse beziehen sich auf alle Afferenzen, die von übergeordneten Gehirnarealen wie dem Motorkortex ausgehen, während Bottom-up-Prozesse zum Beispiel durch sensorischen Input, der Informationen aus der Peripherie zu übergeordneten Arealen sendet und dadurch die Bewegung beeinflusst, ausgelöst werden. Die Änderung der Umgebung bringt uns dazu, Bewegungsmuster reaktiv zu modifizieren und uns anzupassen, was primär auf einer peripheren Reizsetzung basiert. Natürlich werden die Umgebungen immer noch ableitend vom Motorkortex gesteuert, dieser reagiert jedoch zuerst auf den aus der Umgebung erzeugten Input. So zeigen Untersuchungen an Säuglingen, dass sie im Wasser beginnen zu treten, auch wenn sie noch gar nicht imstande sind zu laufen. Diese umweltreaktiven Bewegungen stehen im Widerspruch dazu, dass Bewegungsmuster einem stringenten Plan der frühkindlichen Entwicklung folgen, die jeder durchlaufen muss. Es scheint, dass dies bei regulären Bedingungen der Fall ist, es aber immer Anpassungen an die jeweilige Situation gibt. Dies zeigt, dass der Mensch von Natur aus flexibel und adaptionsfähig ist und sich besser als jedes andere Tier an verschiedene Bedingungen je nach Anforderung anpassen kann.

Der Goblet Squat als Beispiel für eine situative Anpassung

Ein gutes Beispiel für die unmittelbare Etablierung des Bewegungsverhaltens im Kontext veränderter Bewegungsbedingungen ist der Goblet Squat. Hierbei wird eine Kettlebell vor der Brust gehalten. Das Gewicht zwingt auf der einen Seite den Athleten, sich in der Kniebeuge besser auszurichten und sich selbst zu stabilisieren, während es auf der anderen Seite gleichzeitig hilft, die Balance zu halten, da die Kettlebell als Kontergewicht fungiert. Eine Fersenerhöhung bei der Kniebeuge hilft Trainierenden, die Knie weiter nach vorn zu schieben, was wiederum zu einer erhöhten Knie- und Hüftflexion führt und die tiefe Beuge vereinfacht. Ohne verbale Cues passt sich der Athlet durch die Selbstregulation des Körpers direkt den veränderten Rahmenbedingungen an. Jede veränderte Bewegung stellt ein neues Bewegungsmuster dar, welches erlernt und etabliert werden muss.

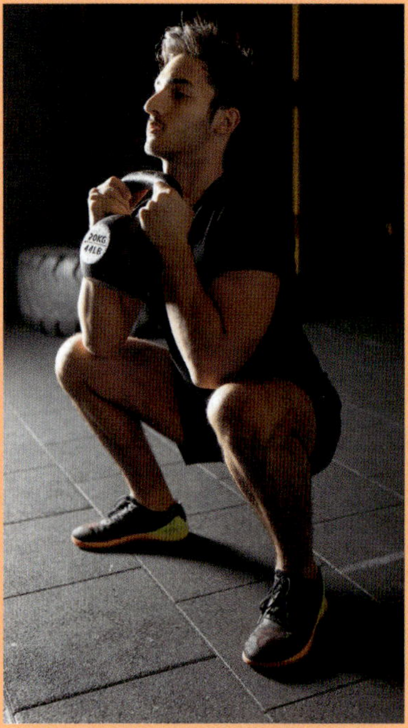

In den ersten Monaten der frühkindlichen Entwicklung werden unsere Bewegungen durch primitive Reflexe auf spinaler und Hirnstammebene gesteuert. Im Laufe der Zeit nimmt die Bedeutung der Reflexe ab, und übergeordnete Areale steuern Bewegungen auf bewusster Ebene.

Ein externer Aufmerksamkeitsfokus ist effizienter und ermöglicht schnellere und explosivere Bewegungen sowie häufig auch Bewegungen in einer größeren Bewegungsamplitude. Unser Gehirn legt den Fokus auf Effizienz beziehungsweise ist immer um eine maximale Effizienz entsprechend den Gegebenheiten bemüht. Je effizienter die Bewegung, desto mehr Energie kann eingespart werden. Untersuchungen konnten aufzeigen, dass ein externer Aufmerksamkeitsfokus zu einer geringeren Aktivität der Muskulatur führt.[35] In einer Studie mit einem Bizeps-Curl konnte beobachtet werden, dass ein externer Fokus das Bewegungstempo steigert. Ein interner Fokus erhöht die EMG-Aktivität, führt aber auch zu einer Verlangsamung der Bewegung. Sportler sollten sich dann vor allem in Bezug auf das Bewegungstempo auf einen externen Fokus konzentrieren. Ab Seite 255 gehe ich zusätzlich auch auf das Bewegungstempo als eine der wichtigen Variablen beim Training ein. Langsame Bewegungen können folglich besser mit einem internen Fokus kombiniert werden. Wird mit einem Metronom gearbeitet, um das Bewegungstempo zwischen einem internen und einem externen Fokus zu standardisieren, kommt es zu demselben Ergebnis: Ein externer Fokus führt zu mehr Bewegungseffizienz.

Durch die Einsparung der Energie ermüdet das Zentralnervensystem langsamer. Aus zentralnervöser Sicht ergibt daher ein externer Fokus mehr Sinn, wenn man die Ermüdung hinauszögern möchte. Durch die verlangsamte Ermüdung ist nicht nur eine größere Ausdauerleistung möglich, sondern auch ein schnelleres motorisches Lernen. Dies zeigt sich auch bei ausdauerorientiertem Training. Bei zunehmender Ermüdung steigt die Interozeption (Kreislauf, Puls, Gefühl). Der visuelle Fokus auf externe Dinge kann die Leistungsfähigkeit erhöhen.[36] Zusätzlich führt der externe Fokus zu einer reduzierten EMG-Aktivität des Antagonisten, was sich als besseres muskuläres Zusammenspiel zwischen Agonisten und Antagonisten bemerkbar macht. Der Antagonist muss häufig mit dem Agonisten co-koordiniert werden, was teilweise ein »Nachgeben« des Antagonisten erfordert.

Bei dem Versuch, Objekte explosiv zu bewegen, wird das Zentralnervensystem so viele motorische Einheiten wie nötig rekrutieren, um die Bewegung ausführen zu können. Eine geringere EMG-Aktivität bedeutet nicht, dass der externe Fokus zu einer schwächeren Kontraktion führt, sondern dass die Bewegung effizienter ausgeführt wird. Vor allem in Bezug auf das Krafttraining ist dies sinnvoll, da Energie eingespart und Ermüdung hinausgezögert werden. Nur wenn eine Bewegung bewusst langsam ausgeführt wird, kommt es bei einem internen Fokus zu einer höheren EMG-Aktivität. Da Kraft und Geschwindigkeit umgekehrt proportional sind, führt eine Verlangsamung der Bewegung zu einer geringeren Kraftentwicklung. Das gilt zumindest, was die bewusste Reduzierung des Tempos anbelangt, da maximalkräftige Bewegungen nur dann wirklich langsamer sind, wenn versucht wird, sie maximal explosiv auszuführen. Mechanisch betrachtet, ergibt es daher Sinn, jede Bewegung so explosiv wie möglich auszuführen, um die Kraft und den Muskelaufbau zu maximieren.

Wie sollte ein Cue am besten eingesetzt werden?

Du kannst einen internen Fokus zur besseren Rekrutierung als Bestandteil des Warm-ups oder in den ersten Aufwärmsätzen verwenden. Darüber hinaus nutze ich den internen Fokus noch beim isometrischen Krafttraining. Das Bewegungstempo ist gleich null und der Fokus liegt nicht auf einer Bewegung, sondern auf einer maximalen Spitzenkontraktion. Das ist vor allem bei Personen sinnvoll, die in das Training einsteigen und das Abfälschen von Bewegungen vermeiden wollen. Ebenfalls kann der interne Fokus bei Schmerzen angewendet werden, um Ausweichbewegungen zu vermeiden. Bei fortgeschrittenen Athleten oder bei Athleten, die die Bewegung gut ausführen oder den Muskel optimal ansteuern können, ist der externe Fokus wie bereits beschrieben sinnvoller.

Gibt es in komplexen Bewegungsmustern Bewegungsfehler, kann der isolierte Muskelfokus Sinn ergeben, um in der komplexen Übung den Muskel besser arbeiten zu lassen, was wiederum zu einer verbesserten Gesamtbewegung führt. Leider gibt es hierzu keine Studien, die diese Theorie untermauern könnten. Beispielsweise könnte beim Kreuzheben, wenn die Knie vor der Hüfte deutlich durchgestreckt werden, der Fokus stärker auf die Aktivität der Oberschenkelvorderseite gelegt werden, um diese im Kreuzheben besser zu involvieren und die Kniestreckung mit der Hüftstreckung zu synchronisieren. Einige meiner Kollegen verwenden genauso wie ich diese Technik. Es fehlen jedoch noch die wissenschaftlichen Untersuchungen, die diese Vorgehensweise bestätigen könnten. Andere Coaches nutzen zum Beispiel isometrische Haltepositionen, um den Muskel stärker arbeiten zu lassen. Boris Sheiko nutzt in dem Beispiel mit dem Kreuzheben eine isometrische Phase direkt unterhalb und oberhalb des Knies, um die Synchronität zwischen Hüfte und Knie herzustellen. Häufig wird versucht, einen Muskel in der Bewegung zu erspüren, um die Kontrolle zu verbessern. Dies führt langfristig zu einer Ermüdung und einer geringeren mechanischen Belastung. Da die mechanische Belastung der wichtigste Faktor für Hypertrophie ist, sollte daher der Fokus stärker auf die Bewegung als auf den muskulären Fokus gelegt werden.

Wenn ein interner Fokus in den oberen Extremitäten zu mehr Hypertrophie führen kann, kann die Nutzung eines internen Reizes als Vorbereitung zum Krafttraining genutzt werden. Ich verwende zu Beginn des Krafttrainings Übungen zur Voraktivierung mit einem internen Fokus, während ich bei den eigentlichen Trainingssätzen zu einem externen Fokus wechsele. Die Stimulation der sensorischen Rezeptoren zur Verbesserung der Muskelfunktion im Krafttraining kann auf unterschiedlichen sensorischen Wegen erfolgen. Während der interne Fokus die Interozeption verbessert, lässt sich natürlich auch in Bezug auf andere Rezeptoren arbeiten, um einen ähnlichen positiven Effekt auf den Kraftaufbau und den Muskelzuwachs zu erzeugen. Zum Beispiel zeigt Blood Flow Restriction Training (BFRT) eine höhere kortikale Aktivität als reguläres Training mit demselben Widerstand.[37] Vor allem im motorischen Kortex lässt sich eine höhere Aktivität beobachten sowie stärker oxygeniertes Hämoglobin, das ein Marker für eine erhöhte neuronale Aktivität ist. Inwieweit dies die Aktivität der Muskulatur beeinflussen kann, ist allerdings noch unklar. BFRT erhöht auch die Muskelaktivität im Vergleich zu Lasten mit demselben Gewicht. Daher eignet sich auch BFRT, um die Interozeption im Muskel zu verbessern. Eine

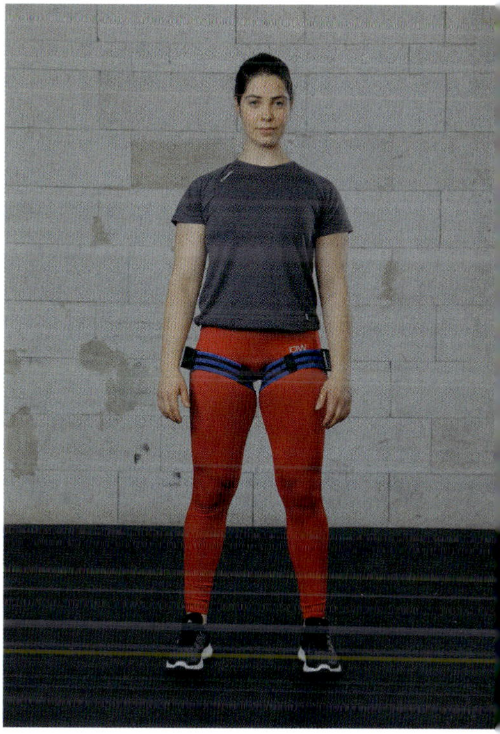

Beim Blood Flow Restriction Training wird die Anlage für die Beine immer an der höchsten Stelle befestigt.

Aktivität der Barorezeptoren resultiert in einer besseren Interozeption.[38] BFRT verwende ich in der Regel als separate Trainingseinheit, um einen neuen Reiz zu setzen, ein metaboles Training auszuführen oder Krafttraining bei akuten oder chronischen Schmerzen mit geringen Lasten auszuführen.

Spannung und Entspannung

Der Irradationseffekt

Je stärker du deine Muskeln anspannen kannst, desto höher ist auch die Kraft, die du aufwenden kannst. Dabei können auch an der Bewegung unbeteiligte Muskeln synergistisch zur Spannungserzeugung beitragen. Je stärker die Kontraktionsfähigkeit der gesamten Muskulatur ist, desto sicherer fühlt sich das Gehirn, was wiederum zu einer höheren Leistung führt. Dieses Prinzip geht auf Scott Sherrington zurück, der erklärte, dass die isolierte Muskelspannung zu einem Übertrag auf benachbarte Muskeln führt. Der Grund hierfür kann darin begründet sein, dass das Gehirn versucht, der maximal erzeugten Spannung gerecht zu werden, und mehr Muskelfasern rekrutiert, um die willkürliche Kontraktion zu unterstützen. Dies wird besonders klar bei Bewegungen, in denen die Hände eingesetzt werden, wie zum Beispiel bei Drückbewegungen. Je höher die Spannung in der Hand ist, desto größer ist der Übertrag auf benachbarte Muskeln bis zur Schulter. Dies ist auch der Grund, wieso ein fester Griff bei allen Kraftübungen eine höhere Maximalkraftleistung zur Folge hat. Mehr Griffkraft führt zu einer stärkeren Ansteuerung von anderen Muskeln und kann sogar zu einer mechanischen Entlastung beitragen. Eine optimale Griffkraft reduziert die Belastung im vorderen Bereich der Schulter durch eine verbesserte Aktivierung der Rotatorenmanschette. Bei vorliegenden Engpasssyndromen in der Schulter fokussiere ich mich bei meinen Athleten immer auf einen guten und kräftigen Griff, da dies maßgeblich zur Rehabilitation der Schulter beiträgt. Ähnliches gilt für die Aktivierung des Latissimus während des Kreuzhebens. Die zusätzliche Muskelspannung führt zu einem Übertrag auf den Rückenstrecker, was ebenfalls in mehr Kraft während der Bewegung resultiert.

Die Erzeugung von maximaler Muskelspannung ist eine Fähigkeit, die auch unabhängig vom Gewicht erlernt werden sollte. Durch die Nutzung des Irradationseffekts können auch anscheinend unwichtige Muskeln stark an der Leistung beteiligt sein. Dies gilt sogar für die Fußposition beim Bankdrücken, in der der Druck der Füße in den Boden zu einer stärkeren Bogenspannung führt, was die Kraftleistung ebenfalls intensiviert. Der Irradationseffekt lässt sich in jeder Kraftübung verwenden. Sogar isolierte Bewegungen wie ein unilateraler Bizeps-Curl können mithilfe des Irradationseffekts zu einer höheren Leistung führen, da sogar isolierte Bewegungen niemals ohne die Anspannung in stabilisierenden Muskeln möglich sind. Der starke Griff eignet sich dabei als einfachste Möglichkeit, dieses Prinzip gewinnbringend einzusetzen. Bei unilateralen Kraftübungen kann es daher sogar sinnvoll sein, die freie Hand zur Faust zu ballen und dadurch mehr Gesamtspannung im Körper zu erzeugen, wodurch der Irradationseffekt aktiv genutzt werden kann. Gleichzeitig erzeugen wir dadurch einen »spillover«, der zu einer höheren unilateralen Leistung führt (Seite 189 bis 191).

Um den Irradationseffekt optimal nutzen zu können, empfiehlt sich daher entweder isometrisches Krafttraining für die Unterarme oder ein spezielles Griffkrafttraining. Als gute Ergänzung eignen sich dabei Tools wie Fat Gripz, die aufgrund ihrer höheren Anforderung den Griff zu einem limitierenden Faktor machen und dadurch die Griffkraft stärker fordern. Interessant ist bei der Verwendung von Fat Gripz, dass diese nicht nur bei Zug , sondern auch bei Drück

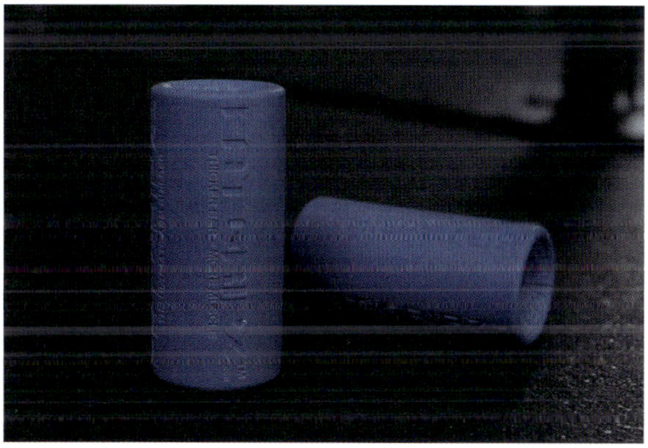

Die Fat Gripz sind ein optimales Tool für das Griffkrafttraining.

bewegungen genutzt werden sollten. Der Griff ist zwar nicht zwingend der limitierende Faktor bei Drückbewegungen, doch kann ein Griff mit einem großen Durchmesser zu einer höheren Kontraktion in den Unterarmen führen, was sich wiederum verstärkend auf den Irradationseffekt auswirkt. Nutze daher regelmäßig Griffe mit einem dicken Durchmesser oder verschiedene Fat Gripz in deinem Training, um nicht nur deine Griffkraft, sondern deine Gesamtkörperspannung zu verbessern.

Neben der Wirkung von Griffkrafttraining auf die muskuläre Spannung hat das Training der Handmuskulatur auch einen weiteren positiven Einfluss auf die neuronale Gesundheit. In der Tat lässt sich feststellen, dass es eine direkte Korrelation zwischen der Griffkraft und der neuronalen Gesundheit gibt.[39] Griffkrafttraining schützt vor neurodegenerativen Erkrankungen und lässt das Gehirn langsamer altern. Um die Griffkraft zu trainieren, gibt es verschiedene Möglichkeiten. Unter anderem sollte mit unterschiedlichen Formen von Gewicht trainiert werden, wie zum Beispiel Kurzhantel, Kettlebell oder Widerstandsbändern, da diese die Griffkraft unterschiedlich fordern. Je nach Beschaffenheit und Struktur des Gewichts ist nicht nur Kraft, sondern auch eine feinmotorische Kontrolle gefragt. Je schwieriger das Gewicht zu kontrollieren ist, desto größer ist der Effekt auf die Griffkraft. Vor allem bei Zugbewegungen wie dem Kreuzheben oder dem Klimmzug ist der Griff häufig der limitierende Faktor. Daher ist es sinnvoll, den Griff isoliert zu trainieren oder besonders zu betonen, um langfristig mehr Griffkraft in die Hauptübung einbauen zu können. Die Griffkraft kann zum Beispiel wie bereits erwähnt durch dicke Griffe oder durch die Verwendung von Handtüchern als Zughilfe trainiert werden.

Klimmzug mit einem Handtuch

1. Lege ein oder zwei Handtücher um eine Klimmzugstange. Greife das Handtuch an den Enden und fange aus dem »toten« Hang heraus deine Zugbewegung an.
2. Ziehe dich nun so weit hinauf, bis das Kinn über deine Hände kommt.

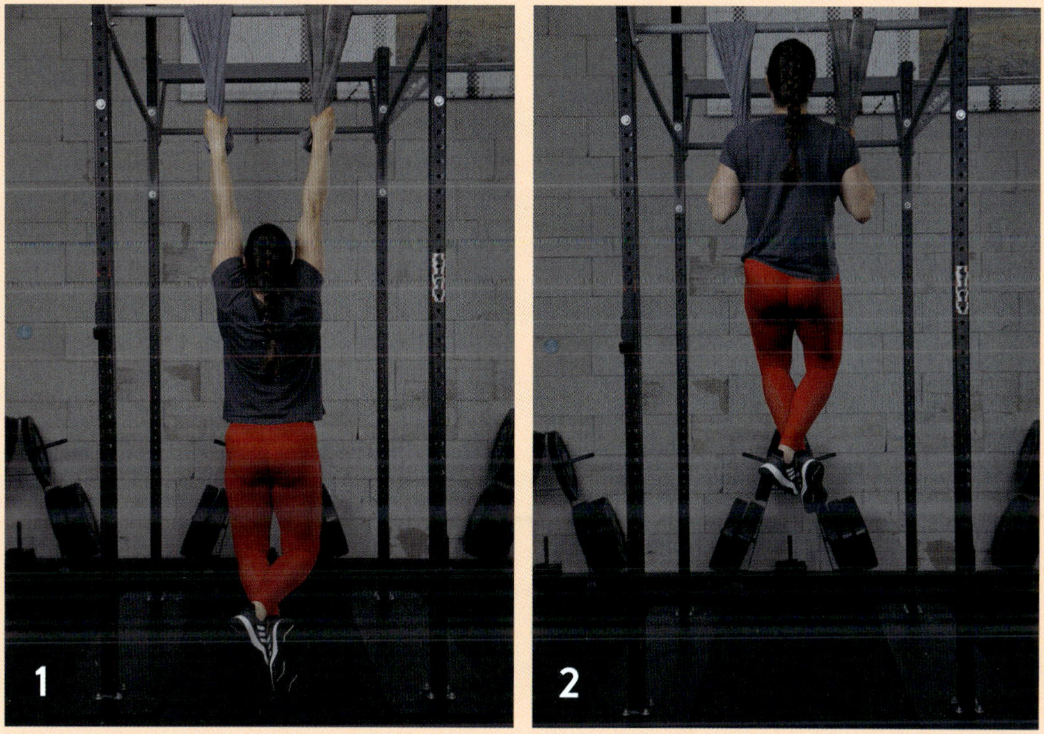

Kettlebell Bottom-up Press

1. Greife eine Kettlebell am Griff, sodass die Kugel nach oben zeigt. Stabilisiere die Kettlebell dabei mit einem senkrechten Handgelenk und packe kräftig zu, damit die Kettlebell nicht nach unten fällt.
2. Drücke nun die Kettlebell senkrecht nach oben und schaue ihr dabei hinterher. Der folgende Blick mit dem Fokus auf die Kettlebell verbessert die kontrollierte Bewegung nach oben. Senke dann die Kettlebell wieder kontrolliert nach unten in die Ausgangsposition ab.

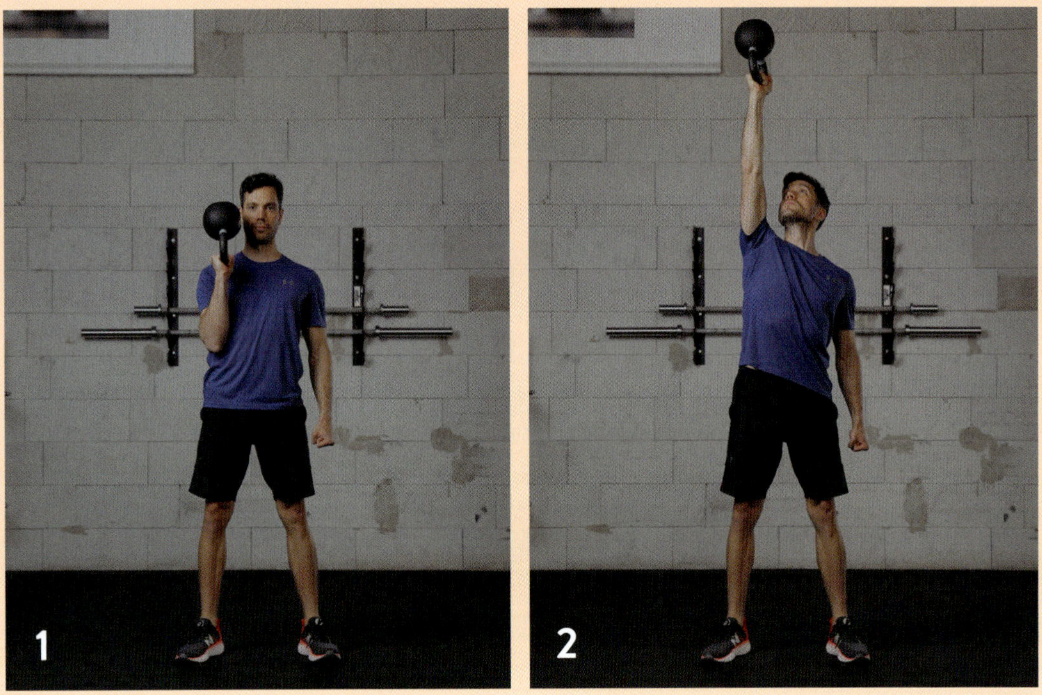

Relaxation als Fähigkeit

Während man sich im Sport und Krafttraining in der Regel auf Muskelkontraktionen konzentriert, wird die Fähigkeit der Relaxation häufig vernachlässigt. Vor allem im Sport ist die Entspannung aber von an der Bewegung nicht beteiligten Muskeln essenziell. Um Bewegungen optimal ablaufen zu lassen, ist eine Synergie aus Anspannung und Entspannung nötig. Jede muskuläre Kontraktion ist daher von einer Muskelrelaxation an einer anderen Stelle beteiligt. Dies erfordert ein auf jede Bewegung abgestimmtes muskuläres Zusammenspiel. Ungewollte Muskelkontraktionen resultieren in einem größeren Energieverbrauch und können die Technik der jeweiligen Bewegung negativ beeinflussen. Eine Einschränkung der muskulären Relaxationsfähigkeit kommt bei bestimmten Erkrankungen wie Schlaganfall, Dystonie oder bei Parkinson häufiger vor.

Obwohl das Studium der Muskelrelaxation noch neu ist, scheinen die Bereiche notwendig für die Entspannung überwiegend im Motorkortex M1, im supplementär-motorischen Areal (SMA), im dorsolateralen präfrontalen Kortex, im anterioren cingulären Kortex, in den Basalganglien und im Kleinhirn angesiedelt zu sein. Eine Studie konnte aufzeigen, dass die Relaxation der Plantarflexion ipsilateral ebenfalls zu einer Relaxation der Unterarmflexoren geführt hat. Dieser Effekt lässt sich auf eine intrakortikale Inhibition zurückführen.[40] Eine intrakortikale Inhibition ist eine Grundvoraussetzung für die muskuläre Entspannung. Wenn die Relaxation eines Muskels mit einer Relaxation von anderen Muskeln gekoppelt ist, kann dies der Grund dafür sein, dass Anfänger das optimale Zusammenspiel der Muskeln zuerst erlernen müssen. Bisher ist man davon ausgegangen, dass das optimale Zusammenspiel der Muskeln sich nur auf die Kontraktion bezieht, nicht jedoch auf die Relaxation. Anscheinend erfordert Anspannung und Entspannung eine optimale Zusammenarbeit der beteiligten Muskeln. Athleten, die häufig unter einem Hypertonus leiden, haben Probleme, die jeweiligen Muskeln adäquat zu entspannen. Die Entspannungsfähigkeit bedingt eine mindestens genauso hohe kortikale Aktivierung wie die Kontraktion selbst.[41] Daher ist Relaxation ebenso eine Fähigkeit wie die Kontraktion.

Aufgrund der beteiligten kortikalen und subkortikalen Strukturen können Dysfunktionen in diesen Bereichen zu einer eingeschränkten Relaxationsfähigkeit führen. Dies macht sich zum Beispiel durch einen systemischen Hypertonus bemerkbar. Der ganze Körper fühlt sich steif und unbeweglich an, der Sportler macht mangelnde Kraftzuwächse im Training, chronische Verspannungen an verschiedenen Stellen liegen vor, und es fehlen rhythmische Bewegungsabläufe. Bewegungen wirken daher häufig etwas unbeholfen und unsauber. Abhilfe schaffen unter anderem das Training mit dem Metronom zur Stimulation der Basalganglien und Go-/No-Go-Übungen.[42]

Um möglichst effizient arbeiten zu können, sollten wir dazu in der Lage sein, schnell zwischen Spannung und Relaxation zu wechseln. Eine gute Möglichkeit, dies zu trainieren, besteht darin, bei isoliertem Krafttraining nur die Muskeln anzuspannen, die an der Bewegung unmittelbar beteiligt sind. Dies führt zwar nicht zu mehr Kraft, aber zu einem besseren Zusammenspiel aus Anspannung und Entspannung. Maximalkraft ist bei einfachen Bewegungen sinnvoll, während komplexe Bewegungsabläufe eines stärkeren Feintunings aus Spannung und Entspannung bedürfen.

Trainieren wir Muskeln oder Bewegungen?

Bewegung bezieht sich immer auf die Produktion eines internen Drehmoments in Abhängigkeit von einem äußeren Widerstand. Das interne Drehmoment ist die Kraft, die eine Drehbewegung eines Gelenks um eine Drehachse bewirkt. Wenn wir die Funktion eines Muskels betrachten, so erfolgt dies in erster Linie über die Achse des jeweiligen Gelenks. Muskelfunktionen wie Extension, Flexion oder Innenrotation beziehen sich daher immer auf die Richtung der Gelenkachse. Das erzeugte Drehmoment generiert wiederum andere Drehmomente in anderen Gelenken, was zu einem mus-

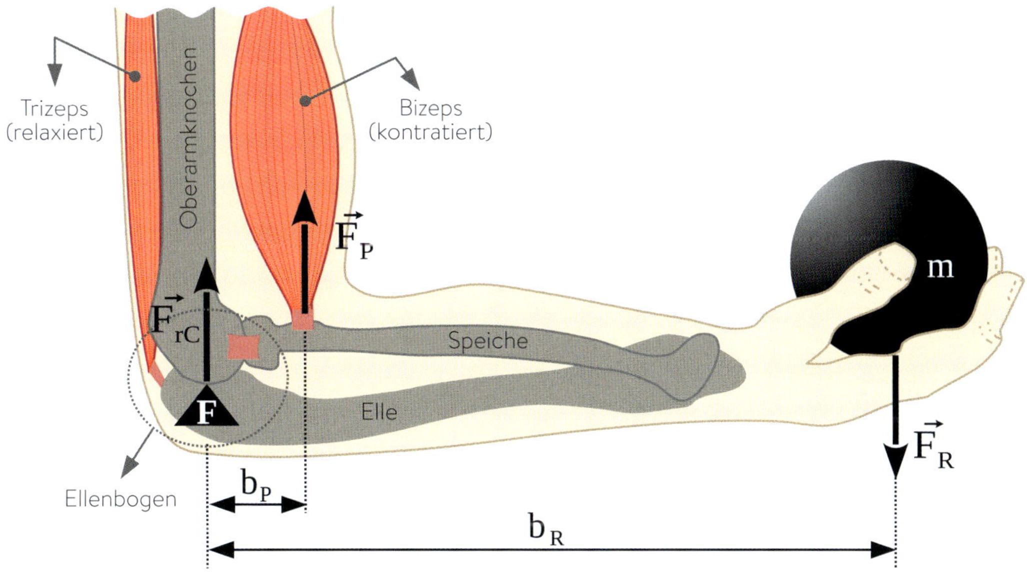

Das äußere Drehmoment bestimmt die Belastung durch ein Gewicht in Rotation

kulären Zusammenspiel führt. Dabei muss das Drehmoment immer den äußeren Kräften angepasst werden, wie zum Beispiel externen Lasten in Form von Gewichten. Bei freien Gewichten erzeugen wir hierbei Drehmomente in Abhängigkeit von der Schwerkraft.

Wenn wir unsere Schulter abduzieren, dann ist das im Gelenk erzeugte Drehmoment abhängig davon, ob wir sitzen, auf dem Bauch oder auf dem Rücken liegen, da die veränderte Körperposition auch die Position der Schulter im Verhältnis zur Schwerkraft beeinflusst. Jede Gelenkbewegung stellt immer eine Rotation im Gelenksystem dar. Komplexe Bewegungen wie zum Beispiel eine Kniebeuge oder ein Richtungswechsel beim Sprinten bilden daher Bewegungsmuster, die mehrere Gelenkbewegungen gleichzeitig oder nacheinander beinhalten. Jede dieser Rotationsbewegungen findet in Abhängigkeit von den Gelenken zueinander und in Abhängigkeit von der Erdanziehung statt. Komplexe Bewegungen sind immer die Summe einzelner Gelenkbewegungen. Unabhängig davon, ob eine Bewegung einfach oder komplex ist, benötigen wir Muskeln, um Bewegungen ausführen zu können. Muskeln sind daher unser primäres Output- oder auch Effektorgan genannt.

Häufig wird in Trainerkreisen zwischen dem Training von Muskeln und dem von Bewegungen unterschieden. Diese Differenzierung ist jedoch weder zweckdienlich noch zutreffend, da jede Bewegung automatisch das Training von Muskeln erfordert. Die Zielsetzung legt lediglich fest, auf welche Art und Weise ein Muskel trainiert wird. Bewegungen unterscheiden sich meistens in ihrer Zielsetzung und in ihrer Komplexität. Dabei sind viele sportartspezifische Bewegungen komplexer als übliche Kraftübungen wie Kreuzheben, Bankdrücken oder Kniebeugen. Das bedeutet jedoch nicht, dass das eine besser ist als das andere. Es bedeutet nur, dass wir ein Kontinuum haben von niedrig- und hochkomplexen Bewegungsmustern. Neuronal betrachtet, erfordert sogar ein Bizeps-Curl ein komplexes Zusammenspiel aus Flexoren und Extensoren. Während der Armflexor kontrahiert, muss im adäquaten Maße der Ellenbogenstrecker inhibiert werden, um die Bewegung ausführen zu können, während der restliche Körper reflexiv kontrahieren muss, um den Körper stabil zu halten. Streng genommen ist daher auch ein Bizeps-Curl immer eine »Ganzkörperübung«, auch wenn nicht der ganze Körper in Bewegung ist. Würden wir jedoch Trainingseinheiten anhand ihres Bewegungsausmaßes beurteilen, dürften Übungen wie der Unterarmstütz oder ein Handstand nicht als Übung zählen, da in der Trainingsposition keine Gelenkbewegung erfolgt. Unabhängig davon, welche Bewegungen wir ausführen – an jeder Bewegung sind Muskeln beteiligt, die entsprechend der neuromuskulären Kontrolle bedürfen.

Kraft ist spezifisch

Es gibt viele Möglichkeiten, Krafttraining auszuführen. Anhand der Zielsetzung sowie der situativen und individuellen Faktoren können manche Methoden und Programme sinnvoller sein als andere. Dies liegt daran, dass nicht nur jeder Sportler einzigartig ist, sondern auch, dass jedes Programm spezifische Stärken und Schwächen hat und es immer wieder Unterschiede gibt, die zu unterschiedlichen Ergebnissen führen können. Beim Training gilt immer das Spezifitätsprinzip: Der Sportler passt sich exakt an das an, was er tut. Dabei ist die Anpassung immer eine Wechselbeziehung zwischen dem jeweiligen Sportler und dem jeweiligen Krafttrainingsprogramm. Wählt man für zehn Sportler ein und dasselbe Trainingsprogramm, werden sich nicht alle Athleten gleich anpassen. Sie reagieren zwar auf die Besonderheiten des jeweiligen Trainingsprogramms, nicht jedoch zwingend in demselben Ausmaß.

Häufig unterteilt man die Sportler in Bezug auf die Stärke der Anpassung an einen gesetzten Trainingsreiz als »Non-Responder«, »Normo-Responder« und »Super-Responder«. Der Non-Responder passt sich dem Training überhaupt nicht an oder adaptiert sogar auf eine negative Art und Weise, indem er durch das Training schwächer wird. Der Normo-Responder passt sich durchschnittlich den Erwartungen entsprechend an. In der Statistik würde man sagen, dass sich der Normo-Responder im arithmetischen Mittel befindet. Der Super-Responder passt sich dem Reiz überdurchschnittlich an und liegt auf der anderen Seite der Erfolgskurve im Vergleich zum Non-Responder. Für diese unterschiedlichen Formen der Reaktion ist selten das jeweilige Trainingsprogramm allein verantwortlich. Es liegt immer an der Kombination aus Training und Individuum, die – gemeinsam betrachtet – die Qualität der Ergebnisse bestimmt. Wenn es diese individuellen Unterschiede nicht geben würde, würde jedes Trainingsprogramm für alle Sportler gleichermaßen zum Erfolg führen.

Grafisch kann dies als sogenannte Gauß-Verteilung präsentiert werden. Im mittleren Bereich der Verteilung befinden sich die Normo-Responder. Im unteren Bereich befinden sich die Non-Responder, die schlecht oder gar nicht auf das Training reagieren. Im oberen Bereich sind die Super-Responder zu finden, die sich überdurchschnittlich gut an das Training anpassen. Häufig sind Super-Responder mit genetischen Vorteilen gesegnet, doch auch neuronale Faktoren sind ein wichtiger Bestandteil bei der Anpassung an das Training. Statistisch betrachtet, reagieren etwa 70 Prozent der Sportler mit durchschnittlichen Ergebnissen unabhängig vom Trainingsplan. Dies gilt natürlich besonders für Anfänger im Krafttraining, da Training immer besser ist als gar kein Training. Je leistungsfähiger ein Sportler wird, desto individuell angepasster muss das Training erfolgen, um sich im oberen Bereich der Gauß-Verteilung aufhalten zu können. Hierbei ist es notwendig, das Krafttraining spezifisch auf die jeweilige Person abzustimmen. Dies sollte nicht nur auf biomechanischer und anatomischer Ebene erfolgen, sondern primär auch auf neuronaler Ebene, da es im menschlichen Körper in seiner Funktion nichts Individuelleres gibt als die Funktion des Nervensystems.

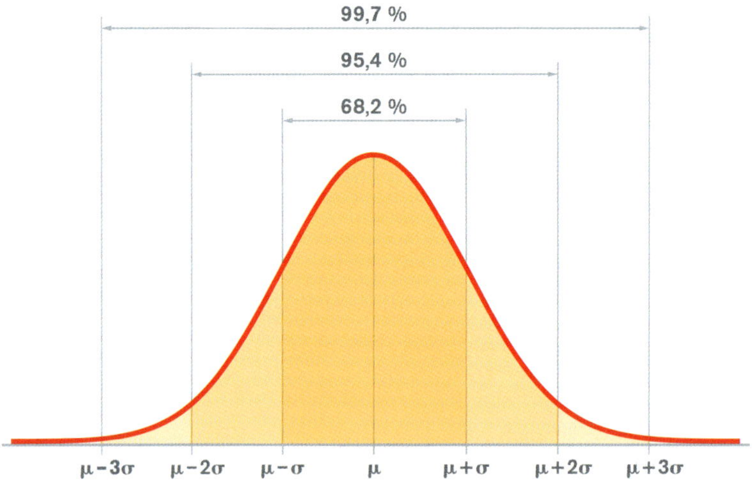

Etwa 70 Prozent aller Menschen reagieren durchschnittlich auf einen Stimulus. 15 Prozent reagieren überdurchschnittlich positiv auf den Reiz, während die restlichen 15 Prozent entweder nicht oder negativ auf den gesetzten Reiz reagieren.

Kraft

Wenn es um Muskelaufbau geht, sind die mechanische Spannung, metaboler Stress und Muskelschaden die wichtigsten Faktoren. Dabei ist mechanische Spannung übergeordnet, da metaboler Stress und Muskelschaden immer in Abhängigkeit von der mechanischen Spannung entstehen. Unter der neurozentrierten Lupe betrachtet, wird Spannung immer basierend auf dem Output des Nervensystems erzeugt. Daher sollte eher von einer neuromechanischen Spannung gesprochen werden. Die erzeugte Spannung während des Krafttrainings wird nicht nur reflexiv aufgrund der Last erzeugt, sondern auch willkürlich durch das Nervensystem. Dadurch sind wir auch in der Lage, ein hohes Maß an Spannung mit niedrigen Lasten zu erreichen. Die maximale willkürliche Spannung wird als »maximum voluntary contraction« bezeichnet.

Muskelschaden ist ebenfalls nicht nur auf die Muskulatur beschränkt, sondern auch auf das Nervensystem, da Muskelkater auch im Nervensystem nachgewiesen werden konnte. Manche gehen sogar so weit und betrachten Muskelkater als neuronalen Muskelschaden, der sich auf die Zerstörung der Nervenenden von Muskelspindeln bezieht, wobei die darauf erfolgenden inflammatorischen Prozesse als Muskelkater wahrgenommen werden.[43]

Metaboler Stress kann als begleitender Faktor zur neuromechanischen Spannung angesehen werden. Je länger die Spannung aufrechterhalten wird, desto größer ist auch das Ausmaß an metabolem Stress. Daher stehen beide Faktoren in starker Abhängigkeit zueinander.

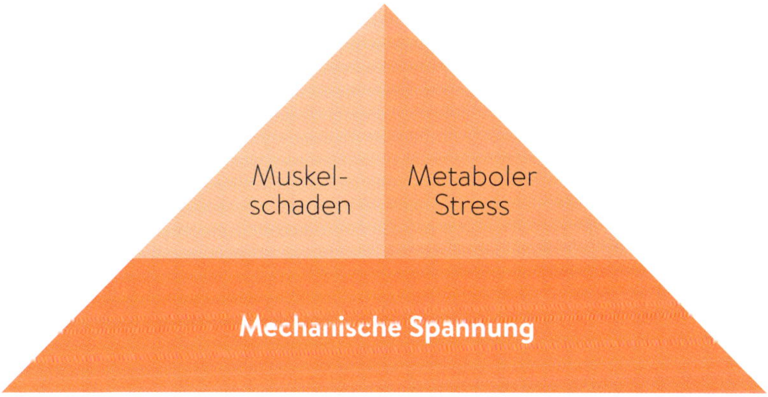

Der Muskelaufbau ist von drei wesentlichen Faktoren abhängig: mechanische Spannung, metaboler Stress und Muskelschaden.

Kraft erfordert zwar ein gewisses Maß an Muskulatur, doch bezieht sich Kraft darauf, in verschiedenen Situationen Leistung erbringen oder Lasten bewegen zu können. Im physikalischen Sinne ist Kraft die Fähigkeit, ein Objekt zu verformen oder zu beschleunigen. Wir produzieren Kraft, wenn wir Objekte heben oder bewegen. Dabei sind wir in der Lage, Kraft in unterschiedlichen Formen zu produzieren. Egal, ob wir schwere Lasten vom Boden heben oder beim Sprinten einen schnellen Richtungswechsel vollziehen – beide Bewegungen erfordern ein spezifisches Maß an Kraft. Viele Faktoren sind notwendig, um Kraft produzieren zu können. Muskelmasse ist eine von vielen relevanten Faktoren. In der Tat ist Muskulatur häufig der am meisten überschätzte Faktor im Krafttraining. Muskelmasse kann in bestimmten Situationen sogar einen negativen Effekt haben. In vielen athletischen Sportarten führt Hypertrophie zu einer Zunahme des Gewichts. Je schwerer ein Athlet wird, desto mehr Masse muss er beschleunigen, was zu einem erhöhten Energiebedarf führt. Aus diesem Grund ist in vielen verschiedenen Sportarten ein hohes Maß an Relativkraft gefordert, also das Verhältnis zwischen dem Körpergewicht und der Maximalkraft. Meistens sind leichte Athleten mit hohen Kraftwerten gewünscht. Muskelmasse kann also auch limitierend wirken. Zudem macht uns Muskelmasse relativ betrachtet schwächer. Große Muskelfasern produzieren zwar mehr Kraft als kleine Muskelfasern, was zu einer Zunahme der Maximalkraft führt, während die Relativkraft jedoch abnimmt. Um die Relativkraft zu bestimmen, wird häufig der Begriff der »spezifischen Spannung« gewählt. Die spezifische Spannung ist die Relation zwischen der Maximalkraft und dem anatomischen Muskelquerschnitt. Als Formel ausgedrückt:

Spezifische Spannung = Maximalkraft / Muskelquerschnitt

Bodybuilder haben in der Regel eine um 62 Prozent geringere spezifische Spannung als Powerathleten und eine um 41 Prozent geringere Spannung als Untrainierte.[44] Je nach Anforderung kann es tatsächlich auch ein Zuviel an Muskelmasse geben. Dies ist jedoch in der Praxis eher für Leistungssportler relevant als für Breitensportler, da es sehr unwahrscheinlich ist, dass Breitensportler zu viel Muskelmasse aufbauen werden.

Grundsätzlich sollte die spezifische Spannung kein Grund dafür sein, nicht Muskeln aufbauen zu wollen.

Wichtige Faktoren für die Produktion von Kraft sind neuronale, psychologische und mechanische Faktoren. Es gibt jedoch zwei wichtige biologische Basisfaktoren, die genauer unter die Lupe genommen werden sollten: Dabei handelt es sich um die Längen-Spannungs-Relation und die Kraft-Geschwindigkeits-Relation. Die Fähigkeit, Kraft zu produzieren, lässt sich unmittelbar durch die Beeinflussung des Gelenkwinkels (Längen-Spannungs-Relation) und durch das Tempo der Bewegung (Kraft-Geschwindigkeits-Relation) beeinflussen. Am Ende des Gelenkwinkels in der maximalen verkürzten und in der verlängerten Position sind wir nicht mehr dazu in der Lage, genauso viel Kraft zu produzieren wie im mittleren Bereich des Gelenkwinkels. In der maximalen Dehnstellung und in der maximalen Kontraktion sind wir am schwächsten. Leider sind das meistens die Gelenkwinkel, die im klassischen Krafttraining vernachlässigt werden. Wir neigen dazu, in den Gelenkwinkeln zu trainieren, in denen wir am stärksten sind. Schwache Gelenkwinkel werden häufig vernachlässigt, was unsere Bewegungsfähigkeit einschränken und zu Verletzungen in den schwachen Gelenkwinkeln führen kann. In Bezug auf die Geschwindigkeit lässt sich feststellen, dass wir weniger Kraft produzieren können, wenn wir uns schnell bewegen. Schnelle Kontraktionen führen zu einer geringeren Überlappung der kontraktilen Elemente, was in einer geringeren Kraftproduktion resultiert. Ein Training in der maximal verkürzten Position findet sich auf Seite 125. Exzentrisches Training sollte immer die Belastung in der maximal verlängerten Position ermöglichen.

Kraft ist daher von vielen verschiedenen Faktoren abhängig. Eine »ultimative« Kraft gibt es nicht und Kraft lässt sich nicht zwingend auf alle Lebenslagen übertragen. Dennoch zeigt sich, dass grundlegende fundamentale Kraftfähigkeiten wie Heben, Beugen und Drücken einen sehr guten Übertrag in Alltagsbewegungen liefern können. Im Folgenden möchte ich auf weitere Faktoren eingehen, die unsere Fähigkeit zur Kraftproduktion beeinflussen können.

Vektor

Wenn wir Kraft produzieren, können wir dies im Verhältnis zu unserem Körper in verschiedene Richtung tun. Grundsätzlich unterscheiden wir hierbei zwischen vertikal, horizontal, lateral und der Rotation. Eine vertikale Bewegung ist zum Beispiel die Kniebeuge (Auf- und Abwärtsbewegung), ein Beispiel für eine horizontale Bewegung ist der Sprint oder der Hip Thrust, ein Beispiel für eine laterale Bewegung ist ein seitlicher Ausfallschritt oder ein Sprung zur Seite und eine Rotation entsteht durch eine Drehbewegung im Körper wie zum Beispiel bei einem Wurf. Im sportlichen Kontext zeigt sich, dass Kraftübungen, die im selben Kraftvektor wie sportbezogene Bewegungen ablaufen, einen größeren Übertrag bieten.[45] Viele Bewegungen, auch im klassischen Krafttraining, bestehen aus einer Kombination von mehreren Kraftvektoren.

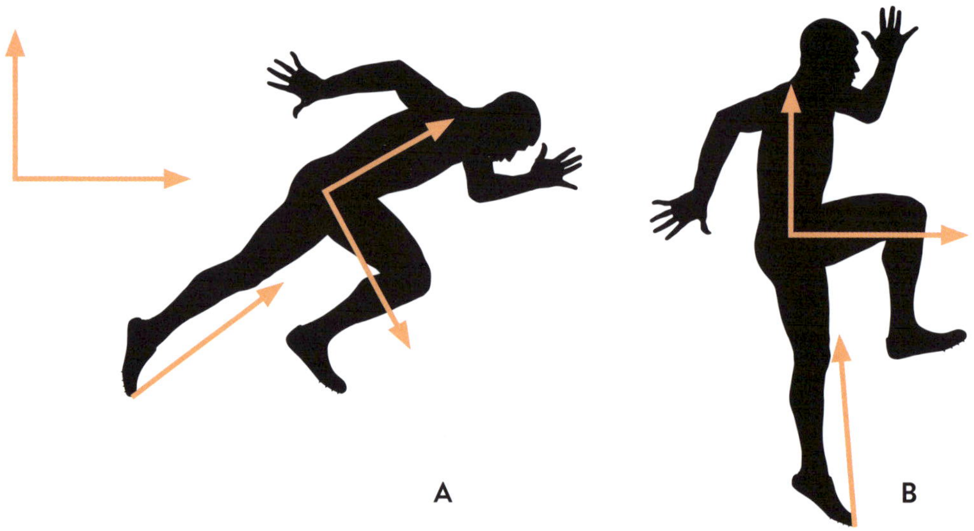

Die Richtung der Kraftwirkung bestimmt den Kraftvektor.

Geschwindigkeit

Auch die Bewegungsgeschwindigkeit ist wichtig für die Kraftproduktion. Beim Krafttraining spielt das Tempo eine bedeutende Rolle. Wenn es um die maximale Leistung geht, können wir schwere Gewichte langsam bewegen oder leichte Gewichte schnell. Mechanisch ist es nicht möglich, schwere Gewichte schnell zu bewegen. Für eine optimale Kraftproduktion bedarf es daher einer langsamen Bewegung. Dies setzt jedoch voraus, dass ein Objekt mit einer maximalen Anstrengung bewegt wird. Eine geringe Anstrengung mit einem geringen Tempo bringt nur wenig Erfolg in Hinblick auf die Kraftproduktion.

Ausdauer

Die Ausdauer legt fest, wie lange ich eine bestimmte Kraft aufrechterhalten kann. Der Läufer Eliud Kipchoge läuft seinen Marathon mit durchschnittlich 21 Kilometer pro Stunde. Er muss also seine Kraftleistung über einen langen Zeitraum beibehalten. Obwohl er nicht dem klassischen Ideal eines Kraftathleten entspricht, ist seine Kraftleistung während eines Marathons überdurchschnittlich. Verschiedene Athleten müssen ihre Kraftproduktion über eine längere Zeit aufrechterhalten können. Dazu gehören unter anderem Bodenkämpfer, Footballspieler und Boxer.

Ermüdung im Training

Key Fact: Zentralnervöse Ermüdung ist primär messbar durch eine Reduktion der maximalen willkürlichen Kontraktion. Eine Reduktion der unwillkürlichen Kontraktionsfähigkeit ist kein Indikator für die Ermüdung. Reflexive Mechanismen scheinen daher weniger von der Ermüdung betroffen zu sein. Führe daher motorisch komplexe Bewegung zuerst in deinem Training aus und Übungen, die eine reflexive Stabilität erfordern, erst am Ende deines Trainings. Zu den Übungen mit erhöhter reflexiver Stabilität gehören zum Beispiel die in diesem Buch vorgestellten Perturbationsübungen.

Die Hauptaufgabe unseres Gehirns besteht darin, uns vor möglichen Gefahren zu schützen. Um dies umsetzen zu können, muss das Gehirn in der Lage sein, unsere Bewegungen, unsere Handlungen sowie das Verhalten zu steuern. Dies erreichen wir nicht nur auf einer willkürlichen und bewussten Ebene, sondern auch auf einer autonomen beziehungsweise autoregulativen Ebene. Unser Gehirn ist daher die primäre Steuerungszentrale für unsere Leistung, da Leistung immer auf der Modulation von Bedrohungen basiert.

Krafttraining führt häufig zu einer Reaktion des Unbehagens. Dieses Unbehagen, was eine Form des Stresses ist, wird vom Gehirn einer möglichen Bedrohung gleichgestellt. Ohne adäquates Maß an Stress passt sich unser Körper nicht an, und wir können uns nicht verbessern. Unser Gehirn braucht Stress, um zu lernen und sich anpassen zu können. Dabei dürfen wir uns nicht überfordern, aber auch nicht unterfordern. Genau in diesem Zwischenbereich zwischen Überforderung und Unterforderung befindet sich der optimale Bereich der Anpassung. Ohne Herausforderungen sind wir nicht in der Lage, zu adaptieren. Der Grat zwischen Herausforderungen und Überforderungen ist schmal und es gilt, diesen immer wieder aufs Neue abzustecken und sich den täglichen Herausforderungen zu stellen. Dazu gehört auch, beim Krafttraining regelmäßig an sein Limit zu gehen und dem Gehirn neue Reize zu vermitteln. Denn nur durch Dinge, die uns stressen, lernen wir dazu und werden besser in dem, was wir tun. Das Gehirn vermeidet die Verschwendung von Ressourcen, solange es nicht überlebensnotwendig ist. Daher ist jede Entscheidung, sich bewusst beim Training oder im Gym zu quälen, eine bewusste und daher kognitive Entscheidung, die

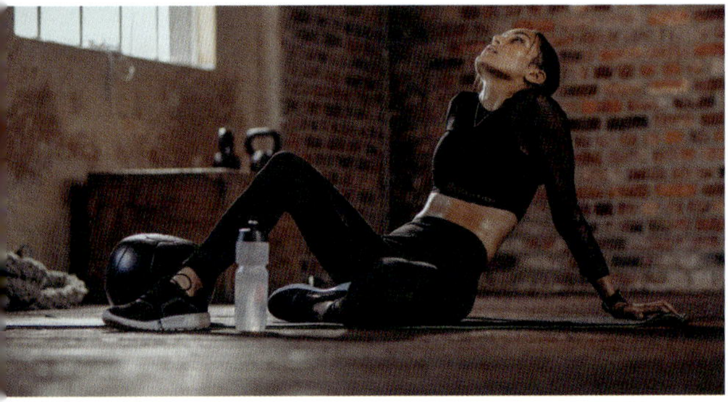

Ermüdung im Training ist notwendig, damit sich das Nervensystem anpasst.

der Funktion unseres Frontallappens entspringt und sich dem Wesen unseres Reptiliengehirns widersetzt. Bewegung ist zwar entscheidend für unser Überleben, doch möchte unser Gehirn dies am besten so ökonomisch wie möglich erreichen. Grundsätzlich neigen wir dazu, Energie zu sichern und so effizient wie möglich zu agieren.

Die Biologie der Athleten hat sich in den letzten 80 Jahren kaum verändert. Was sich jedoch geändert hat, ist das Bewusstsein, was wir im Sport erreichen können, also die Wahrnehmung und die Möglichkeiten, denen wir tagtäglich begegnen. Daher ist jede Entscheidung, Höchstleistungen zu vollbringen, immer eine bewusste Entscheidung gegen den Wunsch nach Ökonomie. Denn um eine Bewegungsökonomie aufbauen zu können, muss der Körper zuerst nicht-ökonomisch lernen. Jede neue Bewegung erfordert zu Beginn mehr Energie. Daher bedeutet Lernen stets einen größeren Aufwand, als das Erlernte immer wieder aufs Neue umzusetzen. Das Erlernen neuer Bewegungsmuster verlangt dabei also das regelmäßige Verlassen unserer Komfortzone.

Es ist der Wille, zu gewinnen, der den Sportler über die Ziellinie bringt. Obwohl diverse physiologische Faktoren wie die Anhäufung von Lactat, Verlust von Glukose und Sauerstoff zu einer Leistungsreduktion führen kann, sollte man sich die Frage stellen, wieso Athleten bei einem Langstreckenlauf etwa 400 Metern vor der Ziellinie noch einmal beschleunigen können. Wenn es wirklich physiologische Faktoren wären, die zu einer Ermüdung führen, wäre diese Leistungserbringung kurz vor Zieleinlauf nicht möglich. Es muss also andere oder ergänzende Gründe geben, wieso wir ermüden. Mit dem Ziel unmittelbar vor Augen sind wir in der Lage, die noch notwendigen Ressourcen zu nutzen, um zu beschleunigen. Dies ist der Antizipationsfähigkeit geschuldet, also der Fähigkeit, den Ausgang einer motorischen Leistung zu bewerten. Je höher unsere Antizipationsfähigkeit in einem bestimmten Bereich, wie zum Beispiel einer Sportart, ist, desto eher können wir unseren Körper auf Effizienz steuern. Wenn wir wissen, was auf uns zukommt, sind wir in der Lage, unsere Leistung genau zu dosieren. Das Wissen, um das, was passiert, gibt dem Gehirn das Bewusstsein von Sicherheit. Denn nichts ist für das Gehirn schädlicher als die Unwissenheit über den Ausgang unserer Handlung. Wissen schafft Sicherheit, und Sicherheit schafft motorische Leistung.

Das Unbekannte als Stressor

Zu den Anforderungen eines KSK-Soldaten gehört es, im Auswahlverfahren unter anderem mit einem Baumstamm eine unbekannte Strecke zurückzulegen. Diese unbekannte Variable stellt einen immensen Stress für den Soldaten dar, da das Gehirn nicht genau weiß, worauf es sich einlässt. Die fremde Strecke führt dazu, dass der Soldat seine Kraft nicht optimal einteilen kann. Es kann keine adäquate Strategie getroffen werden. Dies ist erschwerend für das Gehirn, da Ungewissheit immer eine potenzielle Bedrohung darstellt.

Je besser wir das Maß der Anstrengung vorher abschätzen können, desto eher kann sich das Gehirn auf die individuell empfundene Belastung (»Rate of Perceived Exertion«) tatsächlich einstellen. Diese individuelle Empfindung ist es auch, was einen erfahrenen von einem unerfahrenen Athleten unterscheidet. Dazu gehört auch, über den einsetzenden Schmerz hinwegzusehen oder diesen anders zu bewerten, als dies ein Anfänger tun würde. Einem Anfänger fehlt die konkrete Beurteilung einer Belastung und des Ausgangs dieser Belastung. Durch den Faktor der Unsicherheit kann das Gehirn nicht optimal antizipieren, was zu einer reduzierten Leistung führt. Wie ich bereits auf Seite 51 gesagt habe, benötigt das Gehirn auch Wiederholungen, um sich anzupassen. Wiederholungen schaffen Erfahrung, was wiederum eine verbesserte Antizipationsfähigkeit zur Folge hat.

Central Governor Model

Das »Central Governor Model« von Tim Noakes beschreibt, dass das Gehirn ständig Informationen aus der Peripherie erhält und entsprechend seiner Programmierung darauf reagiert.[46] Dabei nimmt das Gehirn Informationen aus dem Inneren (Interozeption) und aus der Peripherie wahr (Exterozeption). Basierend auf diesen Informationen bewertet

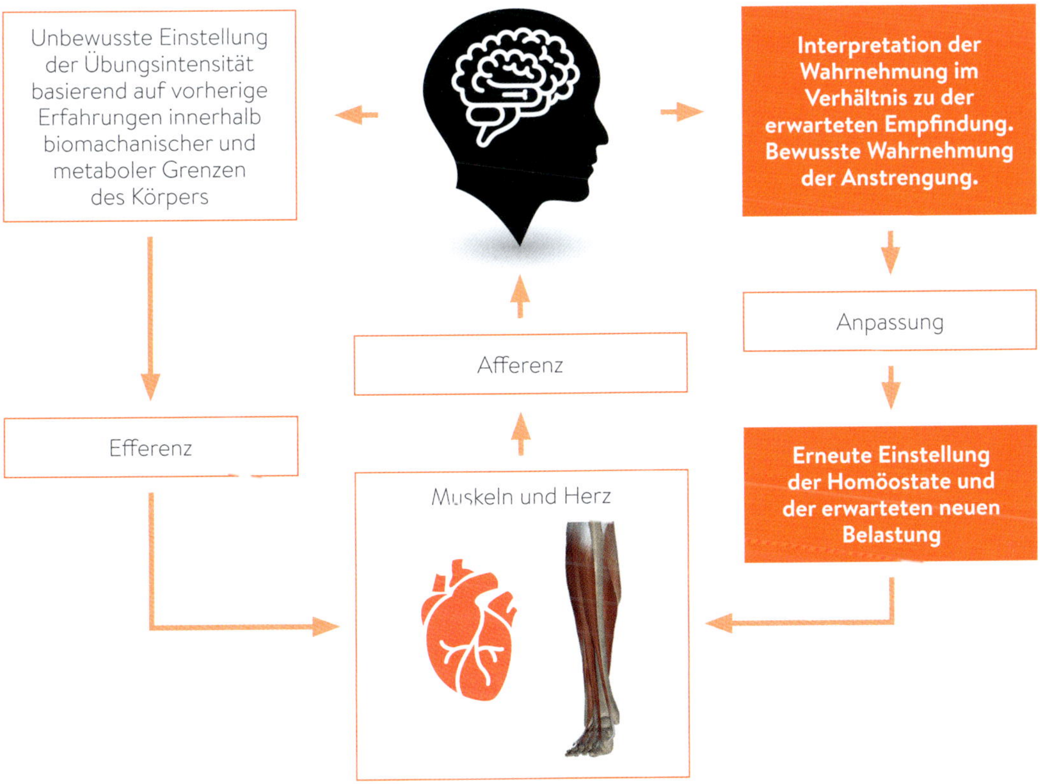

Tim Noakes' Modell vom Gehirn als Steuerungszentrale für den Körper gilt als der Hauptregulator für unsere Leistung.

das Gehirn ständig die Bedrohungssituation, um entsprechend mit verschiedenen Aktionen reagieren zu können. Schmerzen sind ein gutes Beispiel für diesen Schutzmechanismus. Schmerz hat immer einen Aufforderungscharakter und ist das Resultat einer als negative Emotion bewerteten Bedrohung. Das Gehirn stellt sich zuerst immer dieselbe Frage: Ist es sicher? Tim Noakes' Theorie geht so weit, zu beschreiben, dass das Gehirn regulativ unsere Leistung herabsenkt, wenn das Maß der Bedrohung als zu hoch eingestuft wird. Mögliche Bedrohungen können zum Beispiel eine kardiovaskuläre Belastung durch Ausdauertraining sein, eine erhöhte Körpertemperatur durch eine intensive sportliche Belastung in einer heißen Umgebung oder ein Training mit einem hohen Volumen und starker muskuloskelettaler Belastung. Das Herabsetzen der Leistungsfähigkeit durch eine zentralnervöse Ermüdung erfolgt noch vor der peripheren Ermüdung, also bevor physiologische Faktoren für die Ermüdung oder für den Leistungsverlust signifikant verantwortlich wären. Das Gehirn reduziert die Leistung, um physiologische Reserven zu schützen. Diese Theorie wird durch diverse Messungen unterstützt. Unter anderem reduziert sich der Glykogenspeicher nach einem Fußballspiel nur um 42 +/– 6 Prozent. Der ATP-Speicher fällt niemals unter einen signifikant bedrohlichen Wert.

Entsprechend dieser Überlegung ist unsere Leistungsfähigkeit nicht primär durch physiologische Faktoren bestimmt, sondern wird durch diese nur reguliert. Periphere Faktoren fungieren als Informationssystem unseres Gehirns, welches die Informationen interpretiert und dann adäquat handelt. Ermüdung ist also die Entscheidung unseres Gehirns, Leistung zu reduzieren und nicht mehr im vollen Umfang bereitzustellen. Dies bedeutet nicht, dass Leistung ausschließlich von unserem Gehirn vorgegeben ist. Es bedeutet nur, dass es entsprechend den physiologischen Gegebenheiten handelt. Wir können daher unsere Ermüdung physiologisch beeinflussen, was zu einer reduzierten Bedrohungssituation führt, oder dem Gehirn beibringen, erst später auf eine Bedrohung zu reagieren. Voraussetzung hierfür ist die Annahme, unser Gehirn würde häufig »übertrieben schützend« reagieren. Wenn wir uns das Beispiel von dem Langstreckenlauf mit der Beschleunigung kurz vor der Ziellinie anschauen, mag das stimmen. Natürlich könnte die finale Beschleunigung auch ein Anzeichen für eine schlechte »Pacing-Strategie« sein. In dem Fall wäre ein rein taktisches Training erforderlich, um seine Reserven besser einzuteilen. Wichtig ist es, festzuhalten, dass wir immer in der Lage sind, mehr zu leisten als die Leistung, die uns unser Gehirn bereitstellt. Grundsätzlich ist dies auch gut so, da das eine der schützenden Eigenschaften unseres Nervensystems ist.

Die Ermüdung des Zentralnervensystems erfolgt durch jegliche Form der Belastung. Wir ermüden durch Kraftausdauertraining genauso wie durch Maximalkrafttraining. Häufig wird das Maximalkrafttraining als besondere Belastung bezeichnet, wobei es eher eine Langzeitausdauerbelastung ist, die für eine ZNS-Ermüdung sorgt. Häufig führen lang anhaltende Ausdauerbelastungen mit einer geringen Intensität zu einer stärkeren Ermüdung als eine kurze hohe Intensität.[47, 48, 49] Wieso das Maximalkrafttraining stärker mit einer Ausdauerbelastung in Kombination mit einer neuronalen Ermüdung in Verbindung gebracht wird, ist das starke Erschöpfungsgefühl, das unmittelbar nach der Wiederholung eintritt. Im klassischen Kraftsport wird selten durch ein hohes Trainingsvolumen in einen derartigen Ermüdungszustand hinein trainiert. Der Hauptunterschied zwischen der Ermüdung durch Maximalkrafttraining im Vergleich zu metabolem Training lässt sich gut mit dem Bild einer Explosion und eines Brandes darstellen. Während ein metaboles Training mit dem langsamen Abbrennen eines Hauses vergleichbar ist, wirkt das Maximalkrafttraining wie eine Explosion des Hauses. In beiden Fällen ist das Haus zerstört, nur fühlt sich die Explosion heftiger an als das langsame Abbrennen des Gebäudes. Ähnliche Mechanismen finden wir auch bei der Wirkung von Nikotin beziehungsweise bei der Nichtwirkung von Nikotinpflastern bei einigen Menschen. Das Nikotin in der Zigarette hat eine viel schnellere Durchflutungszeit im Gehirn, was als intensiver wahrgenommen wird als die relativ langsame Durchflutungszeit durch ein Nikotinpflaster. Daher glauben einige Anwender, Nikotinpflaster würden nichts bringen: ein gutes Beispiel dafür, wie wichtig das Gefühl und die eigene Wahrnehmung für Erfolg oder Misserfolg sein können. Ein weiterer Grund, wieso ein Krafttraining mit einer hohen Intensität als ermüdender wahrgenommen wird, ist die Tatsache, dass kraftausdauerorientiertes Training mit einem Wiederholungsbereich von 15 + schwieriger durchzuhalten ist. Die Wahrscheinlichkeit, dass bis zum Muskelversagen trainiert wird (RPE 10), ist geringer als beim Training mit bis zu sechs Wiederholungen. Daher ist das Training mit einer RPE von 10 im Maximalkraftbereich leichter umzusetzen als in einem höheren Wiederholungsbereich.

Vor allem die Erzeugung von Muskelschaden durch Krafttraining oder lang anhaltende Ausdauerbelastungen führen zu einer dauerhaften Ermüdung des zentralen Nervensystems. Der Verlust von Kraft und Leistung während eines Trainings wird durch verschiedene Faktoren hervorgerufen: periphere Ermüdung, zentralnervöse Ermüdung und Muskelschaden. Daher können wir die Ermüdung über die Art des Trainings steuern. Das Verhältnis zwischen Reizintensität und Ermüdung bezeichnet

Mike Israetel als »Stimulus-to-Fatigue-Ratio«. Übungen ermüden unterschiedlich stark. Diejenigen, die den stärksten Effekt mit der geringsten Ermüdung haben, besitzen eine positive Stimulus-to-Fatigue-Ratio.[50]

Zentralnervöse und periphere Ermüdung

Die Ermüdung des Zentralnervensystems entsteht hauptsächlich bei niedriger Intensität und hohem Trainingsvolumen.[51] Ermüdung entwickelt sich im Laufe des Trainings. Je mehr Trainingssätze im Krafttraining ausgeführt werden, desto stärker die Ermüdung. Vor allem isometrisches Training lässt schneller ermüden als dynamisches Training. In Bezug auf die Muskelfasern ermüden schnelle Fasern zügiger als langsame. Die langsam zuckenden Muskelfasern sind ermüdungsresistenter.[52] Wir dürfen also nicht außer Acht lassen, dass zentralnervöse und periphere Faktoren der Ermüdung immer eine gemeinsame Rolle spielen. Eine Ermüdung des ZNS führt zu einer reduzierten Aktivierung der Skelettmuskulatur. Dabei gibt es viele Gründe, die zu einer reduzierten Muskelkontraktion führen können, die zwar nichts mit einer Ermüdung zu tun haben, deren Ursache aber trotzdem auch im zentralen Steuerungsorgan liegt. Dazu gehören zum Beispiel Schutzmechanismen, die nach Verletzungen oder durch Kompensationsmuster entstehen. Eine zentralnervöse Ermüdung bezieht sich immer auf den gesamten Körper. Ermüdet nur ein Muskel, ohne dass sich die Leistung in anderen bewegungsunbeteiligten Muskeln zeigt, kann nicht von einer Ermüdung des Nervensystems gesprochen werden, da die Ermüdung des Nervensystems sich immer auf den ganzen Körper auswirken muss. Gehen wir davon aus, dass das Gehirn unser zentrales Steuerungsorgan ist, muss sich die Ermüdung dieses Organs immer auch auf seine untergeordneten Systeme übertragen.

Ermüdung bei sportlicher Betätigung ist abhängig von zentralnervösen und peripheren Faktoren. Während man sich in der Vergangenheit hauptsächlich auf die peripheren Faktoren wie muskuläre Ermüdung fokussiert hatte, rücken heutzutage zentralnervöse Faktoren der Ermüdung immer stärker in den Vordergrund. Unser Zentralnervensystem reguliert unser Aktivitätsniveau, die Leistung sowie die Ermüdung. Weder zentralnervöse, noch periphere Faktoren können in Bezug auf die Ermüdung außer

Acht gelassen werden. Das Gehirn steuert und beeinflusst die Ermüdung, nicht ohne auf die Signale der Peripherie zu reagieren. Das Zentralnervensystem arbeitet stets antizipatorisch und reagiert auf die aktuelle und auf die erwartete Belastung.

Psychologische Faktoren, die darüber entscheiden, ob wir bei einer Handlung oder genauer im Krafttraining ermüden, sind: Motivation, individuelle Belastungsempfindung (RPE), Wissen um die Dauer beziehungsweise Distanz im Sport, Wissen darüber, wie viel Zeit noch absolviert werden muss, sowie vorangegangene Erfahrung über die Dauer und Intensität der Übungen, die noch folgen.[53] Aus diesen Gründen ergibt es unter anderem Sinn, seine Trainingseinheit vorher zu planen, um dem Gehirn Gewissheit über das Kommende geben zu können. So weiß man genau, welche Übungen mit welcher Intensität auf einen zukommen und wie man seine Energie und Kraft besser im Vorfeld einteilen kann. Auch deswegen ist es sinnvoll, nicht nur die intensivsten Übungen, sondern auch die schwierigsten Übungen an den Anfang des Trainings zu setzen. Der Athlet ist noch wach und frisch, und das Absolvieren der Übung kann den Dopaminwert erhöhen, was zu mehr Motivation in den Folgeübungen führt, was wiederum Motivation und Antrieb steigert.

Individuelle Belastungsempfindung

Das Prinzip der »Individuellen Belastungsempfindung« (»Rate of Percieved Exertion« oder abgekürzt »RPE«) bezieht sich auf die individuell empfundene Belastung während einer Trainingseinheit. Es stellt das Maß der aktuellen subjektiv empfundenen Belastung dar und ist unter anderem von der Fitness des Athleten und der jeweiligen Übung abhängig. Die Belastung wird auf einer Skala von 1 bis 10 gemessen, wobei 10 die höchstmögliche Belastung darstellt. In Bezug auf Krafttraining wird 10 als maximale Anzahl an Wiederholungen definiert, die in einem Arbeitssatz ausgeführt werden kann. Aus der RPE-Skala resultieren die »Wiederholungen in Reserve« (»Repetitions in Reserve« oder »RIR«), also die Anzahl der Wiederholungen, die bis zum technischen

Versagen am Satzende übrig bleiben. Die RPE von 10 bedeutet daher, dass keine weitere Wiederholung mehr möglich sein sollte.

RPE	RIR	% Fmax
10	0	100
9	1	96
8	2	92
7	3	89
6	4	87

Die RPE-Skala basiert auf der Arbeit von Mike Tuchscherer, der die Borg-Skala als Grundlage dafür gewählt hat. Die Borg-Skala besitzt einen Referenzbereich von 6 bis 20 mit der 6 als Symbol für keine physische Ermüdung und 20 als maximale Ermüdung. Mike Tuchscherer machte die Borg-Skala für das Krafttraining anwenderfreundlicher. Die RPE-Skala ist praktischer im Umgang und lässt sich direkt mit der relativen Trainingsintensität (angegeben in Prozent der Maximalkraft) vergleichen. Die RPE hat im Vergleich zu klassischen prozentbasierten Vorgaben einige Vorteile. Prozentbasierte Angaben führen zu starken interindividuellen Unterschieden und sind nicht auf alle Athleten anwendbar. Untersuchungen zeigen, dass das Training mit 70 Prozent der Maximalkraft je nach Athlet zwischen 19 und 40 Wiederholungen betragen kann.[54] In einer anderen Untersuchung konnte bei 75 Prozent der Maximalkraft bei den Studienteilnehmern ein Wiederholungsbereich von 7 bis 24 durchgeführt werden. Die Bandbreite an Wiederholungen wird jedoch bei zunehmender Intensität kleiner. Ab etwa 85 Prozent der Maximalkraft wird der mögliche Wiederholungsbereich kleiner, was offensichtlich ist, da die Gesamtzahl der möglichen Wiederholungen mit steigender Last deutlich abnimmt. Daher eignet sich das prozentbasierte Training eher in Bezug auf Maximalkrafttraining bei Lasten von mindestens 85 Prozent, aber nicht bei Gewichten, die unter diesem prozentualen Wert liegen.

Individuelle Belastungssteuerung und Krafttraining

Prozentbasierte Angaben sind immer abhängig von einer spezifischen Maximalkraftleistung, die nicht zwingend der Tagesform entsprechen muss. Ein Sportler, der vergleichsweise müde in das Training geht, wird es mit einer prozentbasierten Gewichtsempfehlung schwer haben, während ein Athlet in einer hervorragenden Tagesform eventuell unterfordert wird. Demgegenüber berücksichtigt die RPE-Skala immer die aktuelle Form, in der das Gewicht autoregulativ bestimmt wird und sich im Laufe des Trainings ergibt. Untersuchungen konnten aufzeigen, dass die Verwendung eines autoregulativen Mechanismus zur Steigerung der Maximalkraft sinnvoller ist als die Verwendung von prozentbasierten Gewichtsangaben.[55] Dabei kann es bis zu mehrere Wochen dauern, bis sich der Sportler auf die Übung einstellt, um diese adäquat in Bezug auf ihre Anstrengung und Anforderung bewerten zu können. Neue Bewegungen beinhalten mehr Unsicherheit über die eigene Leistung und erfordern eine gewisse Eingewöhnungszeit. Ähnlich wie auf Seite 103 und 104 beschrieben, fehlt dem Nervensystem die Antizipationsfähigkeit, sodass die Autoregulation noch nicht exakt erfolgen kann. Durch Training und Anpassung adaptiert der Sportler schnell und kann die jeweilige RPE in der Regel innerhalb von wenigen Wochen Training genau bestimmen.[56]

In der Regel reicht eine RPE von 6 bis 7 aus, um deutliche Fortschritte in Bezug auf Muskelwachstum und Maximalkraft erzeugen zu können. Ein Training bis zum Muskelversagen ist nicht notwendig und kann sogar zu negativen Effekten führen, wie zum Beispiel die hinausgezögerte Erholung vom Training und die erhöhte Verletzungswahrscheinlichkeit. Eine niedrigere RPE reduziert die Ermüdung und stimuliert dennoch dabei das Muskelwachstum. In diesem Kontext wird auch von einem »Reiz-Ermüdungs-Verhältnis« gesprochen, also die Relation zwischen der Intensität des Trainingsreizes oder der Trainingsbelastung und der daraus resultierenden Ermüdung. Eine maximale Effizienz wird erreicht, wenn der Reiz hoch ist und die Ermüdung gering.

Vorteile der jeweiligen Belastungssteuerung	
Rate of Perceived Exertion (RPE)	**Prozentbasierte Methode**
• berücksichtigt die tagesaktuelle Freshness • führt zu mehr Hypertrophie • erfordert keinen Maximalkrafttest • führt zu mehr Kraft	• einfach in der Umsetzung • optimal für Anfänger • ab 85 Prozent der Maximalkraft sinnvoll

Eine mögliche Maßnahme, um einen signifikanten Reiz bei gleichzeitig geringer Ermüdung zu erzeugen, ist es, mehrere Sätze bei einer submaximalen RPE durchzuführen. Das Ausführen der Trainingssätze vor dem Erreichen des Muskelversagens führt zwar zu weniger effektiven Wiederholungen, doch die Kumulation mehrerer Trainingssätze hat eine Summation der effizienten Wiederholungen zur Folge, was wiederum einen sinnvollen Trainingsreiz verursacht. In der Praxis würde dies bedeuten, dass weniger Trainingssätze einer Übung eine höhere RPE erfordern als mehrere Trainingssätze. Durch die Anhäufung von moderaten Trainingsreizen durch mehrere Sätze lässt sich ein Wachstumsreiz erzeugen, ohne dass bis zum Muskelversagen trainiert werden muss. In der Praxis nutze ich gern den letzten Trainingssatz innerhalb einer Übung, um bis zum technischen Versagen zu trainieren, während die vorangegangenen Sätze immer submaximal bei einer RPE von 6 bis 8 ablaufen. Training bis zum Muskelversagen ist daher nicht nötig, wenn ausreichend effektive Wiederholungen ausgeführt werden. Natürlich darf die RPE nicht zu niedrig sein, da eine zu geringe Intensität keinen ausreichenden Stressor darstellt, damit der Körper und das Nervensystem adaptieren können. Daher ist der geringste realistische RPE-Wert für das Krafttraining bei 7 angesetzt.

Um sich optimal anpassen zu können, hatte ich bereits im Kapitel über Neuroplastizität (Seite 50 bis 58) darauf hingewiesen, dass das Gehirn eine ausreichende Intensität benötigt. Auch in diesem Kontext ist die Verwendung des autoregulativen Trainings sinnvoller als die prozentbasierte Methode. Die Intensität ist in erster Linie ein Gefühl und weniger ein objektiv messbares Ereignis. Eine Bewegung oder Übung muss als intensiv wahrgenommen oder empfunden werden. Daher ist zum Beispiel das Gewicht für den Aufbau von Kraft nicht wirklich entscheidend. Wichtig sind nur die persönliche Belastungsempfindung und die Überladung mit einem starken Reiz. Je höher die RPE, desto stärker sind die Reizsetzung und somit der Nutzen in Hinblick auf die Plastizität des Gehirns. Daher halte ich es auch für sinnvoll, jeder Bewegung mit maximaler willkürlicher Spannung zu begegnen. Durch eine maximalstarke Kontraktion, unabhängig vom Gewicht, lässt sich die empfundene Intensität erhöhen, ohne dass die Last zum muskulären Versagen führt. Dies führt zu einer höheren isometrischen Kraftleistung, einer höheren willkürlichen neuromuskulären Kontrolle und einer geringeren mechanischen Belastung aufgrund des geringeren Gewichts. Problematisch wird es nur, wenn eine Empfindungsstörung vorliegt, wie dies zum Beispiel bei einer Dysfunktion der Insula der Fall ist, und jede Bewegung unabhängig vom Gewicht als anstrengend wahrgenommen wird. Dann gilt es, die Ursache des Problems zu beheben, um die progressive Überladung während des Trainings gewährleisten zu können.

Die individuelle Belastungsempfindung wird mit dem anterioren cingulären Kortex, mit der Inselrinde, sowie dem Thalamus in Verbindung gebracht.[57] Zumindest wird hier eine höhere Aktivität bei zunehmender Ermüdung gemessen. Bei wachsender Belastungsempfindung (Rate of Perceived Exertion) steigt die Aktivität im vorderen und mittleren Bereich der Inselrinde.[58] Daher kann auch das interozeptive Training zur Verbesserung der Innenwahrnehmung sinnvoll zur Leistungsverbesserung sein. Ob diese Strategie funktioniert, muss individuell bei den Athleten getestet werden. Darüber hinaus wird die wahrgenommene Belastung auch mit dem supplementär-motorischen, prämotorischen und primär-motorischen Areal in Verbindung gebracht. Eine erhöhte Aktivität ist in diesen Arealen immer abhängig von der Intensität, dem Volumen und der Bewegung: ein Hinweis darauf, dass Ermüdung individuell ist. In einer Untersuchung von Bailey et al. wurde die Belastung auf einem Radergometer alle zwei Minuten um 50 Watt gesteigert. Eine erhöhte kortikale Aktivität konnte erst bei 200 Watt festgestellt werden und hielt für etwa zehn Minuten nach dem Ende der Belastung weiterhin an.[59] Daraus lässt sich schlussfolgern, dass Ermüdung notwendig ist, um diese Areale zu aktivieren. Daher sollte reguläres Krafttraining oder Krafttraining mit einer neurozentrierten Perspektive immer Anstrengung und Ermüdung beinhalten.

Die antizipatorische Regulation des Gehirns zeigt uns auf, dass unsere Ermüdung stark von der wahrgenommenen und erwarteten Belastung abhängig ist. Die individuelle Belastungsempfindung ist ein probates Steuerungstool für die Trainingsintensität während des Krafttrainings. Fügt man beide Konzepte zusammen, zeigt sich, dass unsere Leistung stark von der aktuellen Empfindung abhängig ist und dass Training und Erfahrung diese Empfindung verbessern können. Dies ist sicherlich ein wichtiger Unterschied zwischen fortgeschrittenen Athleten und Anfängern, da fortgeschrittene Athleten ihre Leistung und ihren Ermüdungszustand besser bewerten können. Anfänger können Trainingsgewichte nicht optimal einschätzen, da sie die Grenze ihres Möglichen nicht kennen. Anfängern sollte jedoch bewusst sein, dass das Gefühl von Anstrengung und Belastung normal ist und der Körper und das Gehirn nur ausreichend durch Stress adaptieren können. Dabei empfinden Anfänger und Fortgeschrittene hohe Belastungen gleich intensiv – fortgeschrittene Athleten interpretieren dieses Erleben nur anders.

Neue Übungen oder Bewegungsmuster führen zu einer neuen Bedrohungssituation, die das Gehirn bei Anfängern nicht optimal antizipieren kann. Im Krafttraining funktioniert die RPE-Skala nur selten mit Anfängern, da diese ihre Leistung nicht einschätzen können. In der Regel sind alle Anfänger stärker als sie vermuten, da sie häufig ihren Trainingssatz beenden, lange bevor sie am Limit ihres Möglichen sind. Erfahrung im Training bedeutet nicht nur, Bewegungen und Übungen besser zu kennen und zu beherrschen, sondern auch, seinen Körper und seine Grenzen besser einschätzen zu können. Dafür brauchen wir ein ausreichend gutes Körpergefühl, was nicht allgemein kontextunabhängig besteht, sondern immer spezifisch zu der jeweiligen Belastung ist. Training und Erfahrung helfen uns, uns in stressigen Situationen besser zurechtzufinden und unseren Körper besser kontrollieren und regulieren zu können. Ein wichtiges Ziel beim Krafttraining sollte daher darin bestehen, auf vielfältige mögliche Stressoren adäquat reagieren und möglichst neue unbekannte Bewegungen nicht als Bedrohung einstufen zu können. Dies erfordert ein Mitlernen des Nervensystems durch Anpassung an viele unterschiedliche Bewegungsmuster. Variation im Training schafft langfristig Sicherheit.

Einsatz in der Praxis

Damit wir Ermüdung reduzieren und die individuelle Belastungsempfindung verbessern können, benötigen wir nicht nur Erfahrung, sondern auch ein zielgerichtetes Training. Wie alles andere auch ist Ermüdungswiderstandsfähigkeit eine Fähigkeit, die erlernt werden kann. Wir können daher lernen, unsere Ermüdung hinauszuzögern und die Trainingsbelastung entsprechend neu zu bewerten. Dabei reagiert das Gehirn primär auf den Input durch interozeptive und exterozeptive Reize. Ich hatte auf Seite 83 bereits geschrieben, dass ein externer Fokus die Ermüdungswiderstandsfähigkeit hinauszögert, daher ist dies eine wichtige Strategie, um der Ermüdung entgegenzuwirken.

Darüber hinaus darf die jeweilige Übung per se nicht als Bedrohung wahrgenommen werden. Ich bin auf Seite 95 bereits auf die Typen eines Responders eingegangen. Übungen wirken interindividuell sehr unterschiedlich. Manche Übungen führen schneller zu einer zentralnervösen Ermüdung als andere. Jeder von uns hat seine Lieblingsübungen, die er tagein und tagaus ausführen kann und auf die er mit einer Ermüdung scheinbar verzögert reagiert. Dann gibt es wiederum »Hassübungen«, in der die Motivation direkt fällt, wenn man über die Ausführung nur nachdenkt. Grundsätzlich sollten die Übungen, die einem schwerfallen, im Training zuerst ausgeführt werden, um sich dann auf die Übungen zu konzentrieren, die einem leichter fallen. Zumal es dann während der Akkumulation der Ermüdung leichter fällt, die Übungen auszuführen, für die eine stärkere Adhärenz besteht.

Natürlich ermüden wir auch schneller, wenn uns Übungen in der Ausführung Probleme bereiten. Aus neurozentrierter Perspektive können wir Bewegungen aus unterschiedlichen Gründen als negativ empfinden. Chronische Schmerzen sind ein deutliches Beispiel dafür, dass bestimmte Bewegungen kontraindiziert sein können. Chronische Schmerzen sind auch einer der Hauptgründe, wieso manche Sportler bestimmte Bewegungen nicht ausführen können. Dies ist einer der deutlichsten Hinweise dafür, dass manche Bewegungen von unserem Gehirn als Bedrohung wahrgenommen werden. Es muss an dieser Stelle wahrscheinlich nicht extra betont werden, dass Übungen, die zu Schmerzen führen, stärker ermüdend wirken als Bewegungen, die schmerzfrei ausgeführt werden können. Bewegungen können auch ohne Schmerzen von unserem Gehirn als Bedrohung wahrgenommen werden, ohne dass wir dies direkt bemerken. Jede Form der Bedrohungsmodulation führt zu einer reduzierten Ermüdungswiderstandsfähigkeit. Daher eignen sich die in diesem Buch vorgestellten Übungen wie das isometrische Krafttraining und das Neuroflossing hervorragend, um Bedrohungen zu reduzieren, Leistung zu erhöhen und die Ermüdungswiderstandsfähigkeit zu verbessern.

Ich hatte bereits auf Seite 110 erwähnt, dass wir nicht zwingend konstant eine RPE von 10 benötigen, um unsere Leistung zu verbessern. An dieser Stelle möchte ich jedoch auf eine wichtige Ausnahme eingehen. Wenn wir unsere Ermüdungswiderstandsfähigkeit und unsere Leistung langfristig verbessern wollen, müssen wir regelmäßig an unsere körperlichen Grenzen gehen. Unser Körper gewöhnt sich nämlich an spezifische Stressoren. Dies bedeutet, dass sich unser Körper und Nervensystem auch an eine RPE von 6 bis 8 gewöhnen. Daher ist es erforderlich, unseren Körper regelmäßig mit einer hohen Intensität zu »schocken«. Ich hatte im Kapitel zur »Neuroplastizität« bereits angemerkt, dass wir Belastung brauchen, damit sich das Gehirn anpassen kann. Natürlich gilt das auch auf körperlicher Ebene. In diesem Fall sprechen wir von der Bioplastizität, also der Anpassung unseres Körpers an einen bestimmten Reiz. Je größer die Last, desto größer ist auch das Lernen. Während wir regelmäßig einen ausreichend starken Stimulus benötigen, um adaptieren zu können, benötigen wir ebenfalls regelmäßig einen Stimulus, der über das Gewohnte hinausgeht. Im CrossFit ist es üblich, »Benchmarks« zu erreichen und sich auf persönliche Rekorde zu konzentrieren. Das motiviert uns, morgen mehr zu leisten als heute oder gestern. Hohe Intensitäten führen zu mehr Erfolg und helfen uns, zu wachsen, wenn wir ein Plateau erreicht haben. Daher sollten wir regelmäßig Trainingseinheiten ausführen, die uns nicht nur stressen, sondern die uns auch deutlich aus unserer Komfortzone herausführen und mehr von uns abverlangen, als es eigentlich im regulären Training der Fall wäre. Daher eignen sich Wettkämpfe sehr gut, da wir während Wettkampfphasen in der Regel deutlich mehr Leistung erbringen können als im Alltagstraining. Wenn wir schon keinen Wettkampf mit anderen austragen wollen, dann sollten wir zumindest gegen uns selbst antreten und uns regelmäßig zu neuen Leistungen motivieren. Daher frage ich häufig meine Kunden, in welchen Übungen sie sich in den letzten Monaten verbessert haben. Eine Verbesserung bedeutet immer Progression, und Progression heißt Entwicklung und Veränderung.

Das Buch als Ganzes soll helfen, die Perspektive auf das Krafttraining zu ändern. Es soll dazu beitragen, Übungen in ihrer individuellen Wirkung neu zu bewerten und gleichzeitig einen Weg aufzeigen, wie man trotz Hindernissen und Rückschlägen stärker werden kann. Nimmt man die Summe aller Empfehlungen und Strategien dieses Buches zusammen, hält man einen vollen Werkzeugkoffer mit Maßnahmen und Methoden in den Händen, die die Kraft erhöhen und zu mehr Leistung führen können.

Ermüdung und Neurotransmitter

Auf zentralnervöser Ebene führt Ermüdung zu einer Depletion von verschiedenen Neurotransmittern. Zu den wichtigsten zählen Dopamin und Serotonin. Die »Serotonin Hypothesis of Fatigue« besagt, dass die Ermüdung, die wir beim Sport oder Training erleben, primär von der Anhäufung des Neurotransmitters Serotonin im Gehirn herrührt. So konnten diverse Studien aufzeigen, dass bei zunehmender Ermüdung und muskulärem Kontraktionsverlust tatsächlich im Gehirn mehr Serotonin gebildet wird. Gleichzeitig sinkt auch der Dopaminspiegel. Da Dopamin unter anderem für Antrieb und Motivation relevant ist, zeigt sich anhand dieses Sachverhalts, dass es eine Wechselwirkung zwischen diesen beiden Neurotransmittern in Bezug auf die Entstehung von Ermüdung zu geben scheint.

Eine kürzlich durchgeführte Studie konnte aufzeigen, dass die Zufuhr eines serotoninsteigernden Medikaments die muskuläre Ansteuerung um 2 bis 5 Prozent beeinträchtigen konnte. Die Neuronen in der Wirbelsäule waren um 4 bis 18 Prozent weniger erregt, was sich wiederum negativ auf die Muskelarbeit auswirkte. Obwohl es sich in diesem Fall um eine künstliche Erhöhung des Serotoninspiegels gehandelt hat, ist dies ein weiterer Beleg dafür, dass Serotonin zu einem Leistungsabfall führt.

Basierend auf dieser Untersuchung werden Maßnahmen durchgeführt, um die Anhäufung von Serotonin zu unterbinden. Während Strategien gesucht werden, um den Anstieg von Serotonin im Training zu reduzieren, darf nicht vergessen werden, dass die Entstehung der Ermüdung eine primär protektive Funktion des Gehirns ist, um auf der einen Seite das Gehirn vor Überhitzung und auf der anderen Seite den Körper vor einem trainingsinduzierten Schaden zu bewahren. Man kann jedoch davon ausgehen, dass die meisten legalen Methoden, um den Serotoninspiegel im Zaum zu halten, sicherlich nicht in der Lage sein werden, diesen protektiven Mechanismus zu überschreiten. Dennoch gibt es Strategien, die im Trainingsalltag nützlich sind, um das Leistungsniveau zu verbessern, indem die Ermüdung reduziert wird. Eine Überschreitung dieses protektiven Mechanismus erfolgt dadurch nicht.

Serotonin und Ermüdung

Um den Serotoninspiegel zu senken, hilft es, die Vorstufe von Serotonin, die Aminosäure Tryptophan, zu antagonisieren. Tryptophan ist die Vorstufe von Serotonin und wird durch die Blut-Hirn-Schranke ins Gehirn geschleust, wo es zu Serotonin umgewandelt wird. Eine Möglichkeit, Tryptophan weniger nutzbar zu machen, ist es, denselben »Carrier« zu belegen, mit dem Tryptophan in das Gehirn transportiert wird. Verzweigtkettige Aminosäuren (BCAA) verwenden denselben Transporter und belegen den Platz im Carrier, den das Tryptophan benutzen würde. BCAA (Leucin, Valin, Isoleucin) können über diesen Wirkmechanismus trainingsinduzierte Ermüdung reduzieren. Dabei können alle Aminosäuren der BCAA genutzt werden, um den Tryptophan-Transporter zu belegen. Vor allem für Kraftathleten würde es Sinn ergeben, Leucin als primäre Aminosäure zu nehmen, da Leucin die anabolste Aminosäure der BCAA-Gruppe ist und den stärksten Effekt auf den mTOR-Signalweg hat. Leucin allein kann daher ebenso wirksam bei der Reduktion der Ermüdung sein wie BCAA.

Um Dopamin zu steigern, ist die Zufuhr von Tyrosin sinnvoll, da diese Aminosäure eine Vorstufe von Dopamin darstellt. Tyrosin kann daher mit Leucin kombiniert werden, um die trainingsinduzierte Ermüdung hinauszuzögern.

Ein weiterer Neurotransmitter sollte an dieser Stelle erwähnt werden, der ebenfalls einen Einfluss auf die Ermüdung hat: Acetylcholin. Acetylcholin ist wichtig für die Muskelarbeit. Eine Reduktion von Acetylcholin führt zu einer geringeren Muskelleistung, was mit einer Ermüdung einhergeht. Um den Cholinwert im Plasma konstant zu halten, erweist sich das Nahrungsergänzungsmittel Alpha-GPC als wirkungsvoll.

Alpha-GPC ist ein Metabolit des Cholins und trägt somit zur Produktion von Acetylcholin bei. Der wohl bekannteste Stoff, der eine höhere Durchflutung von Acetylcholin ermöglicht, ist Nikotin. Nikotin ist eine psychoaktive Substanz des Tabaks und dadurch ein Bestandteil der am häufigsten verwendeten Droge der Welt. Nikotin aktiviert bestimme Rezeptoren des Acetylcholins. Diese Rezeptoren befinden sich im zentralen und peripheren Nervensystem. Nikotin erhöht den Ausstrom von Acetylcholin und Dopamin, was sich positiv auf die Trainingsmotivation und die muskuläre Arbeit auswirkt. Über die zusätzliche Aktivierung von Norepinephrin lässt sich die Erregung erklären, die nach dem Konsum von Nikotin wahrgenommen wird. Durch die Ausschüttung von Norepinephrin und auch anderen Katecholaminen intensiviert sich die Aktivität des Sympathikus, was zu einer Erhöhung des Herzschlags und des Blutdrucks führt. Die häufige Einnahme von Nikotin desensibilisiert jedoch die Acetylcholin-Rezeptoren, was einen Gewöhnungseffekt und eine stärkere Aufregulation der Acetylcholin-Rezeptoren zur Folge hat. Bei der Einnahme von Nikotin empfehle ich ausschließlich Pflaster. Nikotinkaugummis können zu Schwindelgefühl führen. Nikotinpflaster sollten dennoch selten verwendet werden, da es auch hier das Risiko einer Abhängigkeit gibt. Wie bei allen Nahrungsergänzungsmitteln sollte im Vorfeld immer geprüft werden, ob das Produkt verträglich ist und in welcher Menge es eingenommen werden sollte.

Eine Kombination dieser Nahrungsergänzungsmittel kann sich folglich positiv auf die Leistung auswirken und Ermüdung während des Trainings reduzieren. Welchen weiteren Einfluss die Neurochemie auf deine Leistung und dein Training hat, erfährst du im Abschnitt »Neuroprofiling« ab Seite 261.

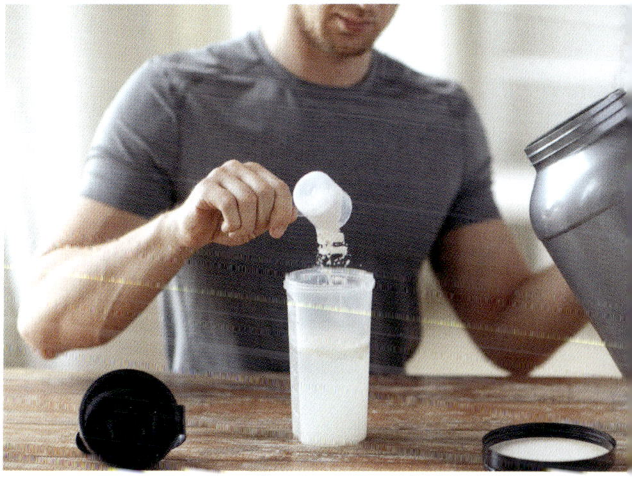

BCAA werden häufig vor dem Training eingenommen, um die Ermüdungswiderstandsfähigkeit zu verbessern.

Trainieren bis zum Muskelversagen

Training bis zum Muskelversagen hat hauptsächlich eine stärkere Aktivierung der vorderen und mittleren Inselrinde zur Folge. Dies führt zu der Annahme, dass das Training bis zum Muskelversagen unter anderem die Bewertung von Schmerzen sowie das Körpergefühl verbessert. Das Training bis zum Muskelversagen scheint daher eine sinnvolle Strategie zur Bewältigung von chronischen Schmerzen und zur Verbesserung des Körpergefühls im Allgemeinen zu sein. Je höher die Anstrengung, desto größer ist die kortikale Aktivität. Daher benötigt das Gehirn Anstrengung für die Anpassung.[60] Dabei ist es jedoch erforderlich, sich langsam an die individuelle Belastung heranzutasten. Anfänger sollten sich zu Beginn mehr an ein hohes Volumen als an eine hohe Intensität gewöhnen, bevor sie mit zu schweren Lasten trainieren, die sie nicht optimal kontrollieren können. Ein guter Einstieg in das Training bis zum Muskelversagen ist das Blood Flow Restriction Training oder eine andere Form des metabolen Trainings, welches es ermöglicht, auch mit niedrigen Lasten Muskulatur aufzubauen, sich maximal auszulasten und das Körpergefühl zu verbessern.

Training bis zum Muskelversagen sollte grundsätzlich an die Übungen angepasst sein, die man gefahrlos und sicher ausführen kann. Daher eignen sich meistens geführte Bewegungen optimal bis zum Muskelversagen. Anfänger sollten unbekannte Übungen niemals bis zum Muskelversagen ausführen. Versagen ist immer abhängig von der erwarteten Leistung. Wenn ich davon ausgehe, an einem bestimmten Punkt im Training zu versagen, dann werde ich auch unwillkürlich darauf hinarbeiten. Das Gleiche gilt auch für Maximalkraftleistungen. In der Praxis beobachte ich häufig, dass das gewählte Gewicht im Krafttraining automatisch vom Athleten mit einer bestimmten Leistung entsprechend der eigenen Erfahrung in Verbindung gebracht wird. Das Gehirn arbeitet dabei immer auf Basis der Vorhersage. Entspricht die Leistung der Vorhersage beziehungsweise der Erwartung wird Dopamin ausgeschüttet. Wird jedoch mehr Leistung erbracht als ursprünglich erwartet, ist der Ausstoß an Dopamin sogar noch höher. Training bis zum Versagen kann in folgende Formen unterteilt werden.

Technisches Versagen

Wenn keine technisch saubere Wiederholung mehr möglich ist, liegt ein technisches Versagen vor. Häufig wird dies auch als einzige Form des Versagens angesehen, da ein Verlust der Technik das ausschlaggebende Kriterium für den Trainingsfortschritt sein sollte. Ein Verlust der Technik führt zu einem größeren Verletzungsrisiko und zu einer negativen Beeinflussung der Bewegungsausführung. Technisches Versagen ist jedoch nur relevant bei komplexeren Bewegungen wie Übungen in der offenen Kette und Verbundübungen. Vor allem geführte Bewegungen in der geschlossenen Kette bedürfen keiner hohen technischen Anforderungen.

Konzentrisches Versagen

Ein konzentrisches Versagen liegt vor, wenn keine einzige konzentrische Wiederholung mehr möglich ist. Konzentrisches Training erfordert eine starke zentralnervöse Beteiligung. Daher ist konzentrisches Muskelversagen auch mit einer akuten Ermüdung des Nervensystems gekoppelt. Um über das konzentrische Versagen hinaus zu trainieren, können »forcierte Wiederholungen« ausgeführt werden, die von einem Trainingspartner begleitet werden. In dem Fall hilft ein Partner in der konzentrischen Phase der Bewegung, um diese für den Sportler zu erleichtern, während der Athlet die exzentrische Phase der Bewegung allein ausführt. Dies führt zu mehr Muskelschaden und nachfolgend zum exzentrischen Versagen.

Exzentrisches oder absolutes Versagen

Das exzentrische Versagen liegt vor, wenn ein Gewicht nicht mehr in der exzentrischen Phase der Bewegung kontrolliert abgesenkt werden kann. Das exzentrische Versagen führt zum höchsten Maß an Muskelschaden. Exzentrisches Versagen sollte eher vermieden werden, da der Trainingsstimulus zu stark ist und die notwendige Erholungszeit hinauszögert. In einigen Fällen kann das exzentrische Versagen jedoch sinnvoll sein, um die Interozeption und das Körpergefühl zu verbessern. Dies sollte jedoch selten und immer nur in einer kontrollierten Bewegung und gegebenenfalls mit einem Trainingspartner ausgeführt werden.

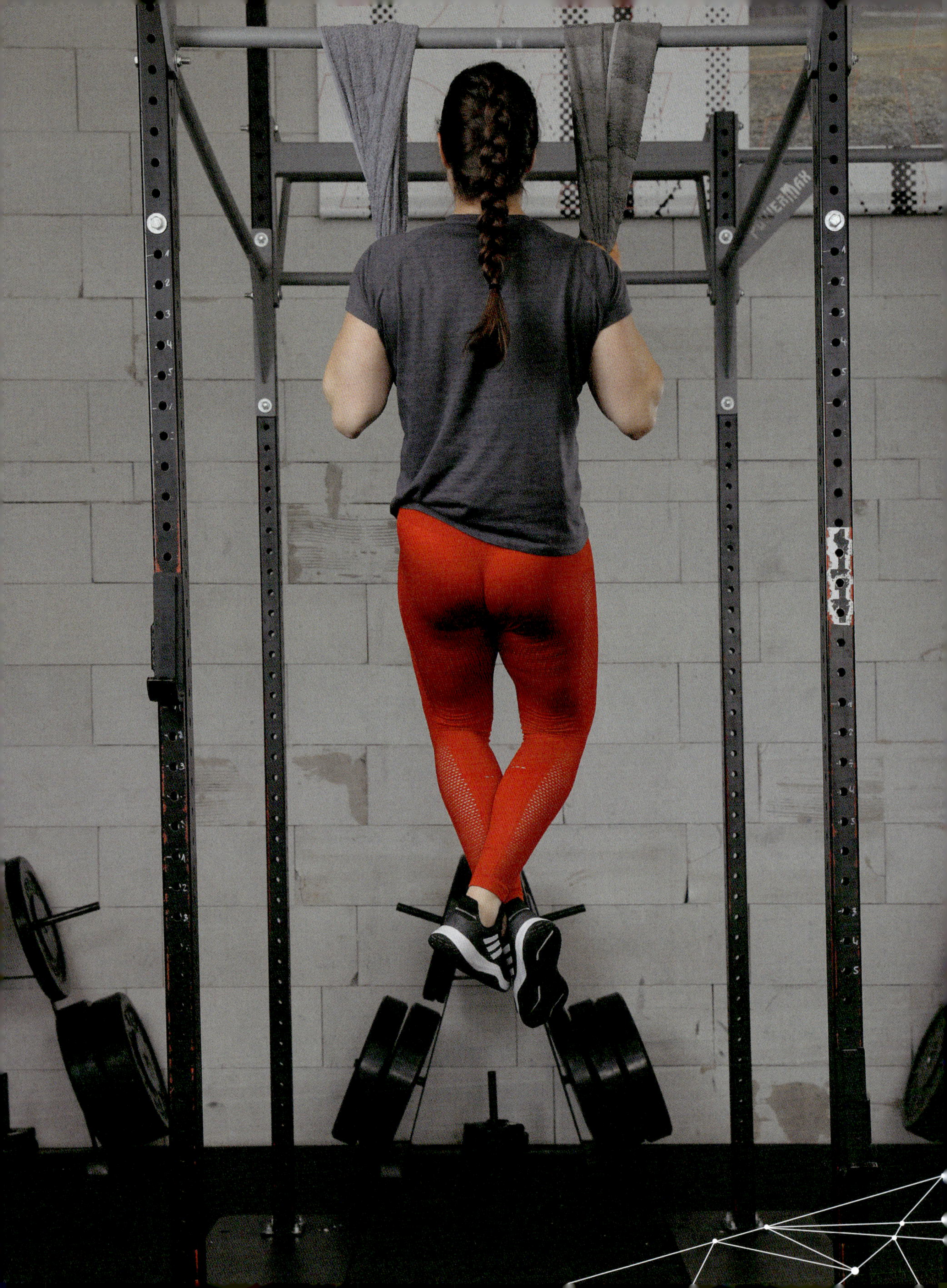

3

Bewegung und Haltungskontrolle

Arbeitsweisen der Muskulatur

Jede Bewegung ist immer eine Kombination aus Aktivität in den Flexoren und Extensoren, also der Beuger und Strecker im Gelenk. Wenn der Beuger aktiviert wird, zum Beispiel der Bizeps, muss der Trizeps gehemmt werden, damit der Bizeps optimal anspannen kann. Daher ermöglicht das Gehirn eine optimale Regulation aus Anspannung und Entspannung, um Bewegungen gewährleisten zu können. Eine mangelnde Kraftfähigkeit kann auch aus einem Ungleichgewicht zwischen dem Beuger und dem Strecker eines Gelenks resultieren. Feuert zum Beispiel der Strecker zu stark, wird der Beuger in seiner Funktion eingeschränkt. Um die Arbeitsfähigkeit der Muskulatur zu verbessern, gehen wir zuerst auf die Funktionen und Arbeitsweisen der Muskulatur ein.

Die neuronalen Anpassungen durch das Training erfolgen auf Ebene des Motorkortex, auf Ebene des Rückenmarks und der »neuromuscular junction«.[61] Die neuromuskulären Anpassungen sind der Grund, wieso eine Zunahme von Muskelmasse nicht 1:1 mit der Zunahme an Kraft einhergeht. Unter anderem wird dies bei Anfängern deutlich, die ihre Koordination verbessern, nicht jedoch ihre Muskelmasse signifikant erhöhen. Daher gehen neuronale Anpassungen immer strukturellen Anpassungen voraus. Krafttraining führt zu einer besseren Rekrutierung der Muskelfasern, was als intramuskuläre und intermuskuläre Koordination bezeichnet wird. Als weiteren Effekt von Krafttraining gibt es eine verbesserte Ansteuerung im corticospinalen Pfad und eine höhere Erregbarkeit der Motoneurone. Daraus resultiert, dass Kraft leichter aufgewendet werden kann. Darüber hinaus kommt es zu supraspinalen und spinalen Anpassungen. Die neuronalen Anpassungen sind immer abhängig von der jeweiligen Form der Kontraktion: isometrisch, exzentrisch oder konzentrisch. Daher ist es sinnvoll, jede einzelne Arbeitsweise gezielt unter Berücksichtigung der zentralnervösen Aktivierung zu betrachten.

Konzentrisch arbeitende Muskeln

Von einer konzentrischen Arbeit spricht man, wenn sich der Muskel verkürzt und sich Ansatz und Ursprung annähern. Konzentrische Bewegungen sind leichter zu kontrollieren. Verletzungen sind daher in konzentrischen Bewegungen seltener als bei exzentrischen Bewegungen. Konzentrische Kontraktionen werden vom Gehirn effizienter gesteuert. Dies kann unter anderem an der Häufigkeit der konzentrischen Muskelarbeit liegen, da diese im Sport und Alltag öfter erfolgt als exzentrische Bewegungen.[62]

Isometrisch arbeitende Muskeln

Das isometrische Training bezieht sich auf einen Kraftanstieg ohne Längenveränderung des Muskels. Beim isometrischen Training wird zwischen der »haltenden« und der »überwindenden« Isometrie unterschieden. Die haltende Isometrie bezieht sich auf das Aufrechterhalten einer konstanten Muskellänge aus der exzentrischen Bewegung heraus, während die überwindende Isometrie aus der konzentrischen Phase heraus ausgeführt wird. Haltende Isometrie bedingt eine geringere EMG-Aktivität als überwindende isometrische Bewegungen. Dies passt wiederum dazu, dass Konzentrik eine höhere kortikale Aktivität besitzt als exzentrisches Training. Isometrisches Training erfordert eine genaue Positionskontrolle in Abhängigkeit von den einwirkenden Kräften. In Kombination mit Perturbation muss vor allem das Kleinhirn kontrollierend arbeiten. Daher ist Positionskontrolle, auch wenn sie statisch erfolgt, ein Teil eines dynamischen und nicht eines statischen Systems. Eine verbesserte Aktivität des Kleinhirns kann zu einer verbesserten isometrischen Leistung führen. Unter anderem konnte aufgezeigt werden, dass eine transkraniale Stimulation des Kleinhirns zu einer gesteigerten isometrischen Kraft führt.[63] Isometrisches Krafttraining erfordert eine optimale Kraftanpassung beziehungsweise eine Aufrechterhaltung konstanter Kraftwerte. Auch hier ist das Kleinhirn aktiv bei der Modulation der Kraft beteiligt.[64] Kombiniert man störende Einflüsse von außen (Perturbation) mit einer isometrischen

Kraftleistung, kann von einer starken Aktivierung des Kleinhirns ausgegangen werden. Inwieweit dies tatsächlich erfolgt, sollte situativ und individuell anhand der Kleinhirn-Tests bestimmt werden.

Isometrisches Training bewirkt eine etwa um fünf Prozent höhere Muskelaktivität als konzentrische oder exzentrische Aktivierungen.[65] Daher eignet sich das isometrische Training als hervorragende Methode, um Kraft und Masse aufzubauen. Vor allem bei chronischen Schmerzen oder schmerzhaften Gelenkwinkeln sollte isometrisches Krafttraining ausgeführt werden, da es für das Gehirn in der Regel das geringste Maß an Bedrohung darstellt. Isometrisches Training reduziert besser Schmerzen in den Sehnen als isotonisches Training, also Krafttraining mit einer konstanten Längenänderung. Dies führt auch zu einem Leistungsanstieg im Kraftbereich. Um Schmerzen zu reduzieren, sollte die Sehne beladen werden, um sich an die gesteigerte mechanische Belastung anpassen zu könne. Vor allem Gelenkschmerzen sind häufig von einer Überempfindlichkeit der Sehnen und der Bänder begleitet. Eine gezielte Kräftigung dieser faszialen Strukturen ist daher sinnvoll, um chronische Schmerzen, aber auch zukünftige Verletzungen zu reduzieren.

Während der isometrischen Kontraktion verwende ich in der Praxis gern Vibrationen als zusätzlichen Stimulus. Vor allem in Bezug auf die isometrische Leistung fördert die Vibration des Antagonisten die statische Kraft des Agonisten um etwa 20 Prozent.[66] In einer Untersuchung wurde Vibration mit 70 Prozent der Maximalkraft für zwölf Wiederholungen bei einem Bizeps Curl ausgeführt und konnte zu der genannten Kraftsteigerung führen. Obwohl eine Vibration des Gegenspielers bei gleichzeitiger Kontraktion des Agonisten jedem Sportler Nutzen bringen kann, verwende ich die Technik am häufigsten bei Athleten, die unter chronischen Schmerzen leiden. Vibration ist die mechanische Übertragung von Energie in den Körper. Mechanische Vibration kann zu einem tonischen Vibrationsreflex führen. Hierbei handelt es sich um einen Dehnreflex, der die Muskelspindeln aktiviert, was zu einer höheren Ansteuerung über die Alpha-Motoneurone führt. Laut Studienlage liegt der optimale Vibrationsbereich bei 18 bis 36 Hertz. Vibration verbessert unmittelbar die Propriozeption, was ein Grund für die bessere Kraftleistung sein kann. Dabei wechsle ich zwischen der direkten Vibration des Antagonisten und der Vibration der Muskelsehne, da auch hier der Vibrationseffekt zu einer besseren Propriozeption führt.[67]

Isometrische Kontraktionsübungen

Im Folgenden findest du Übungen für eine optimale isometrische Anspannung einzelner Muskeln. Du kannst die Übungen allein ausführen, indem du den Muskel in der jeweiligen Position maximal verkürzt. Nach jeder maximalen Anspannung folgt eine Dehnung. Wechsel ein paar Mal aus der Kontraktionsposition in die Dehnstellung, um den Muskel über die volle Bewegungsamplitude zu trainieren. Für eine maximale isometrische Anspannung solltest du die Kontraktion etwa 15 bis 30 Sekunden halten können. Als zusätzliche Variation zeige ich dir, wie dir ein Partner helfen kann, die Kontraktion zu verstärken. Dabei werden die Hände als zusätzlicher Widerstand verwendet. Diese Partnertechniken sind optimal, wenn du auch in deinem regulären Krafttraining mit einem Partner arbeitest. Als letzte Variation kannst du auch ein Widerstandsband nehmen und dieses entweder an einem festen Punkt ankern oder von einem Partner halten lassen.

Training des Kopfwenders

1. Rotiere den Kopf nach rechts zur Seite und beuge ihn dann nach unten, um den Muskel maximal anzuspannen.
2. Führe nun in die entgegengesetzte Richtung die Dehnung aus. Rotiere den Kopf nach links, als ob du nach oben schauen würdest.
3. In der maximalen Kontraktionsposition legt der Partner eine Hand zur Stabilisierung auf die linke Schulter und die andere Hand gegen dein Schläfenbein. Gegen den Widerstand des Partners kannst du jetzt den Kopfwender stärker anspannen.
4. Als Alternative zu den Händen deines Partners kannst du auch ein Widerstandsband nehmen, welches um deine Stirn gelegt wird.

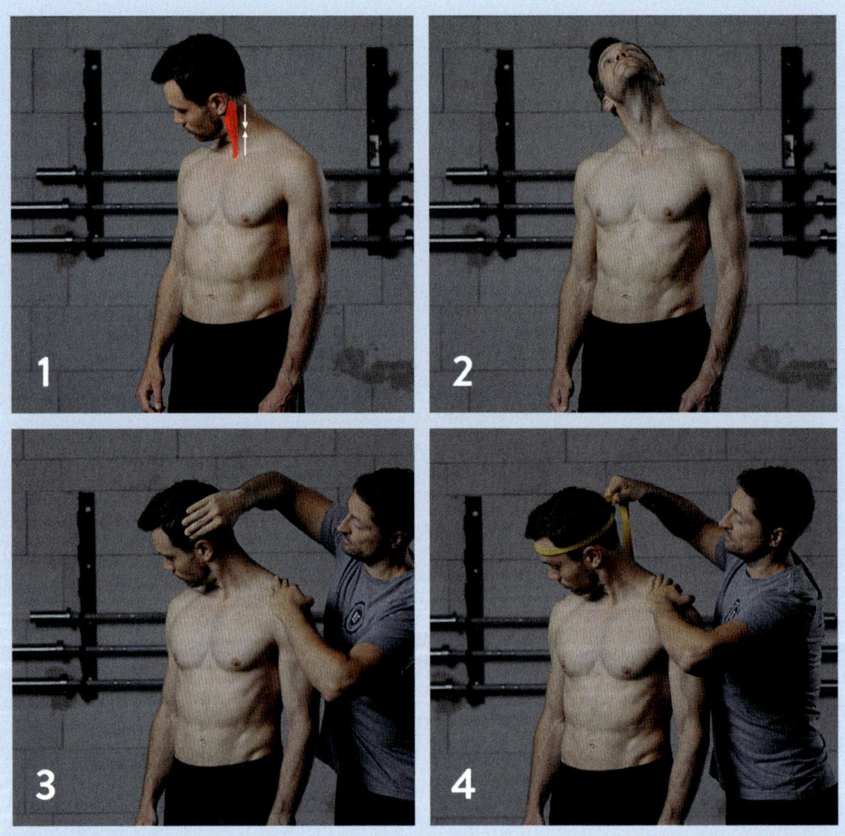

Training des oberen Nackens

1. Um den oberen Nacken anzuspannen, schiebst du zuerst die rechte Schulter nach hinten oben. Strecke nun den Nacken nach hinten und lege ihn dann nach rechts. Rotiere den Kopf nach links und spanne nun den Muskel maximal an.
2. Schiebe die rechte Schulter nach vorn unten. Beuge den Nacken nach vorn und lege den Kopf auf die linke Seite, um den Muskel maximal zu dehnen.
3. Für die maximale Anspannung mit einem Partner greift dieser mit einer Hand an deine Schulter und mit der anderen an deinen Hinterkopf. Dabei versucht er, Kopf und Nacken auseinanderzuschieben, während du die Kontraktion beibehältst.
4. Ankere das Widerstandsband am Handgelenk. Der Zug kann entweder von unten oder leicht schräg von vorn kommen. Beim Zug von unten konzentrierst du dich darauf, die Schulter maximal nach oben zu ziehen. Wenn der Zug mehr von vorn kommt, schiebst du die Schulter genau entgegengesetzt leicht nach hinten.

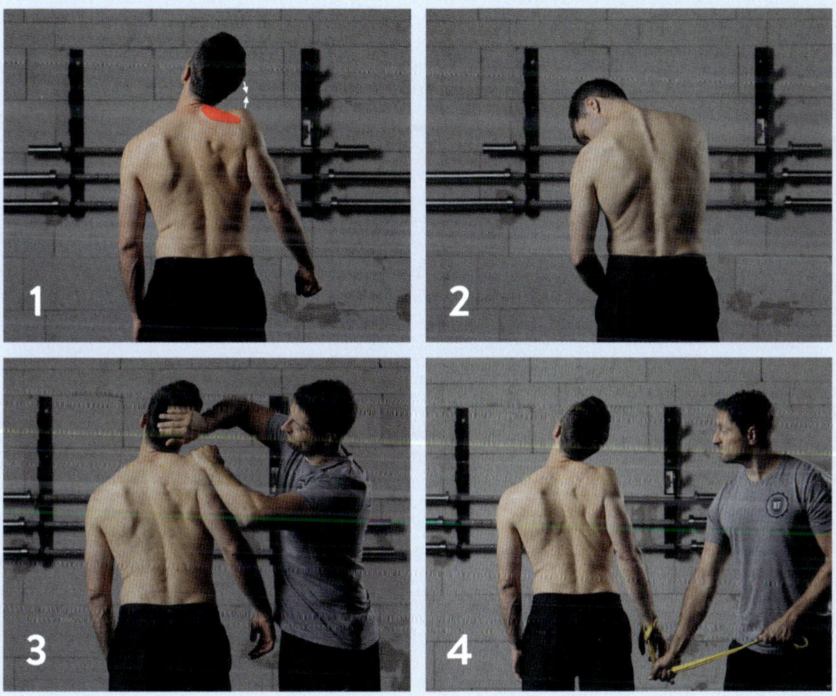

Training der Schulterblattretraktoren

1. Schiebe das rechte Schulterblatt nach hinten, dann nach oben und versuche, es in dieser Position kräftig nach unten zu rotieren.
2. Für die Dehnung bringe das Schulterblatt nach vorn, schiebe es nach unten und rotiere es leicht nach oben.
3. Für die Kontraktion mit einem Partner sollte dieser mit einer Hand deine gegenüberliegende Schulter von vorn stabilisieren, während er mit der anderen Hand von hinten gegen die Schulter nach vorn drückt.
4. Die beste Position, um das Widerstandsband zu ankern, ist am Oberarm nahe am Schultergelenk.

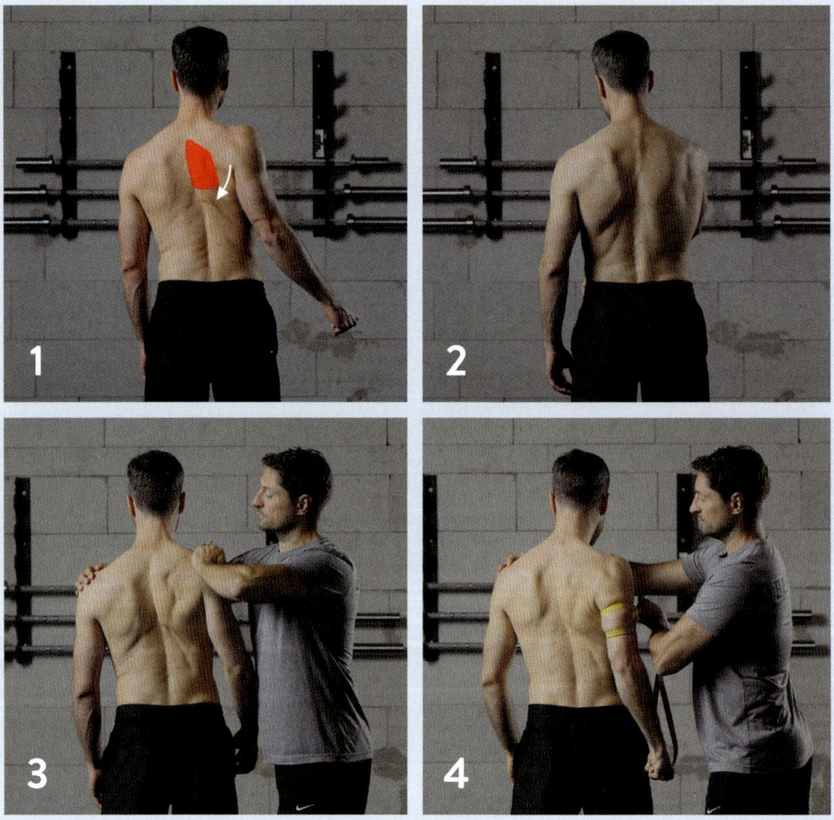

Training des unteren Trapezmuskels

1. Senke das Schulterblatt, ziehe es zurück und rotiere es dann nach oben.
2. Für die Dehnung hebst du das Schulterblatt an, schiebst es vor und rotierst die Schulter nach oben.
3. Der Partner stabilisiert deine gegenüberliegende Schulter mit seiner rechten Hand, während er mit seiner Linken deinen Arm schräg zu sich nach vorn zieht.
4. Alternativ ankerst du deinen Oberarm mit dem Widerstandsband und führst die Kontraktion wie im zweiten Schritt beschrieben aus.

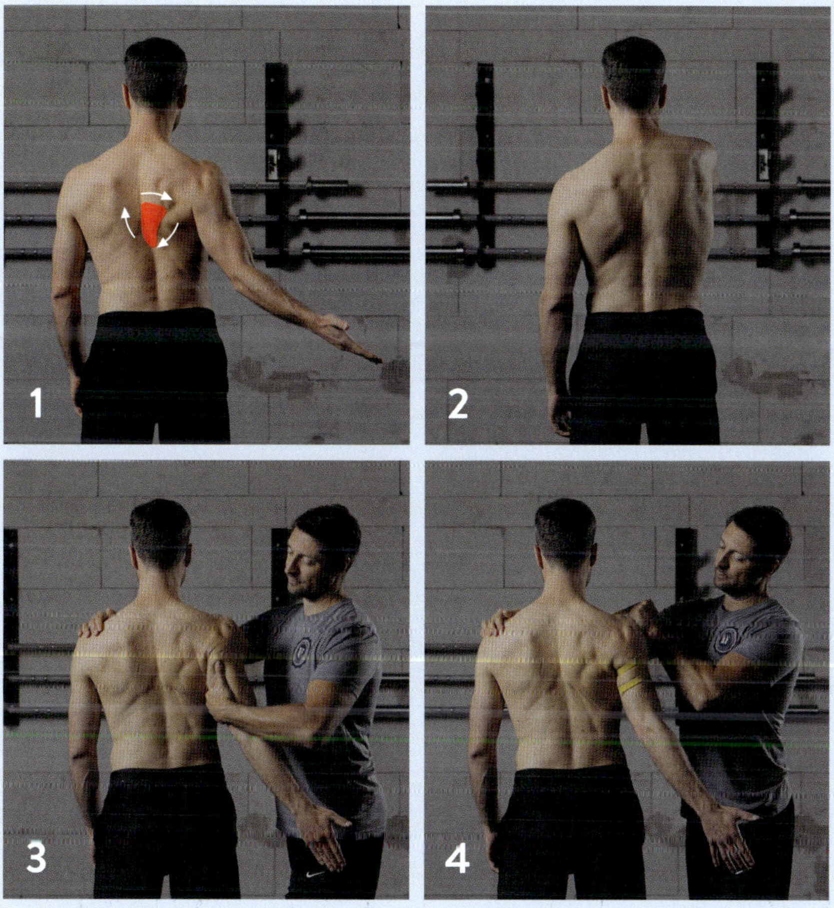

Training des Latissimus

1. Strecke die rechte Schulter nach hinten, ziehe sie nach unten, rotiere den rechten Arm nach innen und halte ihn eng an den Rumpf angelegt. Um noch mehr Spannung zu erzeugen, kippe das Becken und beuge den Rumpf nach rechts für eine maximale Kontraktion.
2. Um den Muskel zu dehnen, bringst du den rechten Arm in die entgegengesetzte Position. Schiebe die Schulter nach vorn oben, hebe den Arm an und drehe den Oberkörper nach links. Richte abschließend das Becken auf.
3. Der Partner greift oberhalb deines Handgelenks und zieht deinen rechten Arm diagonal zu sich, während die andere Hand dieselbe Schulter stabilisiert.
4. Ankere das Widerstandsband am Handgelenk und führe die Kontraktion des Latissimus aus.

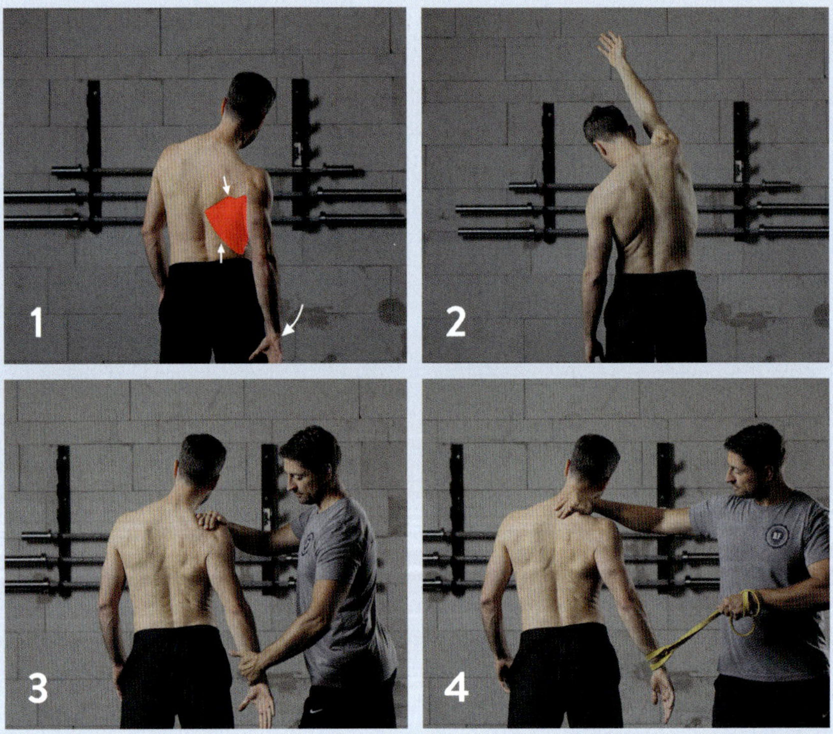

Training des großen Gesäßmuskels

1. Stehe auf einem Bein und stabilisiere dich dabei mit einem Gegenstand wie einem Stuhl oder etwas Ähnlichem. Führe das linke Bein nach hinten, indem du die Hüfte streckst. Führe das Bein zusätzlich nach außen und rotiere die Hüfte nach außen. Beuge abschließend das Knie und spanne das Gesäß so stark wie möglich an.
2. Ziehe das linke Knie nach vorn oben an, beuge die Hüfte und richte das Becken auf. Drehe die Hüfte nach innen für die maximale Dehnung. Alternativ kannst du die Dehnposition auch im Liegen ausführen, was die Dehnung erleichtert.
3. Der Partner greift in der maximalen Kontraktionsposition an deine Oberschenkelrückseite und drückt dein Bein nach vorn.
4. Ankere das Band um den Beinbeuger und ziehe das Bein in die Dehnposition.

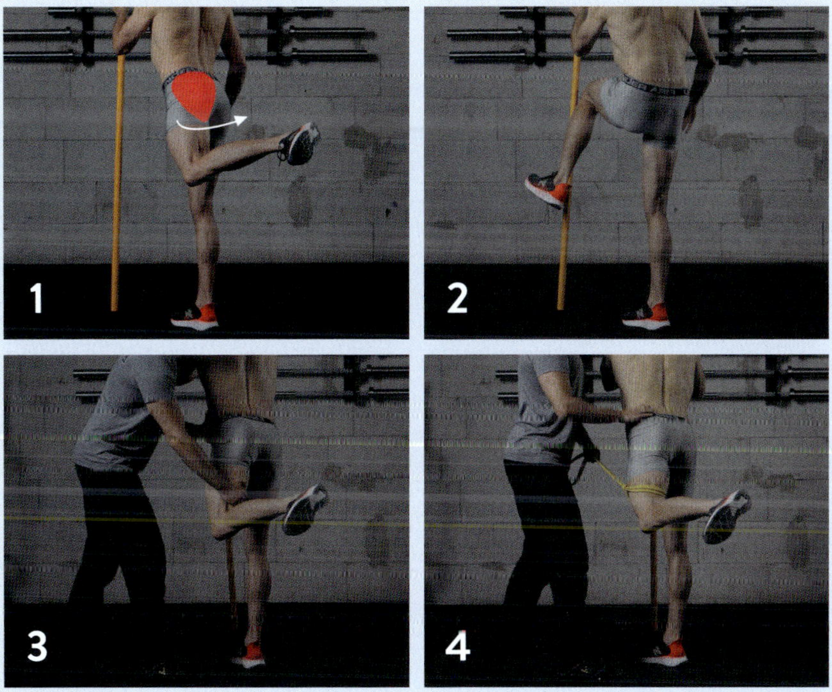

Training des mittleren Gesäßmuskels

1. Stelle dich auf einem Bein hin. Um dich besser stabilisieren zu können, kannst du zur Unterstützung einen Stuhl oder Ähnliches benutzen. Alternativ kannst du dich auch auf die rechte Seite legen. Schiebe das Bein nach außen, drehe es dann nach innen und richte das Becken auf.
2. Schiebe das Bein nach vorn innen, rotiere das Bein nach außen und kippe das Becken.
3. Der Partner übt mit seinen Händen den Druck von außen aus, sodass du das Bein gegen seinen Druck schieben kannst. Achte dabei darauf, dass dein Bein innenrotiert bleibt.
4. Die Ankerung des Bandes sollte nah am Sprunggelenk oder oberhalb des Knies erfolgen. Arbeite dabei gegen den Widerstand nach außen.

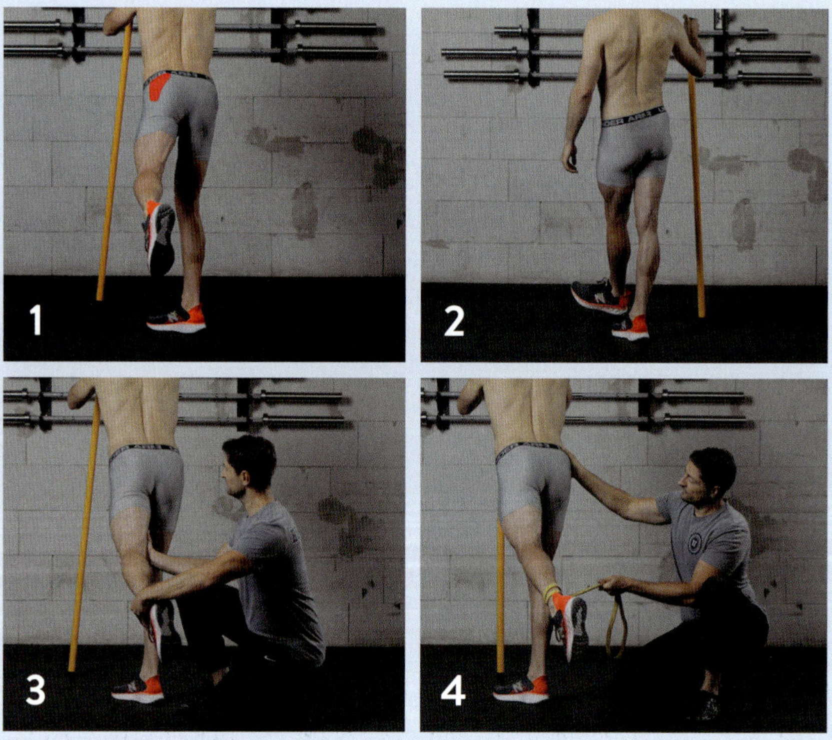

Training des vorderen Schienbeinmuskels

1. Ziehe im Stand den Fuß nach oben und halte ihn eingedreht.
2. Beuge den Fuß und drehe den großen Zeh dabei nach innen und unten.
3. Der Partner stabilisiert deinen Unterschenkel und drückt mit der anderen Hand gegen deinen Fußrücken nach unten, während du die Kontraktion beibehältst.
4. Ankere ein Widerstandsband um den Fußrücken herum. Der Zug kann nach unten erfolgen, was in diesem Fall im Liegen ausgeführt werden sollte. Alternativ ziehst du wie dargestellt nach außen.

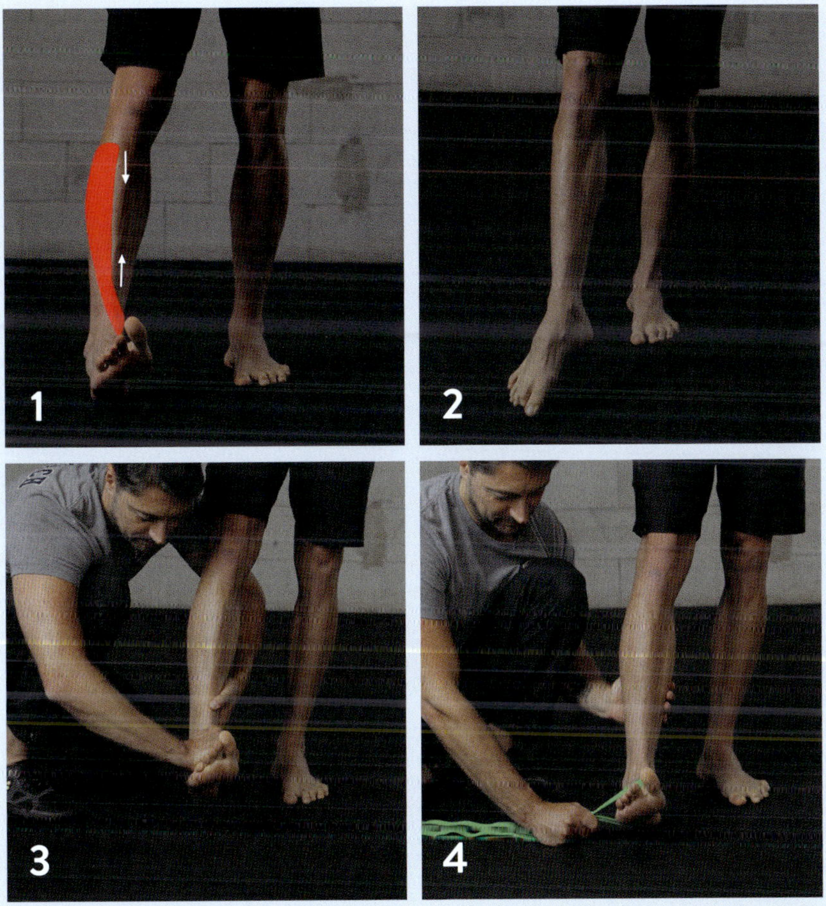

Training des hinteren Schienbeinmuskels

1. Führe den Fuß in die Plantarflexion und drehe ihn nach innen, als ob du die Fußsohle anspannen würdest.
2. Führe für die Dehnung den Fußrücken nach oben und nach außen, als ob du versuchen würdest, die Fußaußenkante zu heben.
3. Der Partner übt den Druck von unten gegen die Fußsohle aus und schiebt den Fuß in Richtung des Schienbeins, während du den Druck dagegenhältst.
4. Lege das Widerstandsband um den Fußrücken. Der Zug des Bandes sollte wie bei der manuellen Bewegung nach vorn oben erfolgen.

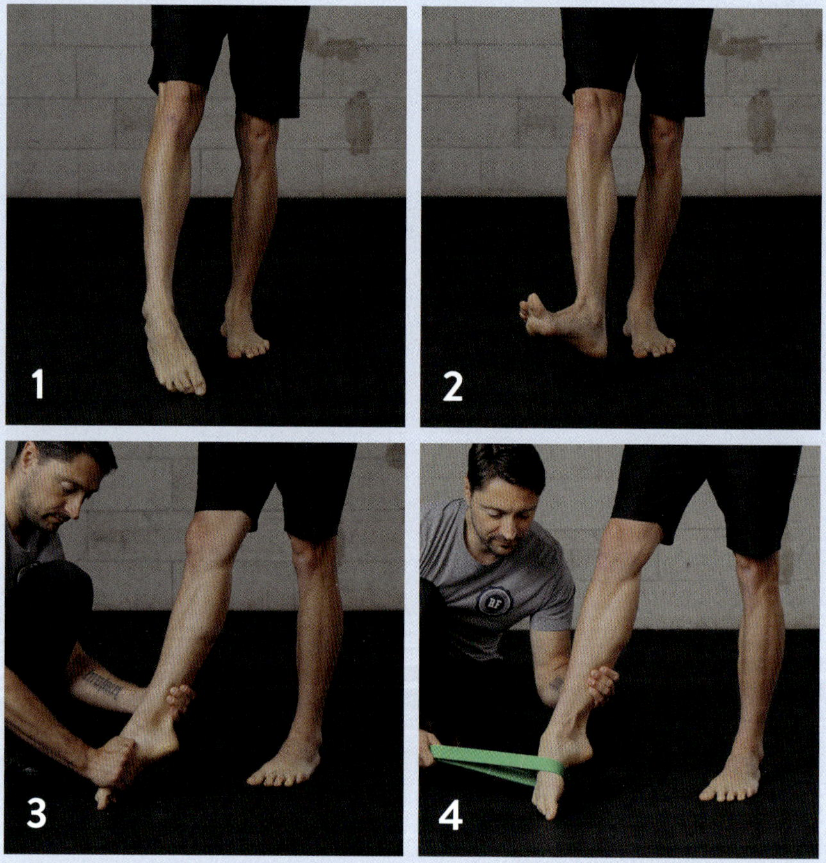

Training des Armbeugers

1. Beuge den Arm im Ellenbogen und hebe ihn dann an. Drehe den Unterarm nach innen für eine maximale Anspannung. Möchtest du den kurzen Kopf vom Armbeuger stärker aktivieren, führe den Arm zusätzlich nach innen. Möchtest du den langen Kopf stärker beanspruchen, führe ihn nach außen in die Abduktion.
2. Bringe den Arm für eine maximale Dehnung nach hinten, strecke den Ellenbogen und rotiere den Arm nach innen.
3. Der Partner greift entweder deinen Ellenbogen und zieht den ganzen Arm nach unten oder er fasst in deine Ellenbogenbeuge und versucht, deinen Arm zu strecken.
4. Ankere den Ellenbogen mit dem Widerstandsband. Der Zug sollte nach unten erfolgen. Alternativ kann auch der Unterarm nahe am Handgelenk geankert werden mit Zug von vorn.

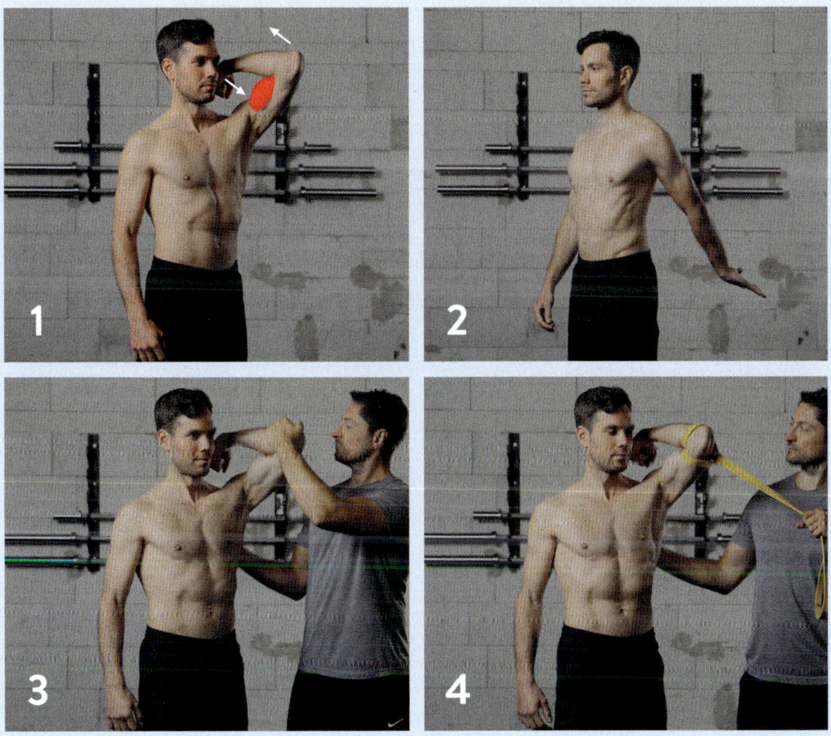

Training des hinteren Schultermuskels

1. Führe den Arm seitlich nach oben und strecke dann die Schulter nach hinten. Achte dabei darauf, dass du nicht das Schulterblatt nach innen ziehst, sondern die Bewegung nur aus dem Schultergelenk ausführst. Rotiere nun den Arm gleichzeitig nach außen.
2. Bringe den Arm nach vorn zur gegenüberliegenden Seite. Halte ihn abgesenkt und dabei leicht nach innen rotiert für eine maximale Dehnposition.
3. Der Partner hält die gegenüberliegende Schulter fixiert und schiebt deinen Arm nach vorn, während du gegen den Druck des Partners den Arm nach hinten schiebst.
4. Eine gute Ankermöglichkeit für das Training des hinteren Schultermuskels ist der Oberarm. Der Zug kommt von vorn, während du den Arm nach hinten streckst.

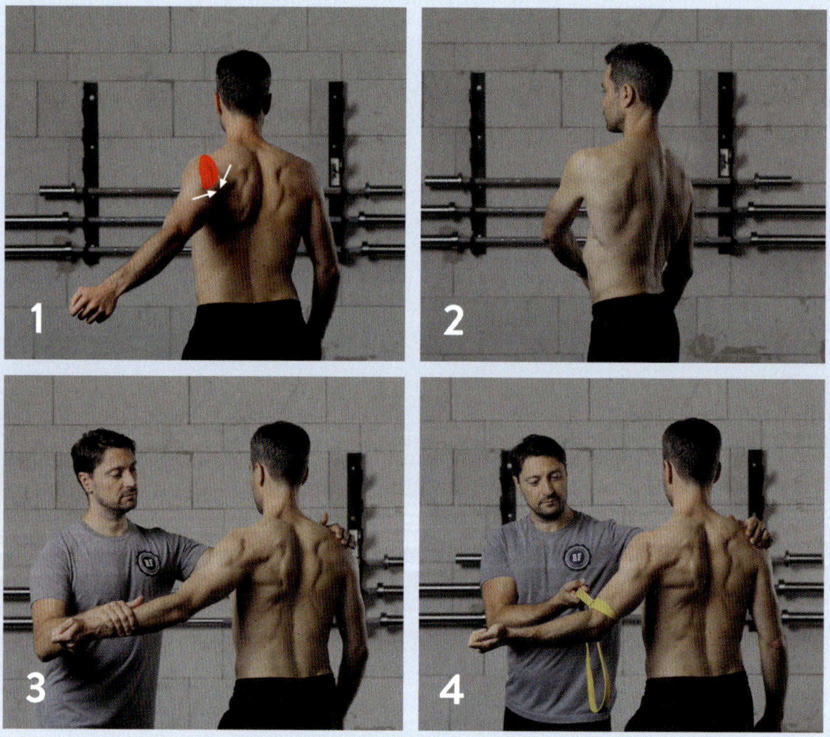

Training des vorderen Schultermuskels

1. Hebe den Arm an, führe ihn zur gegenüberliegenden Seite und rotiere ihn nach innen.
2. Strecke den Arm nach hinten, spreize ihn zur Seite ab und rotiere ihn nach außen.
3. Der Partner stabilisiert deine gegenüberliegende Schulter, während er von der Seite deinen Arm nach unten und außen drückt.
4. Die optimale Ankerposition befindet sich oberhalb des Ellenbogens. Die Zugrichtung ist ebenfalls nach unten außen.

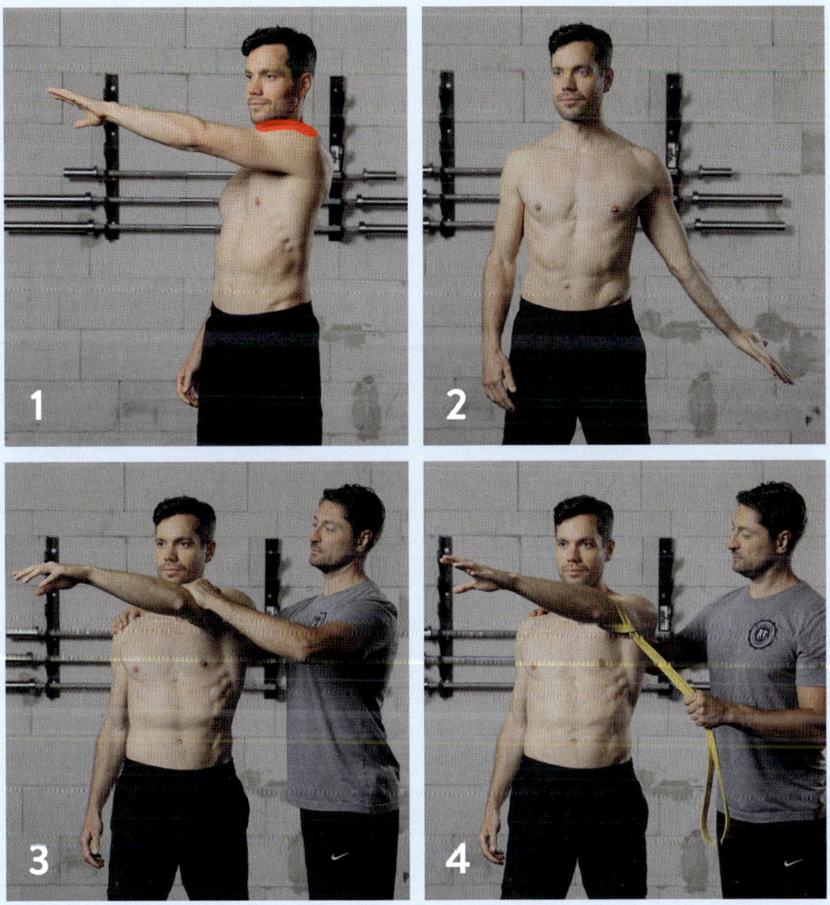

Training des Oberarmstreckers

1. Für eine maximale Kontraktion des Armstreckers führe den Arm gestreckt nach hinten, halte ihn eng am Rumpf und rotiere den Arm leicht nach außen.
2. Um den Muskel in der maximalen Bewegungsamplitude zu dehnen, führe den Arm gebeugt nach oben, sodass die Finger zum Schulterblatt ziehen. Spreize den Ellenbogen dabei leicht nach außen.
3. Um einen zusätzlichen manuellen Widerstand zu geben, legt der Partner stabilisierend einen Arm oberhalb deines Ellenbogens und übt dann Druck gegen die Armstreckung aus.
4. Ankere das Handgelenk und strecke gegen den Widerstand den Ellenbogen nach hinten.

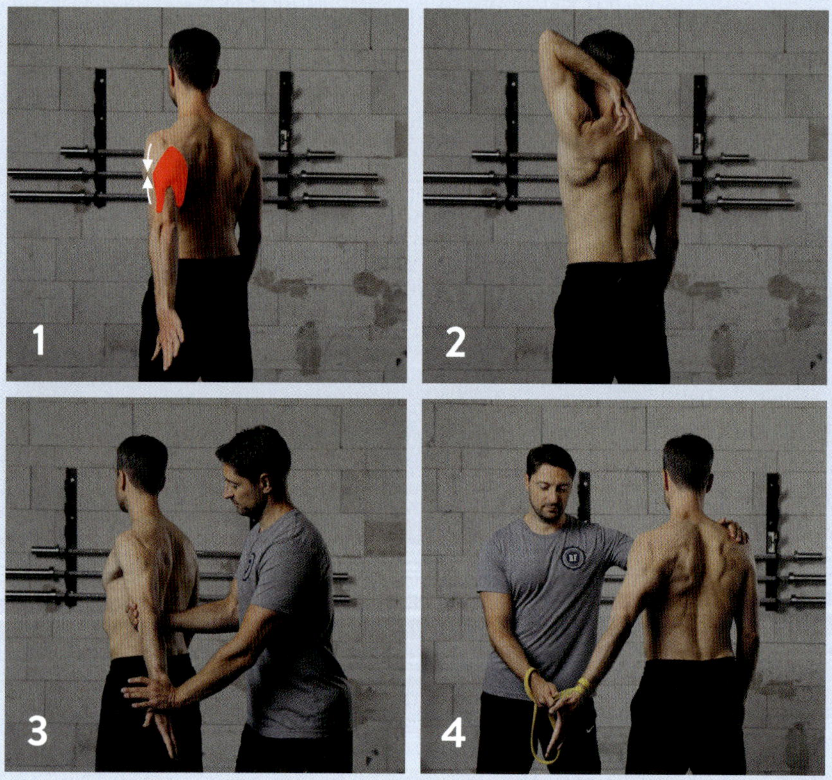

Training des Brustmuskels

1. Für die Kontraktion des großen Brustmuskels mit überwiegend mittlerem Faserverlauf führe den Arm nach innen bei gleichzeitiger Innenrotation.
2. Um den Muskel zu dehnen, führe den Arm nach hinten und rotiere ihn dabei nach außen.
3. Der Partner übt den Druck nach außen in der Innenrotation deines Oberarms aus.
4. Ankere den Unterarm nahe am Handgelenk mit einem Zug von außen. Achte dabei darauf, einen rechten Winkel zwischen dem Ankerpunkt und der Zugrichtung des Widerstandsbandes zu erzeugen.

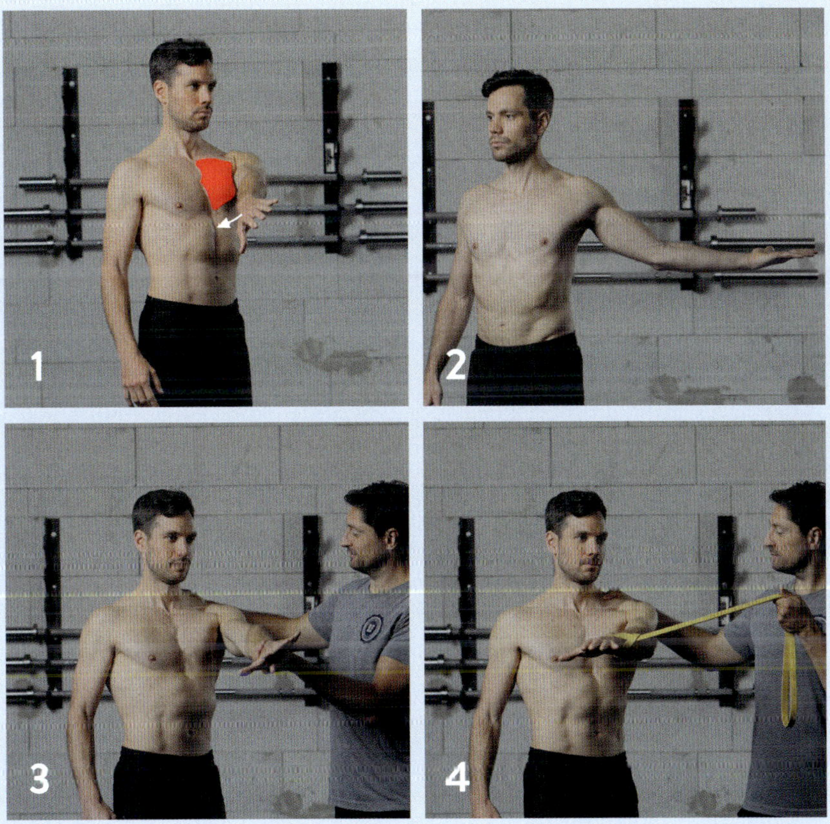

Training des Rückenstreckers

1. Um den Rückenstrecker anzuspannen, strecke den Rücken auf der rechten Seite, beuge dich nach rechts, rotiere dich nach rechts, strecke den Nacken auf der rechten Seite, rotiere ihn nach rechts und richte das Becken auf der rechten Seite auf, während du es gleichzeitig zur Seite anhebst.
2. Um in die Dehnung zu kommen, beuge den Rumpf nach links, neige ihn nach links und rotiere ihn in dieselbe Richtung. Beuge den Nacken nach links, rotiere den Kopf nach links, richte das Becken auf und hebe es nach links an.
3. Das Widerstandsband wird um den Rumpf gelegt. Die Zugrichtung kommt entgegengesetzt zur gewünschten Kontraktionsrichtung. Für den Fokus, den Rücken in der Rotation nach hinten zu strecken, sollte das Band diagonal entgegen der Kontraktionsrichtung gezogen werden.

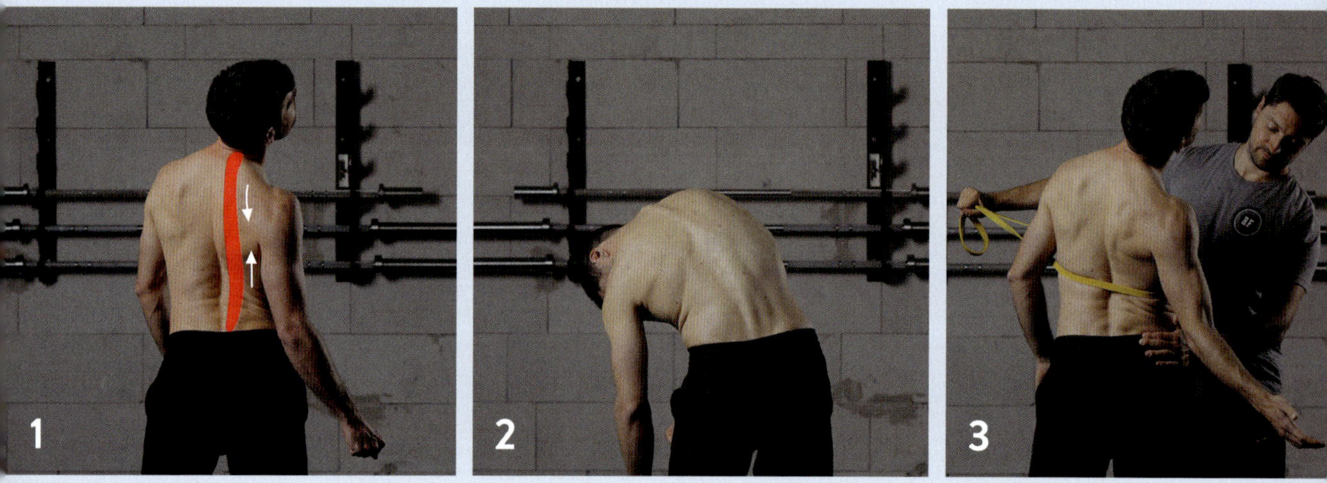

Training des Außenrotators in der Schulter

1. Halte den Oberarm parallel zum Boden. Der Ellenbogen ist im rechten Winkel gebeugt. Der Fokus der Kontraktion sollte auf der Außenrotation im Schultergelenk liegen.
2. Rotiere aus der Kontraktionsposition den Arm nach innen. Halte dabei den Rumpf stabil, ohne dich nach vorn zu beugen.
3. Der Partner stabilisiert mit einer Hand deinen Ellenbogen und übt Zug nach vorn aus.
4. Das Widerstandsband sollte nahe am Handgelenk geankert werden. Der Zug erfolgt nach vorn unten.

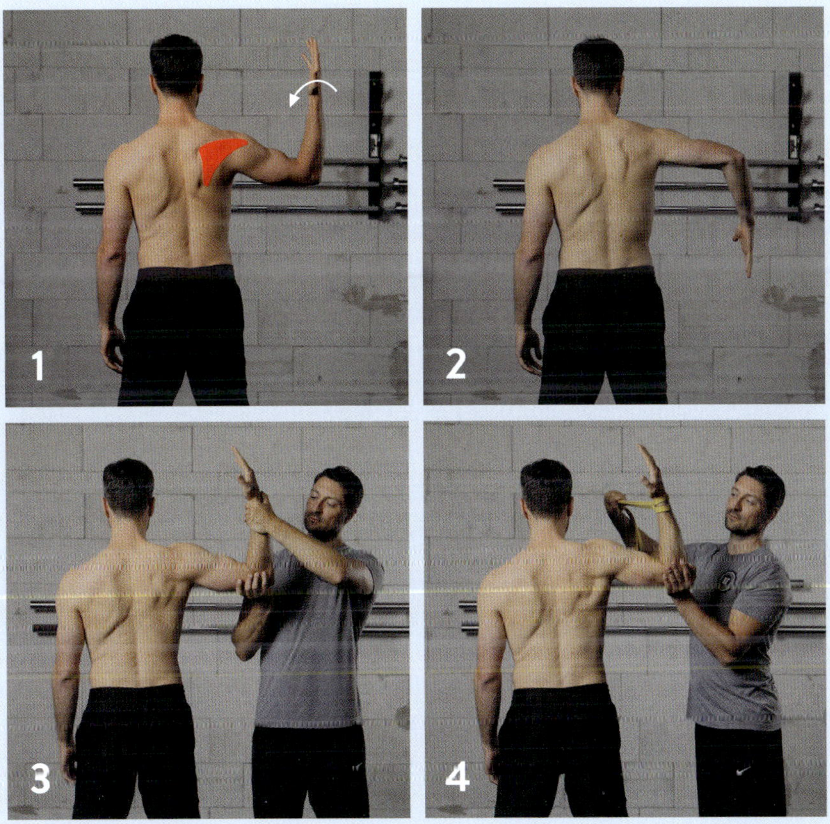

Training des Beinbeugers

1. Stehe auf einem Bein und stabilisiere dich dabei mit einem Gegenstand wie einem Stuhl oder etwas Ähnlichem. Führe das rechte Bein nach hinten. Strecke die Hüfte nach hinten, rotiere sie leicht nach außen und beuge das Knie. Stelle dir vor, dass du die Ferse so weit wie möglich zum Gesäß ziehst.
2. Beuge die Hüfte und hebe das gestreckte Bein an. Dies kann von einem Partner unterstützt werden, um das Bein leichter in der Position halten zu können. Alternativ kannst du auch in die Rückenlage gehen, um das Halten des Beins zu erleichtern.
3. Der Partner stabilisiert deine Hüfte und übt Druck gegen die Ferse in Richtung Boden aus.
4. Der Ankerpunkt sollte das Schienbein oberhalb des Sprunggelenks sein. Die Zugrichtung erfolgt parallel zum Oberschenkel.

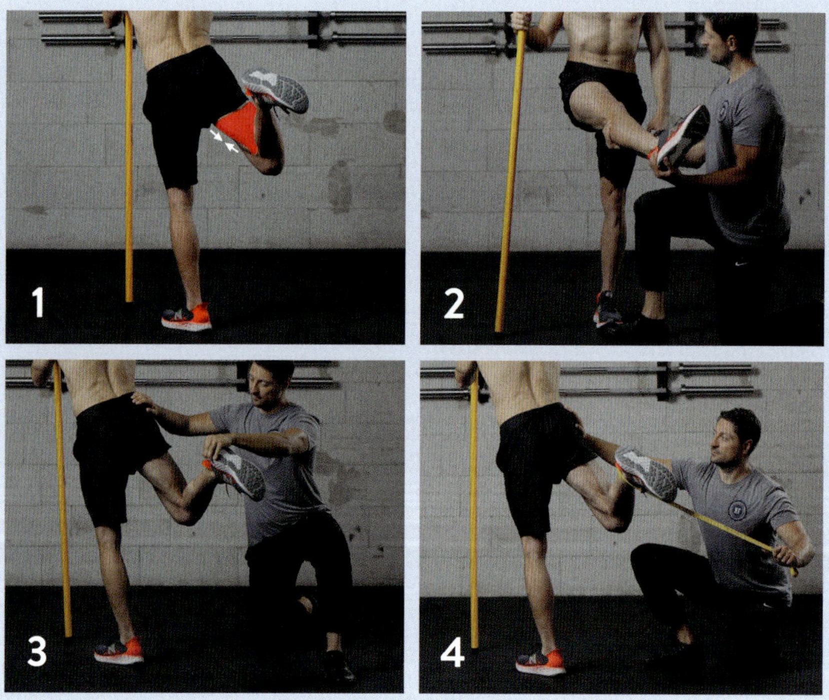

Training des Hüftbeugers

1. Führe ein Knie gebeugt nach oben. Richte das Becken auf und rotiere das Bein in der angehobenen Position nach außen. Halte das Standbein gestreckt.
2. Bring das gebeugte Bein nach hinten in die Hüftstreckung. Rotiere das Bein nach innen und richte das Becken auf.
3. Der Partner drückt in Linie mit deinem Unterschenkel dein Knie zum Boden.
4. Das Widerstandsband wird oberhalb des Knies geankert. Der Zug erfolgt schräg nach innen.

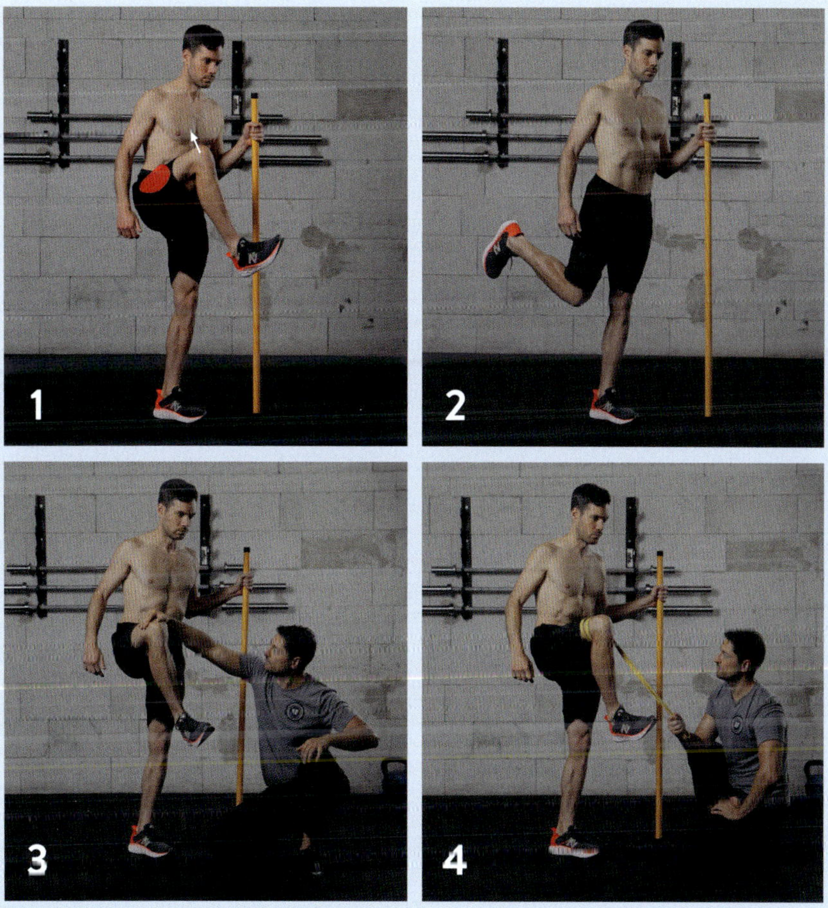

Exzentrisch arbeitende Muskeln

Während in der Konzentrik das Gewicht häufig angehoben wird, bezieht sich das exzentrische Training auf das Herablassen eines Gewichts. Dabei sind wir in der exzentrischen Phase der Muskelarbeit häufig bis zu 30 Prozent stärker als in der konzentrischen Phase. Dies wird unter anderem durch das Molekül Titin erreicht. Bei exzentrischen Bewegungen schaltet sich Titin hinzu und knüpft an die kontraktilen Elemente in der Muskelfaser Aktin und Myosin an, um die Kontraktion zu unterstützen. Exzentrisches Training führt zu einer höheren Steifigkeit der Sehne und zu einer besseren muskulären Koordination durch die erhöhte kortikale Aktivität. Exzentrisches Training fördert dabei auch die Entwicklung der Maximalkraft. Dies geschieht primär durch die Verwendung des »elastic recoils«, einer Art Katapulteffekt, den wir im exzentrischen Training nutzen können, um mehr Last zu bewegen. Auch wenn im Training nicht explosiv exzentrisch trainiert wird, kann auch das langsame Herablassen aufgrund des hohen Gewichts zu einem signifikanten Übertrag auf explosive Bewegungen führen.

Exzentrische Bewegungen werden vom Gehirn anders gesteuert als konzentrische. Die Areale, die während der exzentrischen Bewegung stärker aktiv sind als bei der konzentrischen Bewegung, sind das präsupplementär-motorische Areal, der anteriore cinguläre Kortex, der Parietallappen, der rechte präfrontale Kortex und der linke cerebellare Kortex, obwohl die EMG-Aktivität der Muskulatur geringer ist als im konzentrischen Training.[68] Eine erhöhte EMG-Aktivität ist daher per se kein Indikator für eine grundlegende erhöhte kortikale Aktivität. Exzentrisches Training bewirkt eine höhere Aktivität im präfrontalen Kortex und im Parietallappen. Es scheint eine Art präfrontal-parietales Netzwerk zu geben, das die Aufmerksamkeit und die Steuerung von exzentrischen Bewegungen koordiniert und kontrolliert.[69]

Bei diesen Arealen handelt es sich um Bereiche, die alle mit einer erhöhten Aufmerksamkeit in Verbindung gebracht werden. Exzentrisches Training scheint daher eine höhere Aufmerksamkeit zu benötigen als konzentrisches Krafttraining. Daher wäre der zusätzliche Fokus auf exzentrische Bewegungen eine sinnvolle Strategie zur Verbesserung der Körperwahrnehmung. In Bezug auf die Unterscheidung zwischen Interozeption und Exterozeption kann davon ausgegangen werden, dass beim exzentrischen Training eher ein interner Fokus sinnvoll ist. Bisher gibt es jedoch keine Studien, die diese Verbindung näher untersucht haben. In meiner Praxis verwende ich jedoch häufig bei konzentrischen Bewegungen, die überwiegend explosiv ausgeführt werden, den externen Fokus und bei exzentrischen Bewegungen, die überwiegend langsam und kontrolliert ausgeführt werden, den internen Fokus.

Die Kontrolle von exzentrischen Bewegungen ist für das Gehirn komplexer als die von konzentrischen. Im exzentrischen Training gibt es höhere Kraftfluktuationen. Die motorischen Einheiten besitzen eine geringere »discharge rate« als konzentrische Bewegungen, was die neuronale Kontrolle der Bewegung erschwert. Exzentrisches Training führt dem Muskel zusätzlich einen höheren Schaden zu (Zytoskelett, Sarkolemm, Veränderungen in der extrazellulären Myofibrillen-Matrix). Es scheint, dass das Gehirn sich mehr anstrengen muss, die exzentrische Phase der Bewegung zu kontrollieren, weil hier der zu erwartende Schaden größer ist als bei einer konzentrischen Bewegung. In der exzentrischen Phase gibt es offensichtlich nicht dieselbe Reihenfolge der Muskelfaseraktivierung wie beim Hennemann'schen Prinzip angegeben. Das Gehirn scheint eine spezifischere Reihenfolge zu wählen. Exzentrisches Training führt zu einer größeren Aktivierung von schnell zuckenden Muskelfasern. Bisher sind die Studienergebnisse jedoch noch widersprüchlich. Exzentrisches Training erfordert mehr Kontrollstrategien als konzentrisches Krafttraining. Exzentrisches Training zeigt vor allem erhöhte Aktivität im Parietallappen, was sich aufgrund der notwendigen Kontrollstrategie auf folgende Faktoren zurückführen lässt: Um Bewegungen optimal kontrollieren zu können, sind adäquate sensorische Informationen unabdingbar. Exzentrische Bewegungen haben ein höheres Verletzungspotenzial. Daraus resultiert eine höhere Notwendigkeit der Bewegungskontrolle. Eine stärkere Aktivierung im Parietallappen verbessert die Bewegungskontrolle durch eine bessere Kommunikation zwischen dem sensorischen und dem motorischen Kortex.

Das Absinken von Lasten erfordert eine stärkere Kontrollschleife, was die stärkere Beteiligung des Parietallappen rechtfertigen würde. Dies impliziert, dass exzentrisches Krafttraining vor allem für das Bewegungslernen relevant ist, da der Parietallappen hierbei eine stärkere Aktivität aufzeigt. Die höhere Kontrollanforderung führt zu einer schnelleren Anpassung an das Bewegungsmuster und sichert unter anderem vor allem die Kontrolle der Bewegungsamplitude im Grenzbereich. Daraus kann aus neurologischer Perspektive geschlussfolgert werden, dass exzentrisches Krafttraining die neuromuskuläre Kontrolle im Grenzbereich des Bewegungsrepertoires verbessert, was zu einer besseren Verletzungsprophylaxe führt als konzentrisches Training. Ich empfehle häufig, das exzentrische Training in einer maximalen Bewegungsamplitude auszuführen, da an der Grenze der Gelenkbeweglichkeit die höchste kortikale Kontrolle anzunehmen ist. Da es hierzu leider noch keine Studienergebnisse gibt, ist dies zwar nur spekulativ, ergibt jedoch bezogen auf die »Kontrollfunktion« des Gehirns Sinn, da am Ende der Bewegungsamplitude die Kraftleistung deutlich absinkt, was eine erhöhte Kontrollstrategie rechtfertigt.

Transfereffekt von exzentrischem Training

Langsames exzentrisches Training ist nicht immer sinnvoll und sollte daher auch zielspezifisch erfolgen. Exzentrisches Training, vor allem langsam ausgeführt, bringt keinen direkten Übertrag (Transfer) zur sportlichen Leistungsfähigkeit oder maximalen Krafterzeugung. Durch langsames exzentrisches Training wird der Dehnreflex nicht ausgelöst, was für hohe Kraftwerte in der konzentrischen Phase sorgt. Durch die erhöhte kortikale Aktivität ist aber langsames exzentrisches Training dazu geeignet, das motorische Lernen und damit verbunden die Ansteuerung zu verbessern. Daher ist langsames exzentrisches Training vor allem für Anfänger nützlich. Fortgeschrittene Athleten sollten exzentrische Bewegung eher angepasst an ihre sportliche Notwendigkeit praktizieren und bei Bedarf explosiv-exzentrische Bewegungen ausführen. Ein Beispiel hierfür sind plyometrische Übungen.

Das exzentrische Training wird grundsätzlich in zwei Formen unterteilt: Es wird nur die exzentrische Bewegung ausgeführt oder die exzentrische Phase wird überladen, sodass aufgrund des Gewichts keine konzentrische Bewegung möglich ist. Eine Überladung der exzentrischen Phase ist möglich, da wir exzentrisch im Durchschnitt 30 Prozent stärker sind als in der konzentrischen Bewegung. Dies macht es einfacher, die exzentrische Bewegung zu überladen. Reine exzentrische Bewegungen können zum Beispiel mit der Hilfe eines Partners erfolgen, der bei der konzentrischen Phase der Bewegung unterstützt, wodurch der Sportler das Gewicht allein herabsenken kann. Dies ist zum Beispiel beim Bankdrücken der Fall, wenn der Partner beim Drücken hilft und der Trainierende das Gewicht allein absenkt. Manche Übungen können jedoch auch allein ausgeführt werden. Anfängern bringe ich häufig den Klimmzug über die Ausführung der exzentrischen Phase eines Klimmzugs bei. Dabei stellt sich der Sportler auf eine Box und steigt über diese direkt an die Klimmzugstange in die oberste Halteposition. Von hier aus braucht sich der Athlet nicht hochzuziehen und kann sich direkt nach dem Aufsteigen kontrolliert herablassen. Häufig verwende ich bei dem Verzicht auf die konzentrische Phase lange exzentrische Bewegungen von bis zu 30 Sekunden. Das erhöht nicht nur die Spannungszeit während der Bewegung, sondern verbessert auch das motorische Lernen durch die erhöhte Aufmerksamkeit und Aktivität in den bereits auf Seite 146 erwähnten Gehirnarealen. In Bezug auf die Kniebeuge lässt sich zum Beispiel der Medvedev-Squat ausführen. Dabei handelt es sich um eine Kniebeuge mit zehnsekündiger Abwärtsphase, gefolgt von einer explosiven Aufwärtsbewegung. In der exzentrischen Phase konzentriert sich der Sportler auf die Bewegungsempfindung und wechselt dann in der explosiven konzentrischen Phase zu einem externen Fokus. Den Medvedev-Squat habe ich das erste Mal bei meinem Kollegen Wolfgang Unsöld gesehen, der diese Form der Kniebeuge verwendet, um die Maximalkraft seiner Athleten zu verbessern.

Eine Technik, die ich in der Praxis häufig im Training nutze, ist die 2/1-Technik. Dabei wird mit beiden Extremitäten ein Gewicht konzentrisch bewegt und mit einer Extremität exzentrisch herabgelassen. Dadurch erhöht sich für die betreffende Extremität die exzentrische Last. Diese Technik ist bei den meisten geführten Bewegungen am besten geeignet. Daher ist die Verwendung von Training an Maschinen zu empfehlen.

Krafttraining als Bedrohungsmodulation

Ich hatte bereits häufiger erwähnt (Seite 126), dass Krafttraining primär als Bedrohungsmodulation wirkt. Je sicherer sich unser Gehirn fühlt, desto geringer wird Bewegung als potenzielle Bedrohung eingestuft. Jede Bewegung hat ein ursprüngliches Gefahrenpotenzial entsprechend dem Aufwand, den das Gehirn betreiben muss, um die Bewegung sicher ausführen und kontrollieren zu können. Das Kraft-Bedrohungs-Kontinuum zeigt auf,[70] welche Bewegungen und Kontraktionsformen für unser Gehirn eher problematisch oder weniger problematisch sind.

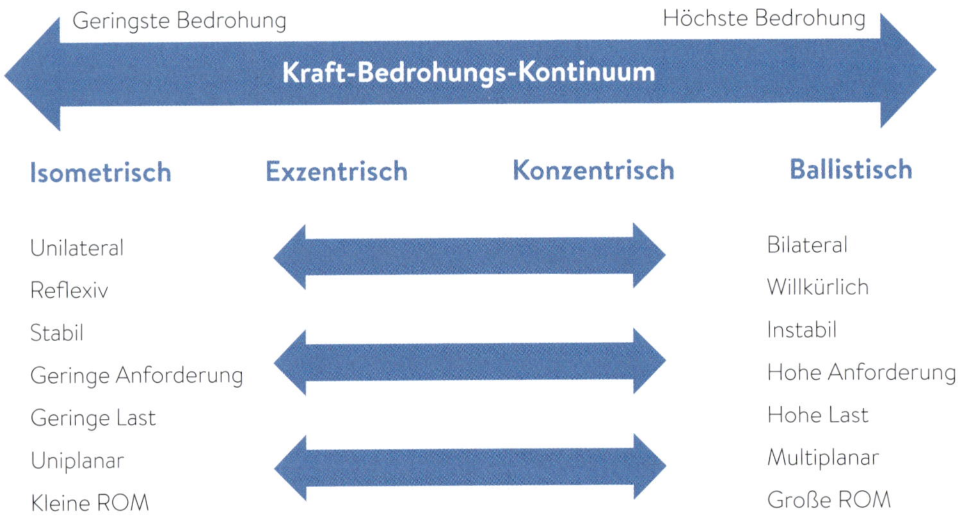

Die Grafik zeigt, welche Bewegungen für das Gehirn weniger bedrohlich sind und welche Bewegungen eine höhere Bedrohung darstellen. Das Gehirn muss an die erforderliche Leistung langsam herangeführt werden, ohne überfordert zu werden.

Willkürliche Bewegung und reflexive Stabilität

Unser Gehirn leistet bei allen Bewegungen eine komplexe Steuerung aus Willkürmotorik und reflexiver Stabilität. Dabei arbeiten die pyramidale und die extrapyramidale Motorik immer Hand in Hand, um Bewegungen hervorzurufen. Neuronen auf der einen Seite kontrollieren die Bewegungen auf der anderen Seite. Willkürbewegungen auf der einen Seite fördern die Motorik auf der anderen Seite.[71, 72] Diese Steuerung wird über den corticospinalen Pfad ausgelöst. Dabei unterstützt das Kleinhirn die Koordination auf derselben Seite und verbessert die Genauigkeit der Bewegung und trägt zur Balance bei.

Die Haltungskontrolle ist für unsere Motorik bedeutender als die Willkürbewegungen. 90 Prozent des kortikalen Outputs gelten der Haltemotorik und der reaktiven Stabilität. Nur 10 Prozent werden für die Willkürbewegung aufgewendet. Dabei ist unsere Haltung abhängig vom propriozeptiven, vestibulären und visuellen System. Posturale Kontrolle ist reflexiv und reaktiv und wird unter anderem von unserem Kortex beeinflusst. Für die Haltungskontrolle während der Bewegung ist unter anderem das corticoreticulospinale System verantwortlich. Es besteht aus den Basalganglien, dem Kortex, Hirnstamm, Kleinhirn und dem Rückenmark. Zusammen wirken sie haltungskontrollierend, indem sie Bewegungen und die notwendige reaktive Stabilisierung antizipieren. Es zeigt sich, dass sogar kognitive Aufgaben unsere Haltung positiv beeinflussen können und einen besseren Effekt auf die posturale Kontrolle haben als ein interner oder ein externer Fokus.[73] Das Ziel ist es, jederzeit ein Gleichgewicht erzeugen zu können und uns in allen möglichen dynamischen Bewegungen konstant zu stabilisieren. Wahrscheinlich benötigt unsere reflexive Stabilität derartig viel Aufmerksamkeit vom Gehirn, um uns unabhängig von unseren willkürlichen Bewegungen in erster Linie ausreichend gegen die Schwerkraft stabilisieren zu können. Krafttraining sollte daher in unterschiedlichen Körperpositionen ausgeführt werden, da Stabilität in allen möglichen Gelenkwinkeln erforderlich ist. Um diesem gerecht zu werden, sollten Kraftübungen mit den folgenden unterschiedlichen Fußpositionen kombiniert werden.

Unterschiedliche Fußpositionen zum Stabilitätstraining

1. Der neutrale Stand mit parallelen Füßen ist die Basisposition für alle möglichen Verbundübungen wie Schulterdrücken oder Kreuzheben. In der Regel sind die meisten Sportler in dieser Position am stabilsten.
2. Der enge Stand ist eine Herausforderung für das Gleichgewicht. Das Kleinhirn wird hier mehr gefordert, und die Stabilität der Mittellinie wird stärker beansprucht als im neutralen Stand.
3. Der breite Stand reduziert die Belastung des Gleichgewichtssinns und schafft mehr Sicherheit für die Kraftproduktion. Daher handelt es sich in diesem Fall um eine Regression.
4. Der Kniestand reduziert die Belastung des Gesäßmuskels und erhöht die Muskelaktivität in der Rumpfmuskulatur. Diese Position ist eine Herausforderung für die spinale Stabilität und eignet sich vor allem bei einarmigen Drückbewegungen.
5. Im Kniestand sollten die Füße aufgestellt bleiben.
6. Auch im Halbkniestand sollte der Fuß aufgestellt sein.
7. Der Tandemstand stellt die höchste Anforderung an den Gleichgewichtssinn dar. Die Zehen des hinteren Fußes bleiben in Kontakt mit der vorderen Ferse.
8. Im Tandemstand bilden die Füße eine Linie.
9. Im Ausfallschritt nach vorn sind die Füße parallel zueinander zu positionieren.
10. Der Ausfallschritt diagonal nach vorn erfolgt in einem 45-Grad-Winkel.
11. Beim Ausfallschritt zur Seite zeigen entweder beide Füße nach vorn oder der äußere Fuß ist maximal in einem 45-Grad-Winkel nach außen gedreht.
12. Der Ausfallschritt diagonal nach hinten erfolgt in einem 45-Grad-Winkel.
13. Auch beim Ausfallschritt nach hinten sind die Füße parallel zu halten. Der Oberkörper sollte dabei senkrecht bleiben, ohne nach vorn zu kippen.
14. Beim B-Stand sind die Füße nebeneinander zu positionieren, während eine Ferse angehoben wird.

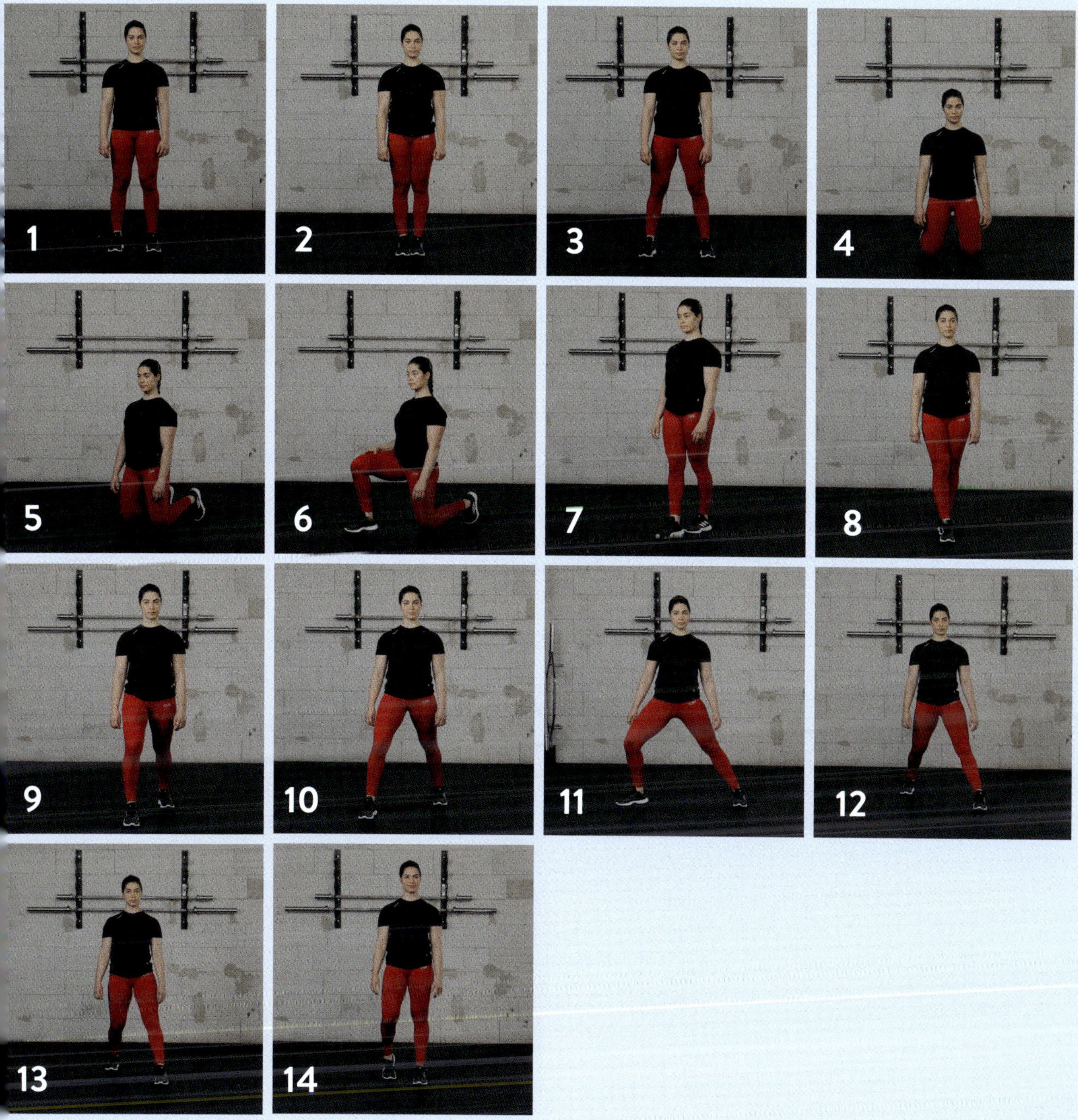
1
2
3
4
5
6
7
8
9
10
11
12
13
14

Sogar die Blickrichtung beziehungsweise die Augen im Allgemeinen haben einen Einfluss auf unsere posturale Kontrolle.[74, 75] Bei Extensionsbewegungen wie zum Beispiel beim Kreuzheben zeigt sich eine verbesserte Leistung durch den aufwärts gerichteten Blick. Ein Blick nach unten fördert die motorische Kontrolle bei Flexionsbewegungen. Auf diese Art und Weise kann die Blickrichtung mit den jeweiligen Bewegungen kombiniert werden. Der Blick schafft für uns einen Rahmen der Orientierung im Raum und ist daher entscheidend für unsere Bewegungskontrolle im Raum. Zur Bewegungskontrolle gehört auch unser Gleichgewicht, welches ein dynamisches und niemals ein statisches System ist. Denn die Balance ist immer eine Kombination aus mehreren Systemen, die ständig miteinander interagieren, um Bewegungen hervorzurufen, anzupassen oder ungewollte Bewegungen zu unterdrücken. Unser vestibuläres System trägt über die vestibulospinalen Pfade zum Gleichgewicht bei. Defizite im Gleichgewichtssinn können sich daher negativ auf unsere Haltungskontrolle auswirken.

▶ Willkürliche horizontale Sakkaden

Blicksprünge (Sakkaden) zur Seite können hervorragend als Aufwärmübung zur Verbesserung der Haltungskontrolle genutzt werden. Willkürliche Blicksprünge aktivieren vor allem das frontale Augenfeld im Frontallappen.

1. Stelle dich aufrecht hin und halte den rechten und linken Daumen auf Augenhöhe in einem etwa 45-Grad-Winkel vor dich. Fixiere einen Punkt vor dir. Du solltest peripher die beiden Daumen mit beiden Augen noch wahrnehmen können.
2. Führe einen Blicksprung aus, indem du auf den linken Daumen schaust.
3. Führe einen Blicksprung nach rechts aus und wechsele mehrmals von links nach rechts. Halte dabei den Kopf in der neutralen Position, ohne diesen zu bewegen.

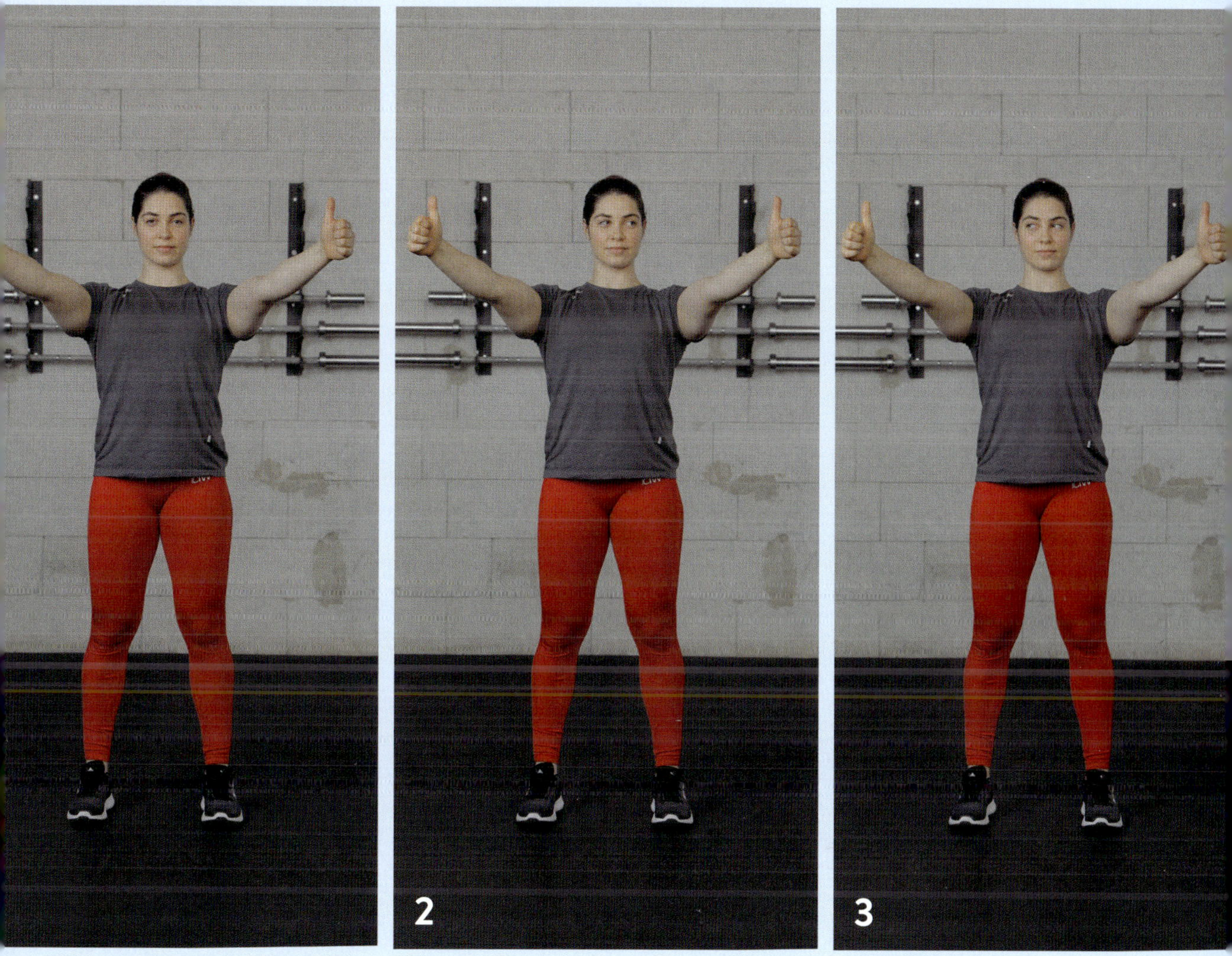
2
3

Konvergenztest

Der Konvergenztest für die Augen kann auf eine mangelnde spinale Stabilität hindeuten. Da die Führung der Augen nach innen mit der Stabilisierung der Wirbelsäule neuronal in Verbindung steht, deutet ein Unvermögen, die Augen innen zu halten, auf eine mangelnde neuromuskuläre Kontrolle hin.

1. Der Partner hält dir seinen Zeigefinger vor die Augen, den du während der Bewegung beobachtest. Alternativ kannst du auch einen Stift nehmen, während du deine Augenbewegung filmst oder eine dritte Person deine Augenbewegung überprüft.
2. Der Partner führt nun seinen Zeigefinger auf deinen Nasenrücken und du beobachtest den Finger, bis er an deinem Nasenrücken stehen bleibt. Der Finger wird zwar unscharf, dennoch hältst du deine Augen weiter nach innen gerichtet. Halte diese Position etwa zehn Sekunden. Sollte ein Auge die Position nicht optimal innen halten oder sogar nach außen abdriften, deutet das auf eine mangelnde spinale Kontrolle auf derselben Seite der reduzierten Augenposition hin.

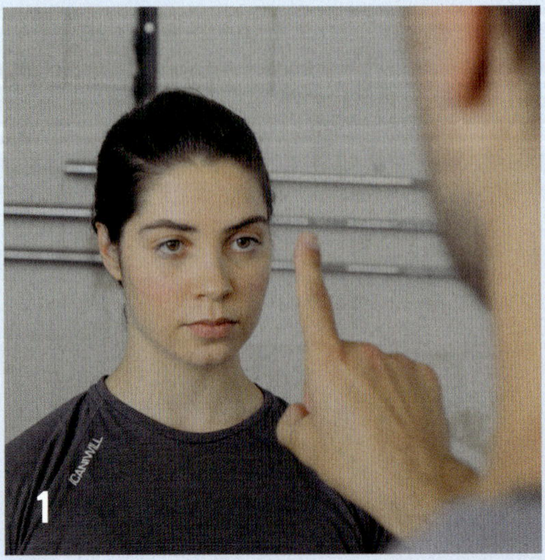

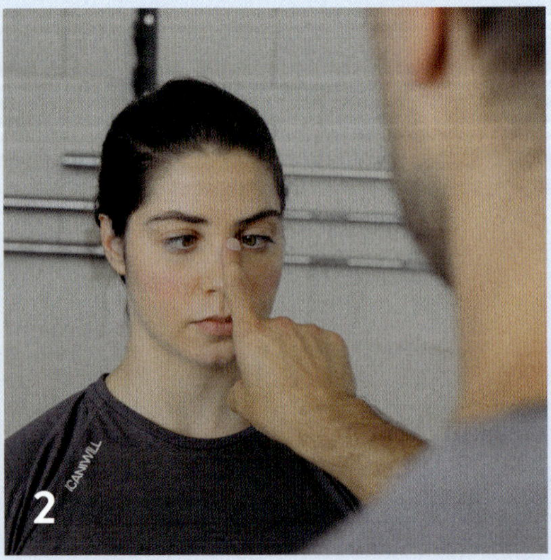

Zielgerichtetes Verhalten, wie zum Beispiel spezifische Bewegungen, sind immer begleitet von automatischen Prozessen, die im Hintergrund ablaufen. Dazu gehören hauptsächlich die Steuerung des vestibulären Systems und die damit zusammenhängende Haltungskontrolle sowie der Muskeltonus, der unbewusst vom Gehirn anhand der Anforderung reguliert wird. Diese unbewusste Aktion erfolgt im Hirnstamm und auf Rückenmarksebene. Die fundamentalen Bewegungsabläufe werden von Nervengeflechten innerhalb des Rückenmarks erzeugt. Bei neuen Bewegungsabläufen oder im Rahmen neuer Lernvorgänge erfordert es ein Zusammenspiel von kognitiven und automatischen Kontrollmechanismen. Dabei reguliert das Kleinhirn kognitive und automatisierte Prozesse über den thalamokortikalen Pfad mit dem Kortex und uber direkte Kommunikation mit dem Hirnstamm. Die Basalganglien fungieren hierbei als Schnittstelle zwischen dem Kortex und dem Kleinhirn, um den Tonus zwischen Flexoren und Extensoren bei rhythmischen und automatisierten Bewegungen zu regulieren. Dies ist zum Beispiel beim Fahrradfahren, aber auch beim Gehen oder beim Tanzen in einem bestimmten Takt der Fall.

Stabilität schafft Sicherheit. Je stabiler Bewegungen ausgeführt werden können, desto mehr Kraft kann erzeugt werden. Dies ist auch der Grund, wieso bei bilateralen Bewegungen eine höhere Kraftleistung als bei unilateralen möglich ist. Bilaterale Bewegungen schaffen eine geringere Anforderung an die axiale Stabilität, was es dem Gehirn ermöglicht, mehr Körperspannung aufzubauen. Je mehr Spannung aufgebaut wird, desto größer sind die Lasten, die bewegt werden können. Mehr Last bewirkt wiederum mehr Kraftaufbau und Zunahme von Muskelmasse. Stabilität darf aber niemals auf Kosten von Bewegungseinschränkung erreicht werden.

Stabilität mit Widerstandsbändern

1. Um dich auf einer Seite besser zu stabilisieren, lege ein Widerstandsband um den Fuß und um die Schulter. Dies ist am besten kombinierbar bei unilateralen Bewegungen auf der gegenüberliegenden Seite.
2. Die Stabilisation mit zwei Widerstandsbänder, die überkreuz geführt werden, verbessert die Haltung und wirkt gleichzeitig als propriozeptiver Input. Diese Bandanlage eignet sich vor allem bei Drückbewegungen im Stand.

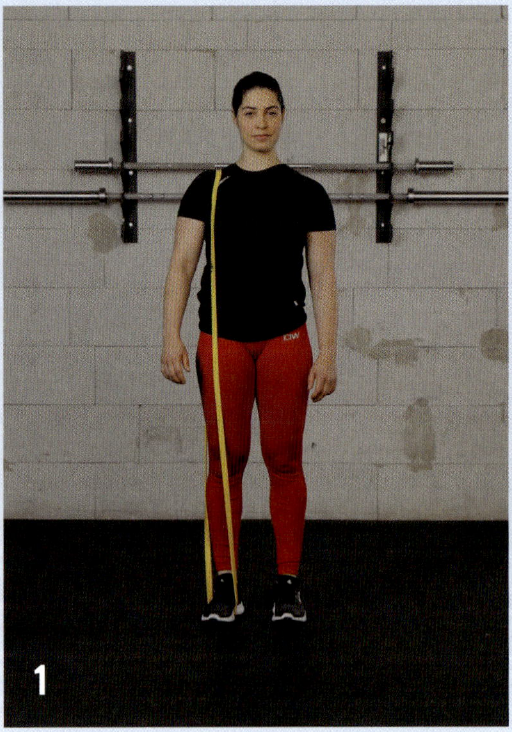

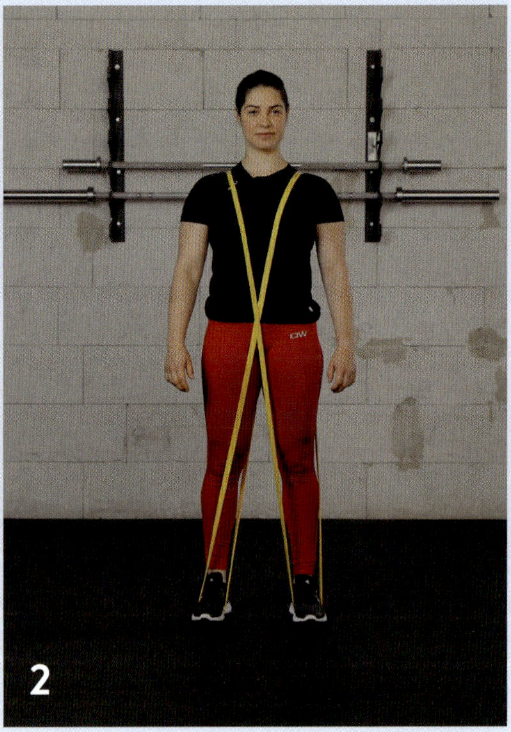

Bestimmte Bewegungsmuster schaffen augenscheinlich Stabilität, sie reduzieren jedoch nur die willkürliche Kontrollmöglichkeit und fälschen die natürlichen und effizienten Bewegungsmuster des Sportlers ab. Ein gutes Beispiel hierfür ist der Vergleich Bankdrücken mit der Langhantel und Bankdrücken in der Multipresse. Der aktuelle Weltrekord im Bankdrücken RAW liegt bei 350 Kilogramm, aufgestellt im März 2020 von Julius Maddox. Für das Bankdrücken in der Multipresse liegt leider kein offizieller Weltrekord vor, doch im Jahr 2005 konnte eine Studie aufzeigen, dass das Langhantel-Bankdrücken mit mehr Gewicht möglich ist als das Bankdrücken innerhalb der Multipresse.[76]

Während Anfänger in der Tat in der Multipresse stärker sind als in der freien Variante, schwindet dieser Vorteil je besser und fortgeschrittener der Athlet ist. Fortgeschrittene Athleten haben nicht mehr die Möglichkeit, in der Multipresse ihren Langhantelpfad optimal zu verfolgen, was in einer Kraftreduktion resultiert. Während Anfänger also aufgrund einer mangelhaften Technik einen koordinativen Vorteil haben, führt die vorgegebene Bewegung der Langhantel bei Fortgeschrittenen eher zu einer mangelnden Entfaltung der Kraftfähigkeit.

Die folgenden Übungen dienen der Aktivierung bestimmter zentralnervöser Areale, die für die reaktive Stabilität verantwortlich sind. Führe die Übungen entweder vor dem Krafttraining aus oder nutze sie zwischen deinen Trainingssätzen, um deine Haltungskontrolle aufrechtzuerhalten. Gleichzeitig zeige ich dir einige Übungsbeispiele, um deine Kraft in unterschiedlichen Gleichgewichtspositionen zu fordern.

Tandemstand und Kopfrotation

Wie ich bereits auf Seite 34 angemerkt habe, ist die Haltungskontrolle in allen Bein- und Kopfpositionen wichtig. Daher ist es notwendig, die einzelnen Positionen zu erlernen und auch in der Lage zu sein, in diesen Positionen Kraft aufzuwenden.

1. Aktiviere das Gleichgewichtssystem, indem du dich in den Tandemstand begibst und den Kopf nach rechts drehst. Achte darauf, dass du dabei nicht wackelst und der Rücken stabil bleibt.
2. Drehe nun den Kopf zügig nach links, ohne nach rechts oder links auszuweichen. Je besser deine reaktive Stabilität, desto geringer wirst du während der Bewegung schwanken.
3. Bringe nun den Kopf nach oben und achte auf dein Gleichgewicht mit dem Blick nach oben.
4. Bewege jetzt den Kopf zügig nach unten, ohne die Stabilität im Rücken zu verlieren.
5. Lege den Kopf auf die rechte Seite.
6. Bewege den Kopf von rechts nach links, ohne zu schwanken.

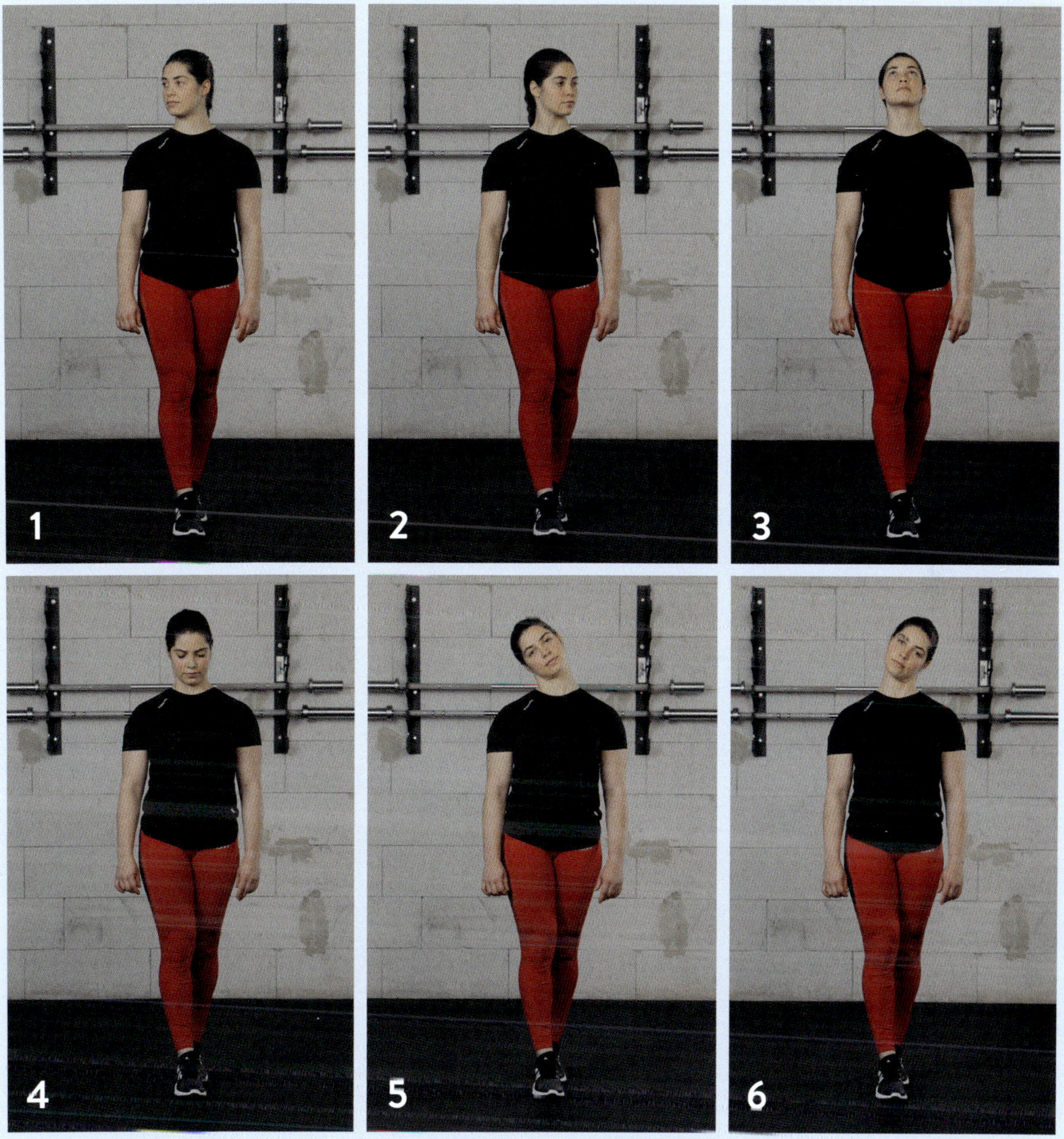
1
2
3
4
5
6

Optimale Nackenposition

Die optimale Nackenposition ist essenziell zur Stabilisierung der restlichen Wirbelsäule und damit auch zur Haltungskontrolle. Eine vorgeschobene Kopfposition führt zu einer mangelnden spinalen Stabilität und zu Stress in der oberen Halswirbelsäule.

1. Durch die vorgeschobene Position kommt es zu einer Kompression der cerebrospinalen Flüssigkeit, was zu einer Unterversorgung des Gehirns führen kann. Versuche daher, diese Position zu vermeiden.
2. Achte bei deinem Training zur verbesserten Haltungssteuerung auf eine optimale Nackenposition. Diese ist in der Regel durch ein Zurückziehen des Kinns zu erreichen, bis du eine Zugspannung im oberen Nacken spürst. Achte dabei darauf, den Nacken lang und den Blick geradeaus zu halten. Dies wird auch als neutrale Kopfposition bezeichnet.
3. Um die optimale Nackenposition zu trainieren, empfiehlt es sich, einen zusätzlichen Widerstand in Form eines Widerstandsbands zu verwenden. Ankere dafür ein Band auf Augenhöhe, lege es um den Kopf und ziehe das Kinn in die neutrale Kopfposition ein. Führe diese Bewegung etwa zehnmal aus oder halte die optimale Nackenposition gegen den Widerstand für 30 bis 60 Sekunden.

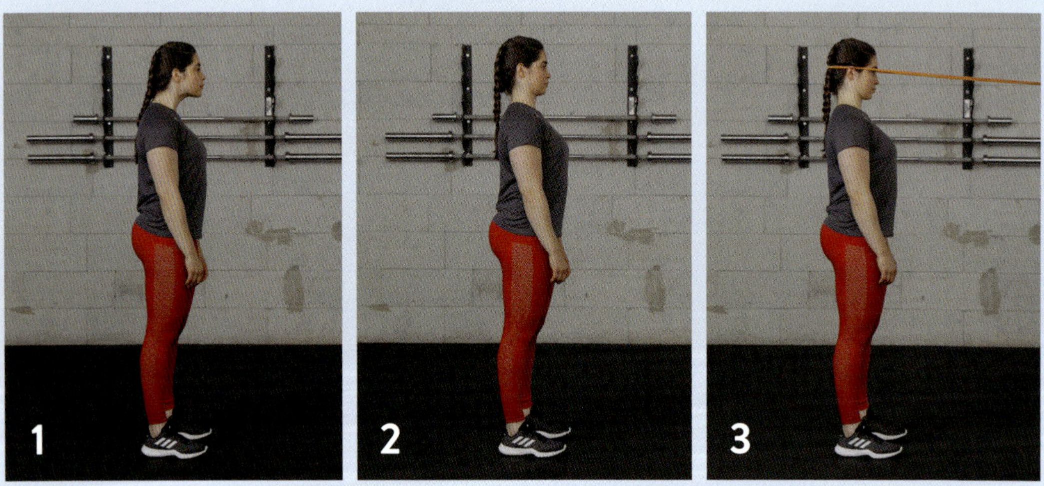

Halbkniende Drückbewegung

1. Positioniere dich in den Halbkniestand mit einer Kurzhantel. Halte das rechte Bein vorn mit der Hand auf dem Oberschenkel abgestützt.
2. Führe die Drückbewegung auch auf der anderen Seite aus.
3. In der Endposition sollte die Kurzhantel mit geradem Rücken überkopf stabilisiert werden können.

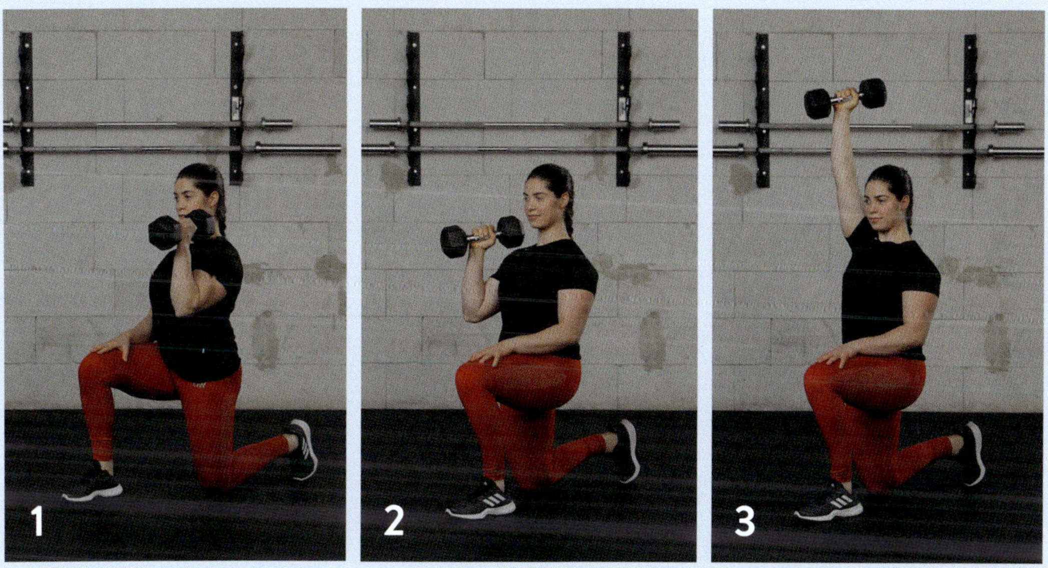

Beidseitige Mobilisationsübung zur reflexiven Stabilität

Dreidimensionale komplexe Bewegungen fördern die Aktivität des Kleinhirns. Gleichzeitig beidseitig ausgeführt, führt dies zu einer besseren Stabilisierung der Wirbelsäule über die Aktivierung des Kleinhirns.

1. Nimm einen hüftbreiten Stand ein, strecke die Arme und hebe sie etwas vor den Körper an. Balle die Hände zu leichten Fäusten. Mobilisiere die Schultern in einer synchronen Bewegung.
2. Führe beide Arme in einer schleifenförmigen Bewegung – ähnlich einer Acht – seitlich vor dem Körper. Je höher das Tempo der Bewegung, desto stärker muss das Kleinhirn stabilisierend eingreifen.

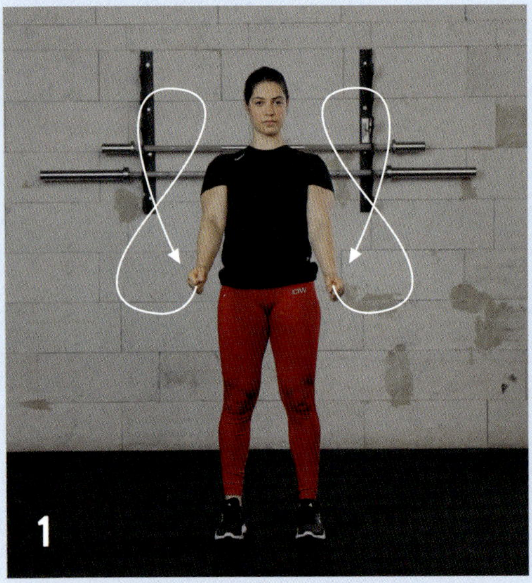
1

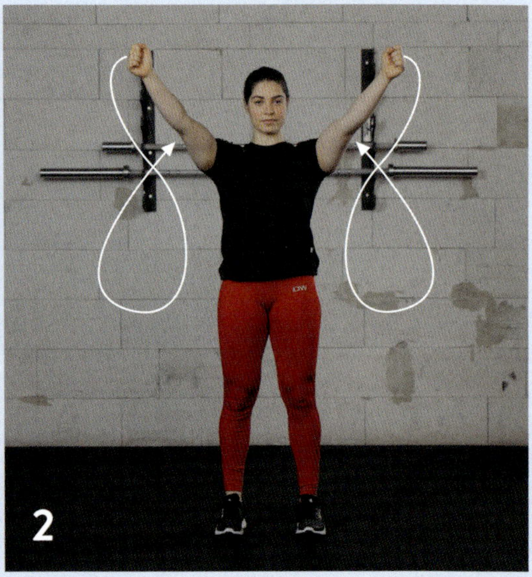
2

Kettlebell Press in unterschiedlichen Fußpositionen

Die Kettlebell ist ein optimales Tool zur Verbesserung der reflexiven Haltungskontrolle. Durch den tiefen Schwerpunkt lässt sie sich leichter kontrollieren bei gleichzeitiger Möglichkeit, auch ballistische Übungen auszuführen.

1. a Die Grundposition ist, die Kettlebell vor der Schulter zu halten und eng am Körper zu positionieren. Eine kompakte Haltung sorgt für eine bessere Stabilität. Die gegenüberliegende Hand ist zur Faust geballt, um den Irradationseffekt zu nutzen und mehr Ganzkörperspannung zu erzeugen.

1. b Drücke die Kettlebell überkopf. Achte auf eine stabile Ausrichtung der Wirbelsäule.

2. Ein breiter Stand erleichtert die Drückbewegung. Vor allem Sportler mit einem breiteren Gang profitieren von dieser Regression.

3. Der Tandemstand ist eine große Herausforderung. Halte die Knie durchgedrückt und achte darauf, beim Drücken nicht mit dem Becken auszuweichen.

4. Neben dem Tandemstand ist der einbeinige Stand die größte Herausforderung. Du wirst in dieser Position deutlich schwächer sein. Je geringer die Unterstützungsfläche unter den Füßen abseits des Körperschwerpunkts ist, desto geringer ist die Kraftleistung.

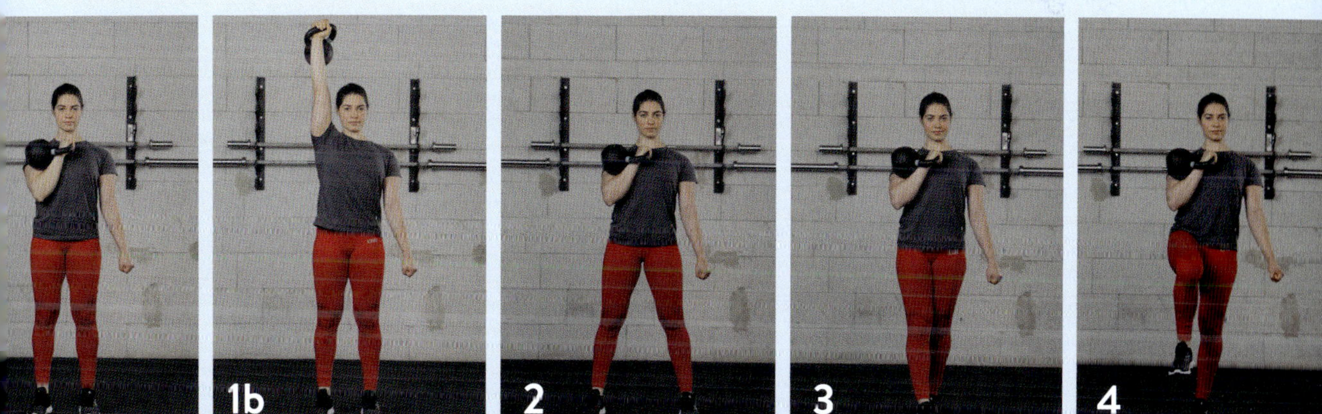

Kurzhantel-Bankdrücken unilateral

Um die Stabilität in den Schultern zu erhöhen, eignet sich grundsätzlich das Bankdrücken besser mit der Kurzhantel als mit der Langhantel.

1. Lege dich mit zwei Kurzhanteln auf die Bank. Passe gegebenenfalls den Winkel der Bank deinen Bedürfnissen an. Je größer der Winkel der Bank ist, desto größer ist die Bewegungsamplitude der Schulter.
2. Führe alternierendes Drücken aus, indem du auf einer Seite die Kurzhantel hochdrückst, während die andere Hantel unten bleibt. Halte dabei die Hantel leicht außerhalb der senkrechten Position, um die Spannung im Brustmuskel zu erhöhen.
3. Drücke nun auch die andere Hantel nach oben und senke dann wieder die erste Hantel ab, gefolgt von der zweiten Hantel. Alternativ kannst du beim Drücken einer Kurzhantel auch die andere Kurzhantel senken. Daraus ergibt sich eine Drück-Zug-Bewegung, was einer Schulterflexion und -extension beim Gangbild entspricht.

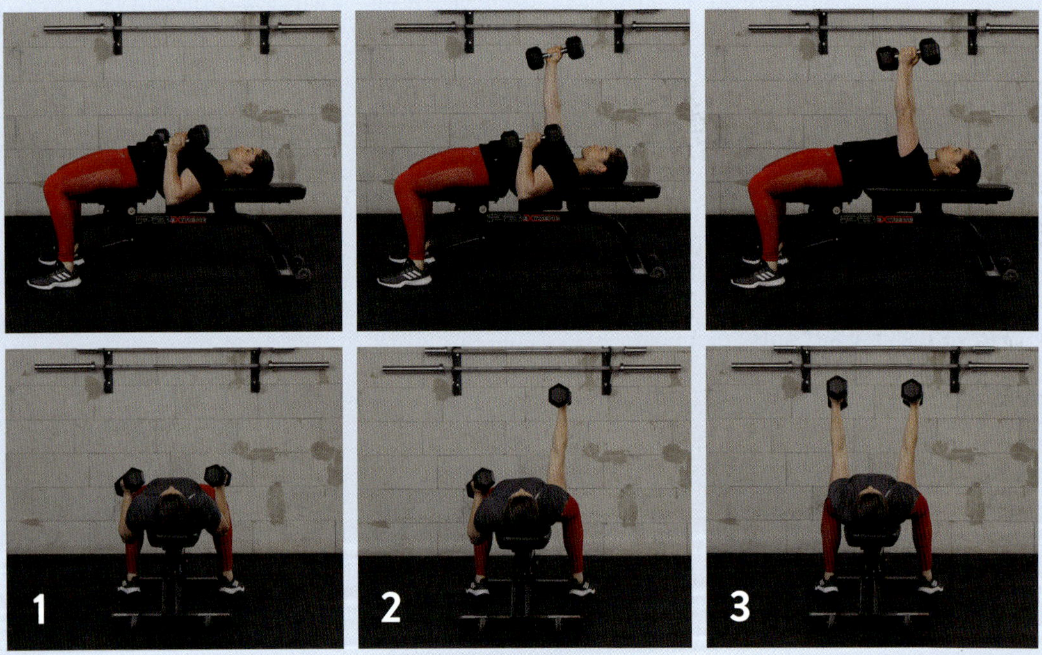

Variante 1: Kurzhantel-Bankdrücken mit einer Hantel

1. Führe als weitere Variante das Drücken nur auf einer Seite aus, während der andere Arm zur Decke geballt in Streckung bleibt. Dadurch bist du gezwungen, dich auf der Seite ohne Kurzhantel mehr zu stabilisieren und den Arm isometrisch unter Spannung zu halten.
2. In der Endposition sind beide Arme oben, während du die Kurzhantel in einer Hand hältst.

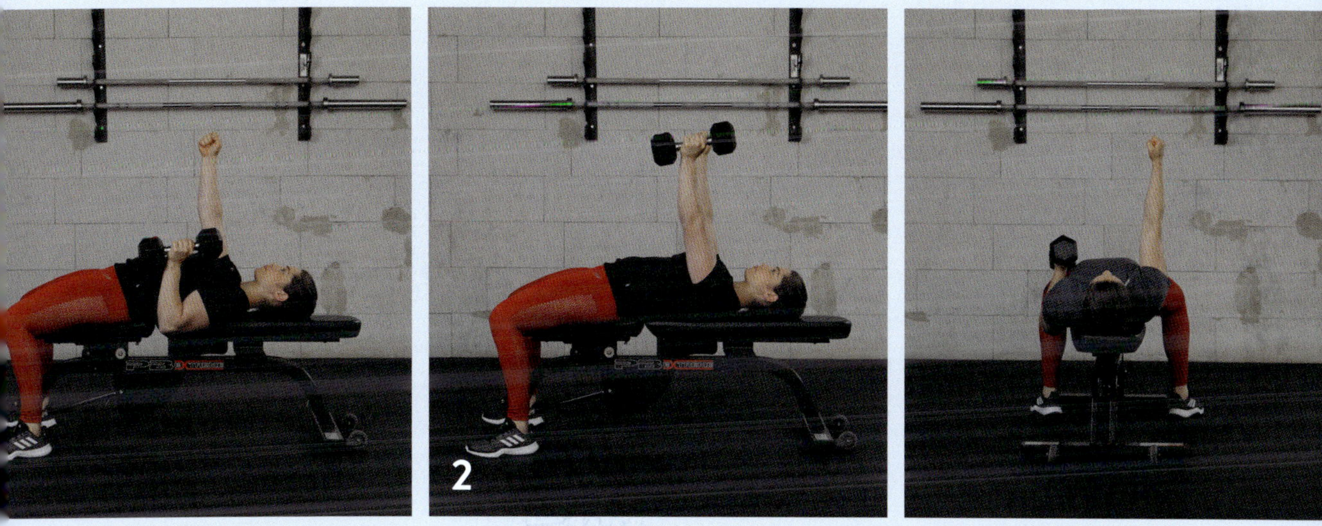

Kurzhantel-Bankdrücken unilateral, Ausgangsposition von hinten dargestellt.

Variante 2: Kurzhantel-Bankdrücken mit abgelegtem Arm

1. Der freie Arm kann auch auf den Oberschenkel gelegt werden. Dies vergrößert die Rumpfstabilität während der Drückbewegung, erschwert aber auch die Kontrolle der Kurzhantel in der Drückbewegung.
2. Hier siehst du das Ende der Drückbewegung, während der gegenüberliegende Arm stabilisierend auf dem Oberschenkel liegt.

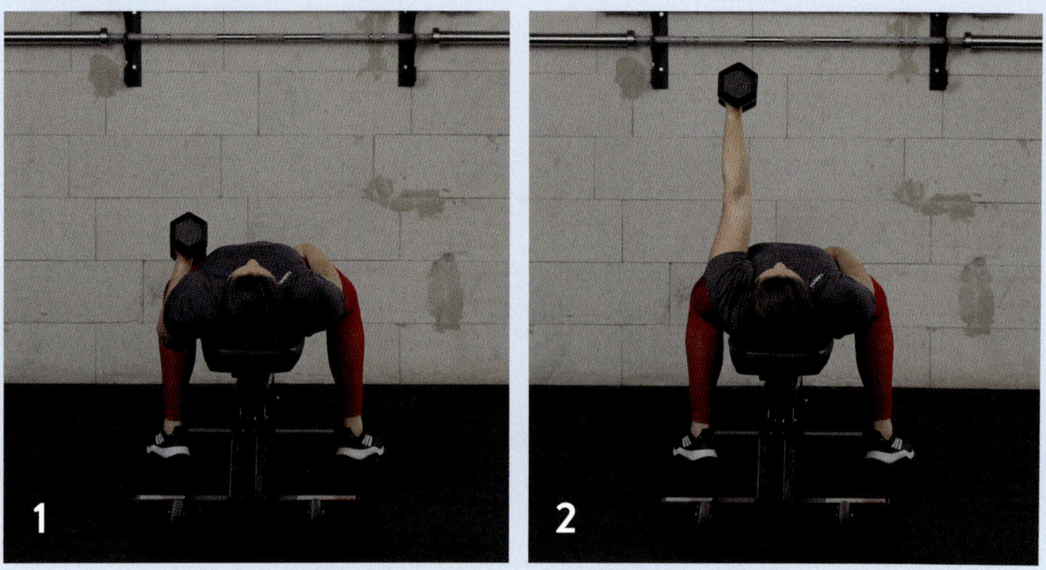

Bankdrücken mit Ketten

Das Bankdrücken mit Ketten stellt eine der häufigsten Formen des Perturbationstrainings dar, bei dem das Pendeln des Gewichts die erforderliche neuromuskuläre Kontrolle vergrößert. Dadurch wird diese Bewegung auch mit geringen Lasten zu einer hohen Anforderung. Befestige die Gewichtsketten an der Langhantel. Es kann erforderlich sein, die Ketten mehrfach um die Hantel zu wickeln, da der Langhantelweg relativ kurz ist. Je mehr Kettenglieder angehoben werden, desto größer ist das Gewicht am Ende der Bewegung. Diese Form des Krafttrainings wird auch »angepasstes Widerstandstraining« genannt.

1. Das Gewicht wird in der tiefen Ablage am Brustbein gehalten.
2. Drücke das Gewicht nach oben und stabilisiere es in der gestreckten Position ein paar Sekunden, bis du das Gewicht kontrolliert wieder herablässt. Führe etwa sechs bis acht Wiederholungen aus. Durch die erhöhte neuromuskuläre Kontrolle wirkt diese Übung schnell ermüdend.

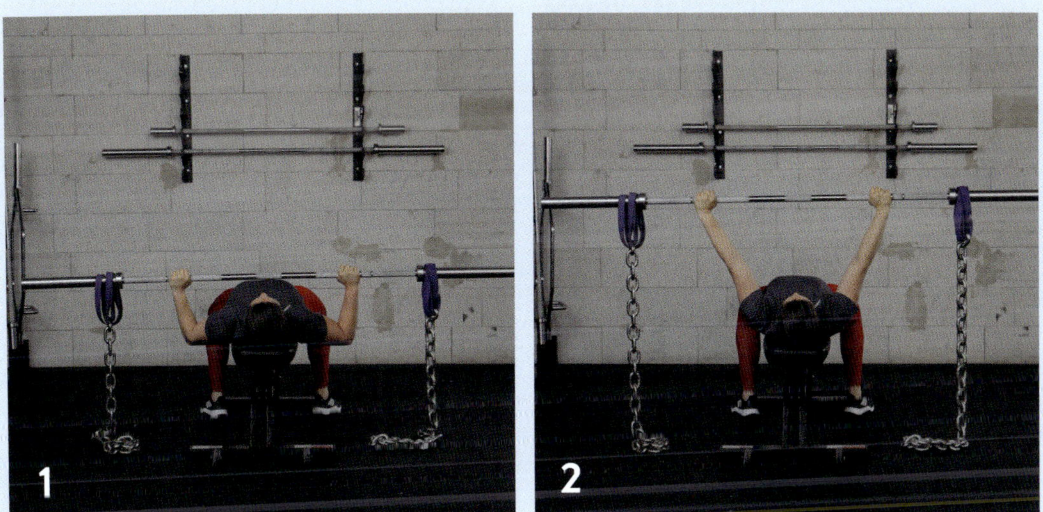

Kniebeuge mit Ketten

1. Befestige die Ketten an der Langhantel. Die Ablageposition der Hantel sollte etwa auf Höhe der Achseln sein. Greife die Hantel etwa schulterbreit.
2. Tauche unter dem Gewicht ab und positioniere die Langhantel im oberen Rücken. Die Ellenbogen werden unter die Langhantel geführt. Beuge die Knie, bevor du das Gewicht heraushebst.
3. Hebe das Gewicht aus den Knien und aus der Hüfte an und mache einen Schritt aus der Ablageposition nach hinten.
4. Beuge das Gewicht.

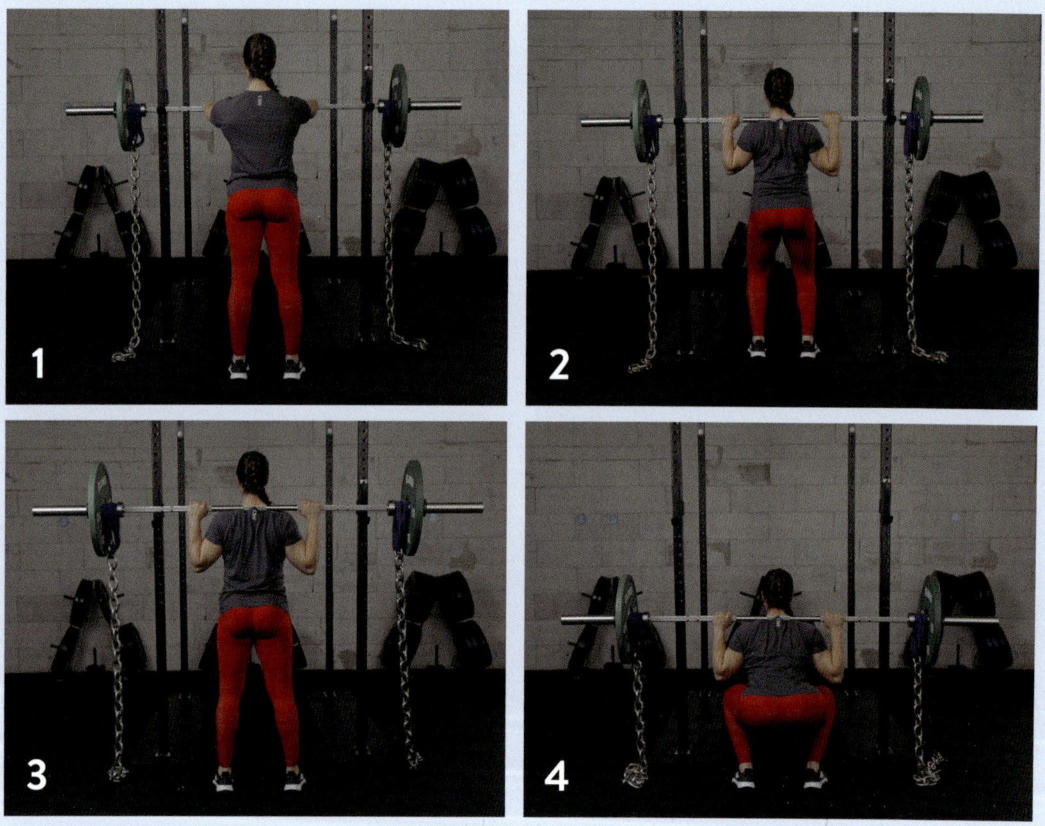

Kettlebell Press stehend

Die Verwendung eines Kontergewichts auf der kontralateralen Seite fördert die Stabilität des Rumpfs während der Drückbewegung.

1. Halte eine gleichschwere Kettlebell in der einen Hand, während die andere Kettlebell vor der Schulter ruht.
2. Drücke nun die Kettlebell hoch und nutze die hängende Kettlebell zur verbesserten Stabilität im Rumpf.

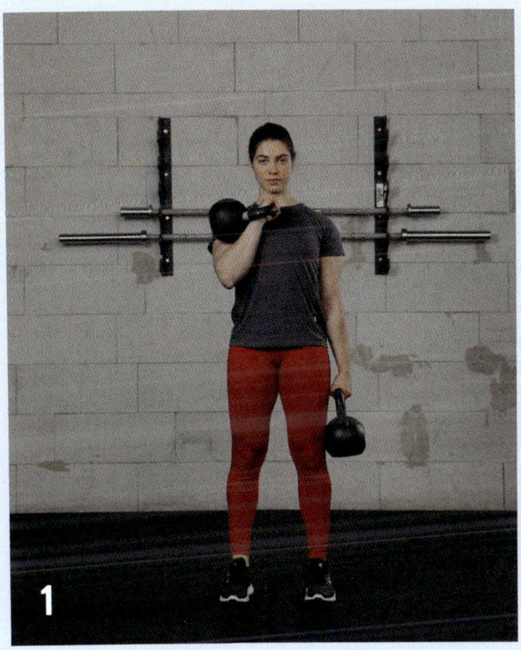

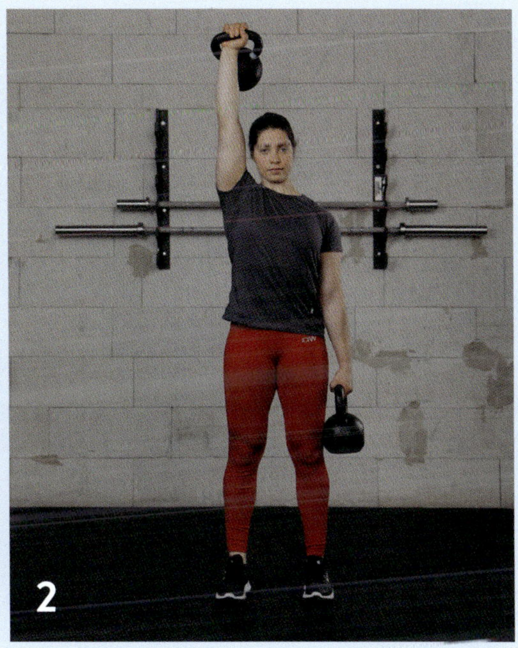

Uneven Weight Training – Kreuzheben

Das »Uneven Weight Training« ist das Training mit ungleichen Gewichten bei bilateralen Bewegungen. Dies erfordert eine stärkere propriozeptive Rumpfkontrolle und eine verbesserte Koordination des Kleinhirns. Auf einer Seite sollten etwa 10 Prozent mehr Gewicht genommen werden. In diesem Beispiel wird Kreuzheben mit mehr Gewicht auf der linken Seite ausgeführt. Das Gewicht sollte auf der Seite der reduzierten spinalen Kontrolle leichter sein.

1. Stelle dich etwa 2 bis 3 Zentimeter vor die Stange. Greife mit langen Armen an die Stange und halte mit den Knien Druck gegen die gestreckten Arme. Die Wirbelsäule ist lang mit angehobenem Brustbein.
2. Hebe das Gewicht an und achte auf eine gleichmäßige Zugbewegung.

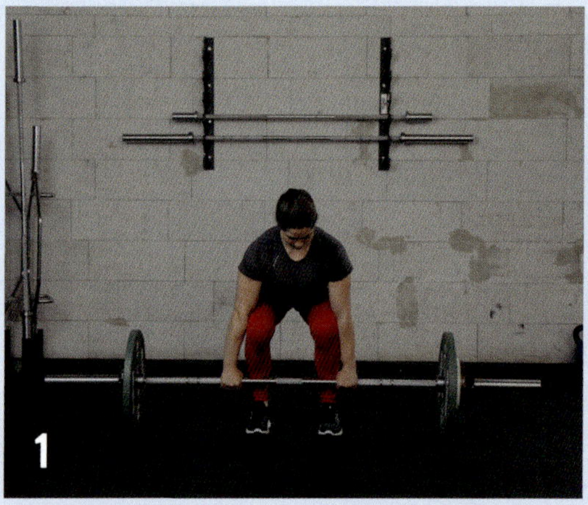

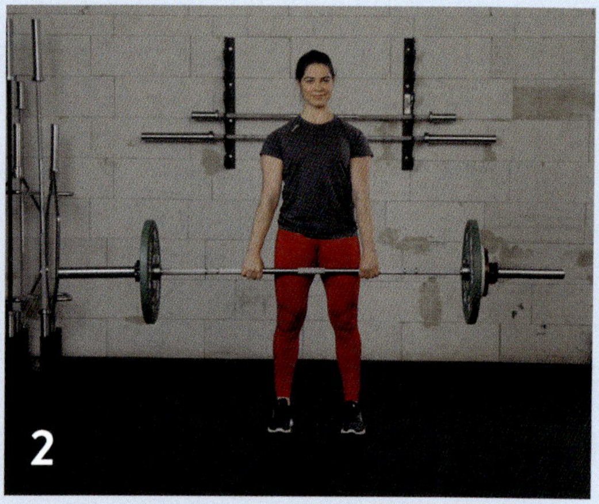

Countermovement Jump

Der Countermovement Jump ist zwar keine klassische Kraftübung, eignet sich jedoch hervorragend zur reaktiven Stabilität vor allem im Kniegelenk.

1. Gehe in die Beuge und hole mit den Armen nach hinten aus.
2. Schiebe die Arme kraftvoll nach vorn, strecke explosiv die Knie und die Hüfte und springe nach oben ab.
3. Lande auf einem Bein und versuche, das Wackeln auf ein Minimum zu reduzieren. Halte die Knie und Hüfte kurz gebeugt und prüfe das Gleichgewicht.

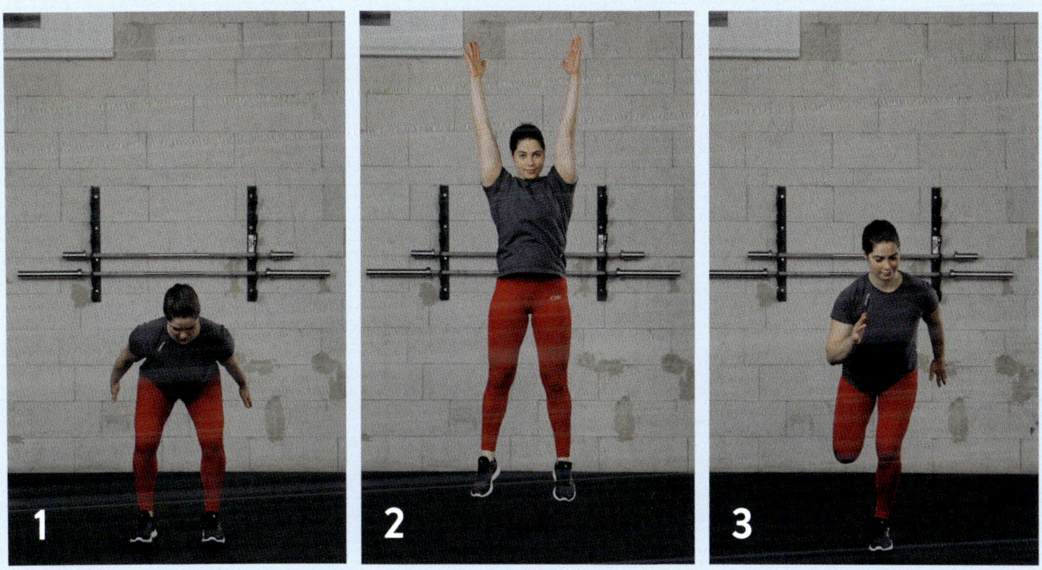

Perturbationstraining

Unser Gehirn nutzt häufig Co-Kontraktion von Muskeln, um Bewegungsgenauigkeit zu erzeugen.[77] Die Co-Kontraktion bezieht sich auf die zusätzliche Kontraktion eines Antagonisten während der Arbeit des Agonisten. Vor allem beim Bewegungslernen muss unser Nervensystem sich angewöhnen, Bewegungsfehler zu korrigieren und überschüssige muskuläre Aktivität zu eliminieren. Dies erfordert ein Zusammenspiel der gelenkumgebenden Muskeln, bestehend aus Agonisten, Antagonisten und Synergisten. Aus diesem Zusammenspiel resultiert die dynamische Gelenkstabilität mit dem Ziel, Perturbation auf ein Minimum zu reduzieren. Perturbation kann entweder aus den willkürlichen Bewegungen oder durch Einfluss von außen passieren. Bewegungen erfordern immer eine dynamische Haltungskontrolle, da diese zu einer Perturbation des Körpers führen, also zu einer Störung, initiiert durch die eigene Bewegung. Daher bewirkt jede Bewegung mit Anforderung an die Stützmotorik immer ein gewisses Maß an Perturbation. Die zweite Variante bezieht sich auf die Perturbation von außen. Diese Version fehlt zum Beispiel beim Krafttraining mit geführten Gewichten und ist bei vielen anderen externen Gewichten ebenfalls deutlich reduziert. Dabei ist die von außen einwirkende Perturbation nicht nur abhängig von der Form des Gewichts, sondern auch von der Bewegung. Eine ballistische Bewegung wie sie zum Beispiel beim olympischen Gewichtheben der Fall ist, wirkt natürlich stärker perturbierend als ein Military Press mit einer Kettlebell.

Dabei erfolgt die neuromuskuläre Kontrolle in Abhängigkeit von den von außen einwirkenden Kräften und Drehmomenten, während der Körper mit seiner Umgebung interagiert.[78] Um diese dynamische Stabilität erzeugen zu können, muss das Nervensystem in der Lage sein, möglichst schnell auf geänderte Bedingungen zu reagieren. Dafür ist es erforderlich, dass unter anderem Flexoren und Extensoren zusammenarbeiten. Dabei werden diese Muskeln über einen Neuronenpool gesteuert, um synchronisiert aktiv werden zu können. Die Fähigkeit der Co-Kontraktion muss vor allem bei sich schnell ändernden Umweltbedingungen gegeben sein, um adäquat auf neue Reize reagieren zu können.

Störende Einflüsse von außen müssen unter anderem über das Kleinhirn und von den Basalganglien ausgeglichen werden. Normalerweise nutzt das Kleinhirn visuelle und propriozeptive Informationen, um Bewegungskorrekturen ausführen zu können. Steht das visuelle System nicht zur Verfügung, greifen die Basalganglien ein und helfen bei Korrekturmechanismen.[79] Das Kleinhirn korrigiert Bewegungsfehler sowie die Differenz zwischen vorhersehbarer und tatsächlicher Bewegung. Das Kleinhirn reagiert dabei auf Bewegungsfehler, die es in Form von sensorischen Informationen aus der Peripherie erhält. Unser Körper antwortet auf Perturbation über die Aktivierung von Muskelspindeln. Die Muskelspindeln regulieren das Alpha-Motoneuron und sind Teil des Dehnungsreflexes. Sie tragen zu unserer dynamischen Haltung bei und sorgen für eine Gelenkzentrierung. Muskelspindeln reagieren auf eine Längenänderung durch Dehnung oder Störung von außen.

Nach einer Störung oder schnellen Dehnung reagieren die Muskelspindeln, indem das Gehirn über die Veränderung informiert und gewarnt wird, sodass Haltung und Gelenkkontrolle aufrechterhalten werden können. Die verbesserte Gelenkkontrolle wird über eine Zunahme der Co-Kontraktion in der an dem Gelenk ansetzenden Muskulatur erreicht. Dies verbessert unter anderem die propriozeptive Sensitivität, was in einer verbesserten Gelenkkontrolle resultiert.[80] Perturbation sorgt also für eine verbesserte neuromuskuläre Stabilität der Gelenke.

Obwohl die reflexive Stabilität, die durch Perturbationstraining ausgelöst wird, auf spinaler Ebene erfolgt, gibt es höher gelegene kortikale Bereiche, die diesen Reflex modulieren können. Solltest du prüfen wollen, ob ein Bügeleisen heiß ist, antizipierst du eine starke Hitze und bist sofort bereit, die Hand schnellstmöglich wegzuziehen. Wenn du ein heißes Backblech aus dem Ofen ziehst, antizipierst du ebenfalls eine starke Hitze und wirst den Flexorreflex wahrscheinlich unterdrücken, um das Backblech nicht fallen zu lassen. Reflexe können daher in zwei Richtungen moduliert werden: im Bereich der Inhibierung und der Verstärkung. Die Modulation findet überwiegend auf kortikaler und auf Stammhirnebene statt.[81] Wenn ich also weiß, dass eine bestimmte Bewegung zu einer Perturbation führt, kann ich mich leichter darauf vorbereiten und darauf reagieren. Dies ist zum Beispiel der Fall, wenn man mit instabilen Gewichten arbeitet oder die

Übung Chaos-Liegestütze ausführt. Der Sportler kann in diesem Fall die Perturbation antizipieren und sich darauf einstellen. Schwieriger ist es, wenn keine Perturbation erwartet wird. Eine unerwartete Perturbation kann daher zu einem Versagen der posturalen Kontrolle führen, was sich dann zum Beispiel als Verwundung durch Kontaktverletzungen in athletischen Sportarten wie dem Fußball oder dem Handball zeigt.

Bereits Sherrington bezeichnete das Kleinhirn als Kopf der Propriozeption.[82] Das Kleinhirn steht in Verbindung mit den Muskelspindeln und dem Dehnreflex über den reticulospinalen Pfad. Über das Kleinhirn werden Haltungskorrekturen basierend auf den Informationen des propriozeptiven Systems durchgeführt. Dabei kommuniziert das Kleinhirn mit dem vestibulären System, um für eine Aufrechterhaltung des Körpers zu sorgen. Die enge Verbindung mit den Rezeptoren und dem Kleinhirn ist nicht nur notwendig für die Kontrolle der Haltung während des Ganges, sondern für jegliche dynamische Haltungskontrolle bei allen Gelenkbewegungen und störenden Einflüssen wie der Perturbation. Daher gilt der Dehnreflex auch für Korrekturen und zur Stabilisierung der Extremitäten.

Perturbation kann in der Praxis auf unterschiedliche Arten ausgeführt werden. Grundsätzlich unterscheide ich primär zwischen einer rhythmischen und einer arrhythmischen Perturbation. Bei der rhythmischen Perturbation wird der Sportler vom Coach oder Partner in einem bestimmten Rhythmus, aber an immer anderen Körperstellen gestört. Aufgrund der zu erwarteten Störung fällt es dem Sportler leichter, die posturale Kontrolle aufrechtzuerhalten. Vor allem bei einem langsamen Rhythmus kann sich der Sportler leichter auf die Störung einstellen. Daher stellt diese Form der Perturbation einen guten Einstieg in das Perturbationstraining dar und eignet sich vor allem zur verbesserten Gelenkstabilisierung nach Verletzungen oder bei chronischen Schmerzen. Die arrhythmische Perturbation kommt in der Praxis am häufigsten vor. Die Störung erfolgt meist relativ schnell aufeinander folgend in einem unwillkürlichen Rhythmus, sodass sich der Sportler auf den Reiz immer wieder neu einstellen muss. Wichtig beim Perturbationstraining ist, dass der Sportler genug Zeit erhält, seinen Körper nach der Störung wieder zu stabilisieren. Ich empfehle je nach Übung und Position maximal vier Störungen pro Sekunden, da eine reflexive Haltungskontrolle etwa 250 Millisekunden betragen kann. Als weitere Variable setze ich die Intensität an. Anfangs sollte nur leicht perturbiert werden, wenn notwendig, kann die Stärke der Perturbation dann nach und nach erhöht werden. Ist das Ziel, einen Transfer zum Sport wie American Football oder Fußball zu schaffen, sollte intensiv perturbiert werden, um einen optimalen Transfer erzeugen zu können. Je stärker die Perturbation, desto größer sollte der zeitliche Abstand zwischen den störenden Reizen ausfallen.

Rhomberg mit Perturbation

Der Rhomberg-Test mit Perturbation eignet sich sehr gut, um die Seite der Instabilität zu prüfen. Wir neigen dazu, eher in Richtung der dysfunktionalen Seite abzudriften.

1. Stelle dich aufrecht hin und überkreuze deine Arme. Solltest du bereits zu einer bestimmten Seite neigen, deutet dies bereits auf eine mangelnde Stabilität hin
2. Dein Partner perturbiert dich an verschiedenen Stellen, unter anderem an beiden Schultern, um einen Vergleich anstellen zu können. Es sollte immer mit derselben Intensität gestört werden.
3. Störe auch an beiden Hüften. Grundsätzlich ist es einfacher, einer Störung an der Hüfte zu widerstehen als an der Schulter.

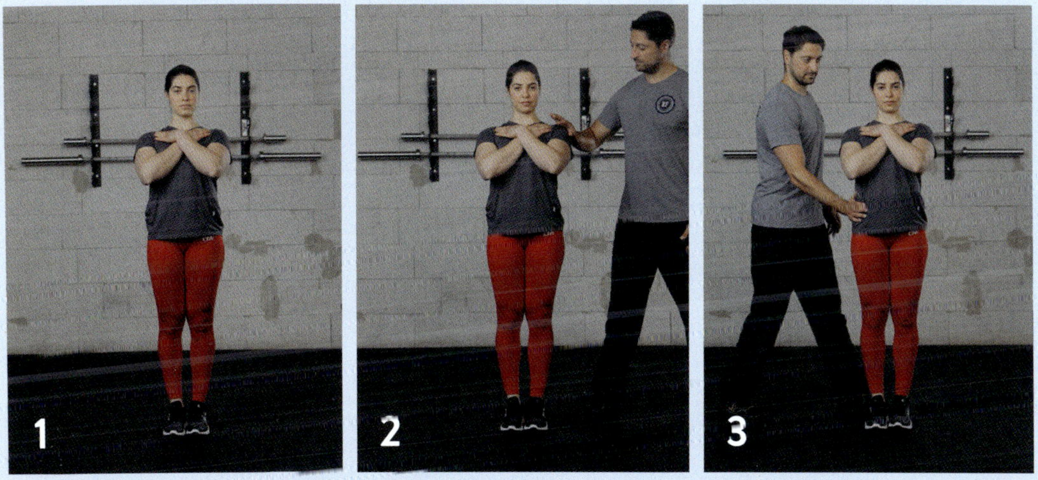

Kettlebell Press mit Perturbation

1. Bei der Perturbation kann das Band am Oberarm geankert werden. Der Zug sollte aus unterschiedlichen Richtungen ausgeführt werden, um die dynamische Stabilität der Gelenke während der Bewegung zu verbessern.
2. Die Perturbation kann zuerst in der gestreckten Position erfolgen, während die Kettlebell überkopf kontrolliert wird. In der Isometrie ist Perturbation einfacher als in der Bewegung.

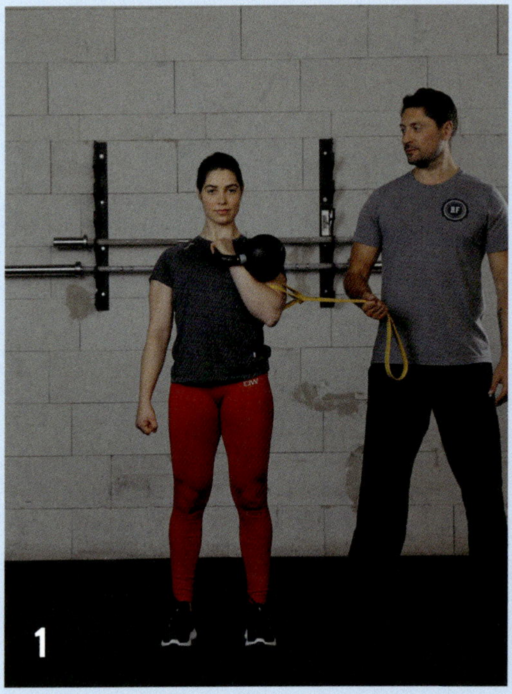

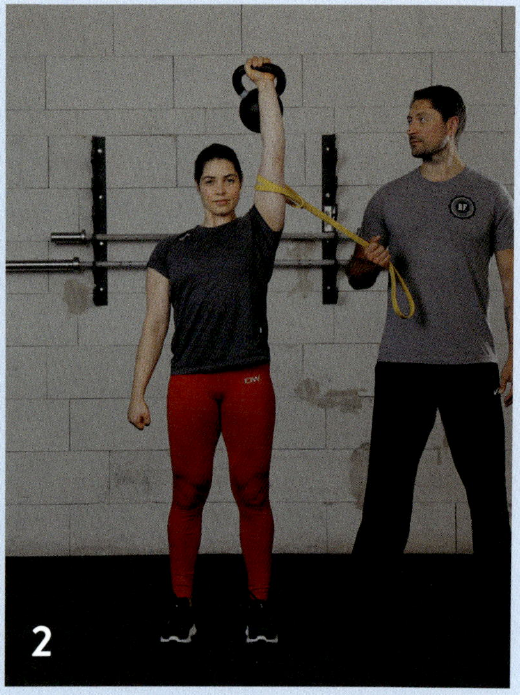

Kurzhantel-Rudern mit Perturbation

1. Bei der Perturbation können nicht nur die Extremitäten, sondern auch die Gewichte geankert werden. Befestige das Widerstandsband an der Kurzhantel. Die andere Seite kann vom Partner festgehalten oder an einer anderen Stelle ebenfalls geankert werden.
2. Führe eine Zugbewegung aus dem Ellenbogen aus und stabilisiere dabei die Kurzhantel. Ein Offset-Grip (Daumen und Zeigefinger am vorderen Ende der Kurzhantel) erleichtert die Stabilisierung, während ein Reverse Offset-Grip (kleiner Finger am hinteren Ende der Kurzhantel) die Stabilisierung erschwert.

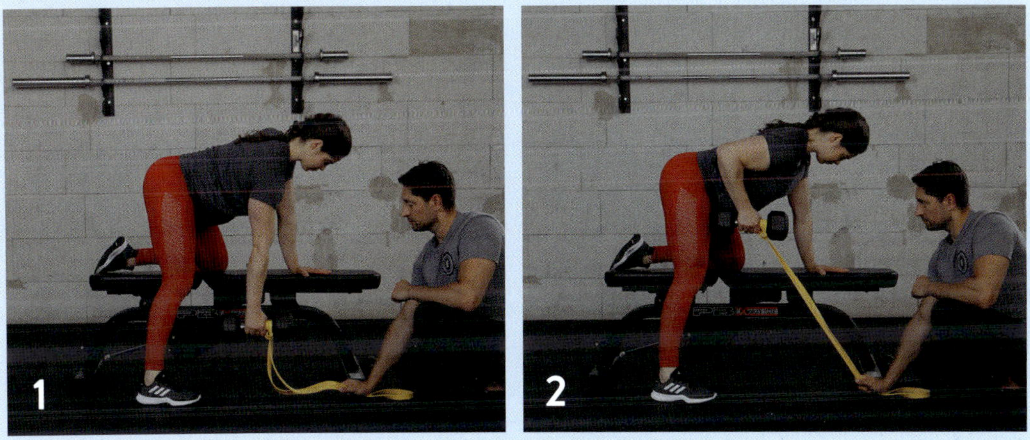

Kurzhantel-Bankdrücken und Perturbation

1. Befestige das Widerstandsband am Ellenbogen. Das andere Ende wird vom Partner gehalten oder an einer Befestigungsstelle geankert.
2. Drücke das Gewicht nach oben.

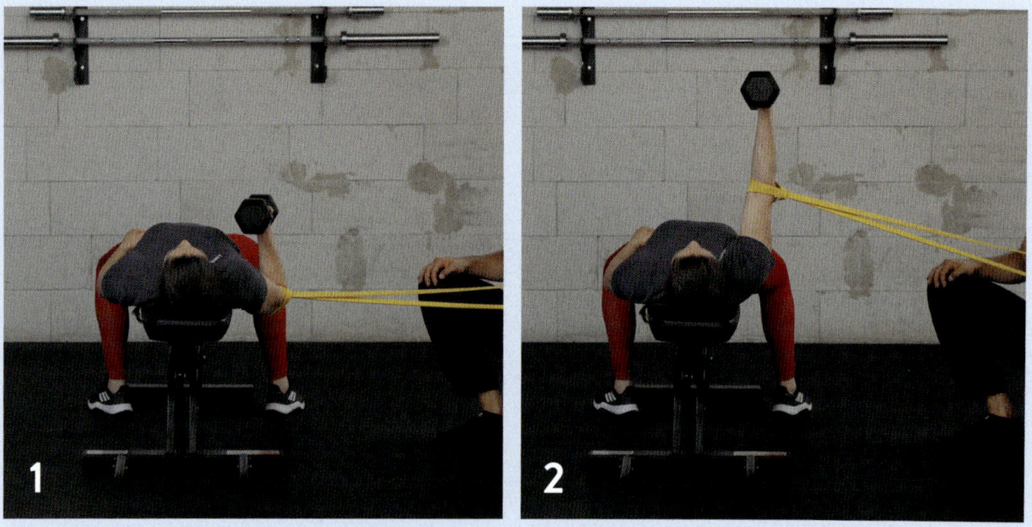

Liegestütz mit manueller Perturbation

1. Beginne in der oberen Liegestützposition, während der Partner dich an verschiedenen Stellen stört. Halte dabei die Körperspannung so gut wie möglich.
2. Die Perturbation sollte auch am Unterkörper ausgeführt werden.
3. Auch in der tiefen Position sollte perturbiert werden.
4. Als fortgeschrittene Variante führt der Partner die Perturbation während der Bewegung aus.

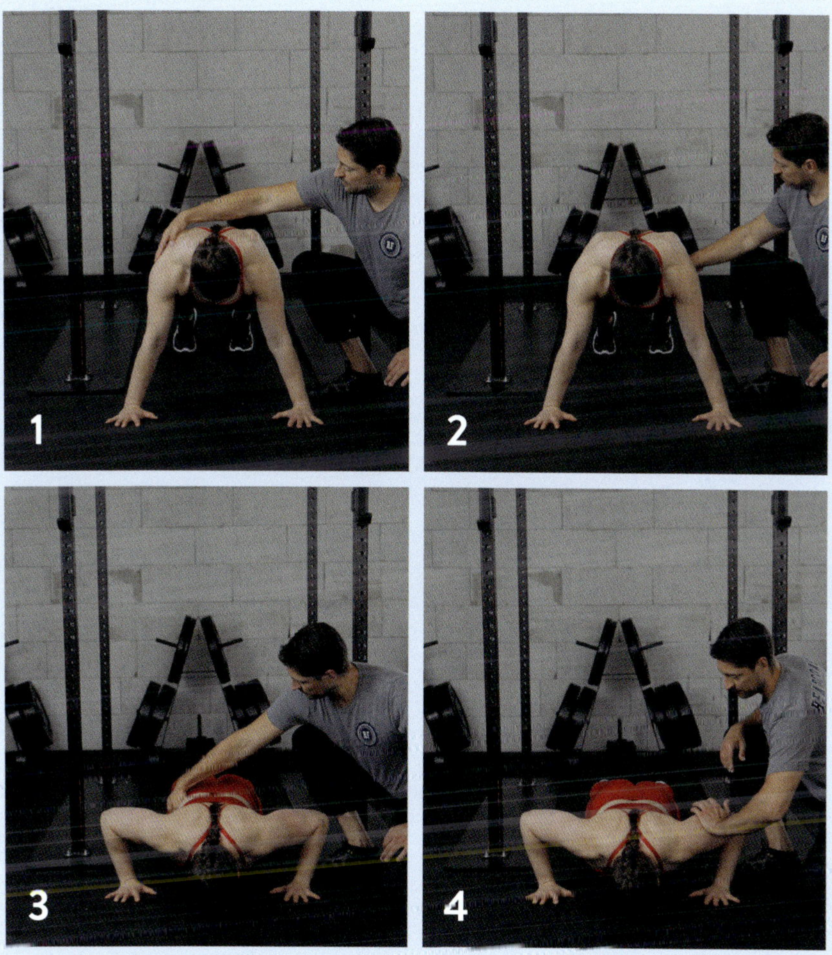

Perturbation in der Hocke mit visuellem Feedback

Perturbation kann auch mit der Verwendung eines visuellen Feedback-Systems kombiniert werden.

a–c Nimm die tiefe Hocke ein und halte den Laser konstant auf das Ziel vor dir ausgerichtet. Der Partner stört dich aus verschiedenen Richtungen. Dabei nutzt du das Feedback-System, um dich selbst während der Perturbation zu kontrollieren.

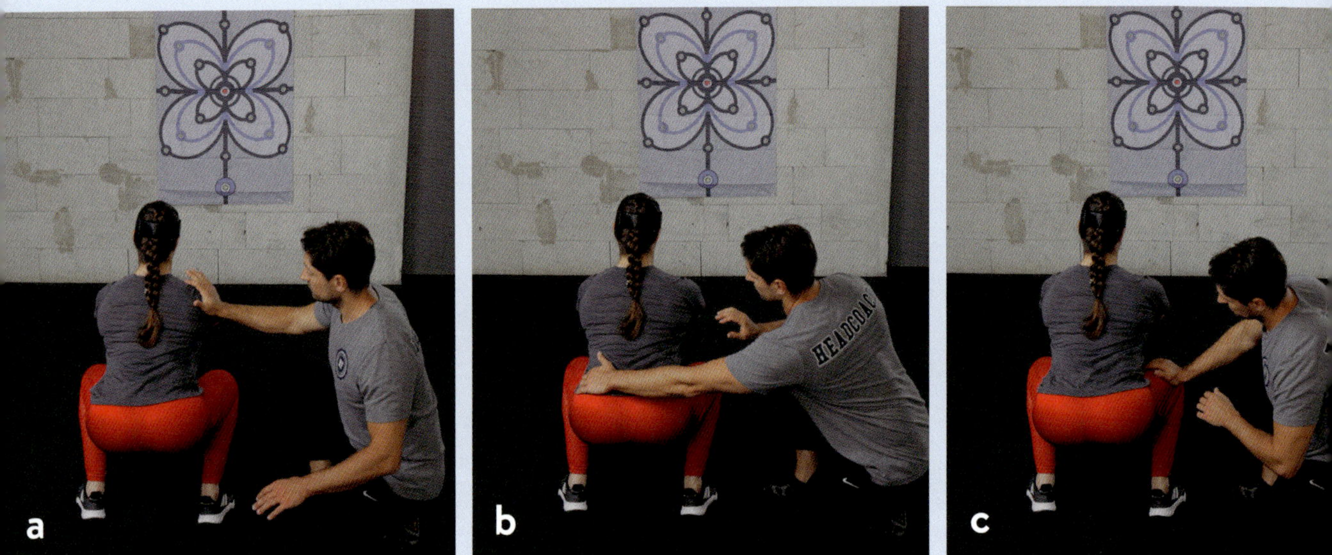

Kettlebell Hold mit Perturbation

1. Lege dich auf den Rücken, halte ein Bein zur besseren Stabilität angewinkelt und drücke die Kettlebell nach oben. Halte dabei die Schulterblätter zusammengezogen.
2. Dein Partner perturbiert deinen Arm, während du die Kettlebell stabilisierst.
3. Wichtig ist, von verschiedenen Seiten zu perturbieren, um die dreidimensionale Gelenkkontrolle zu verbessern.

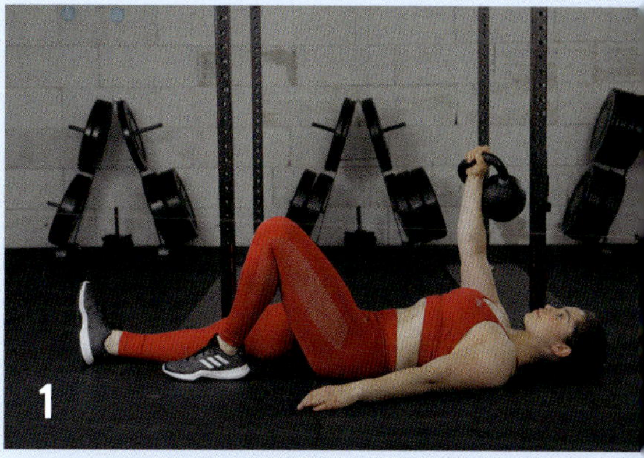

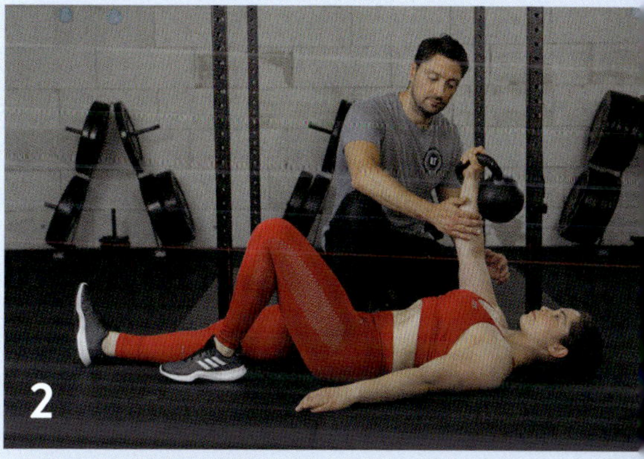

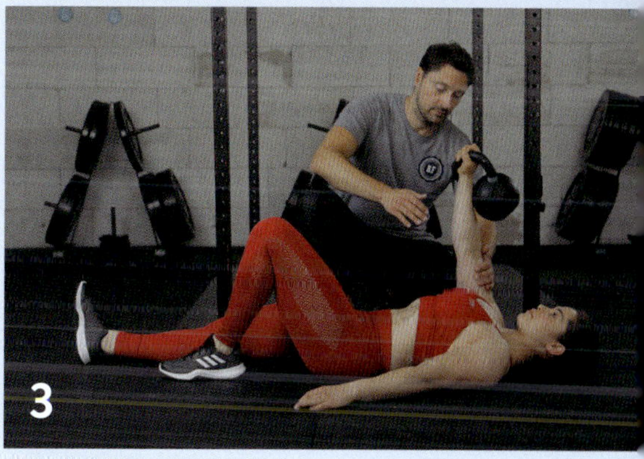

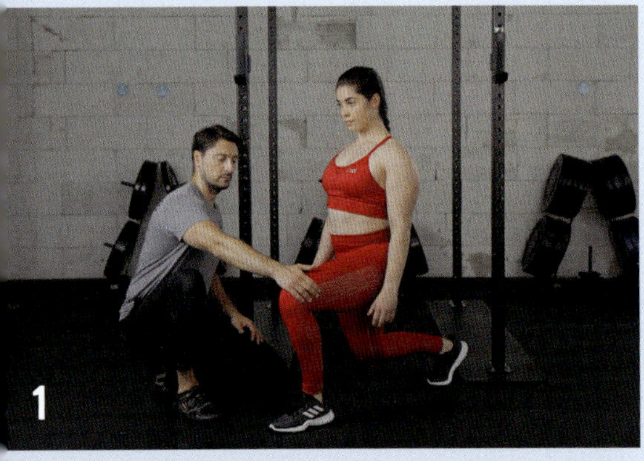

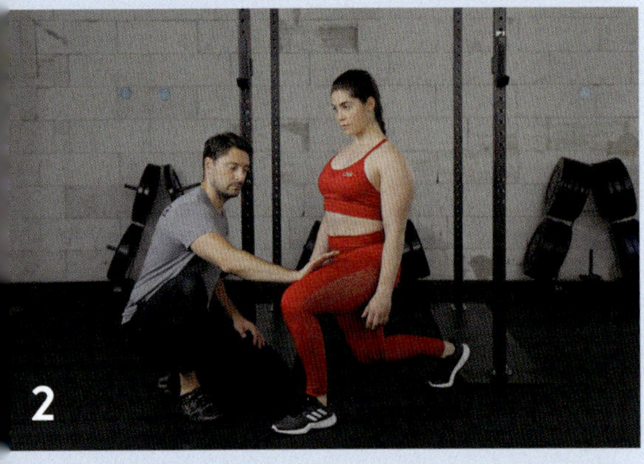

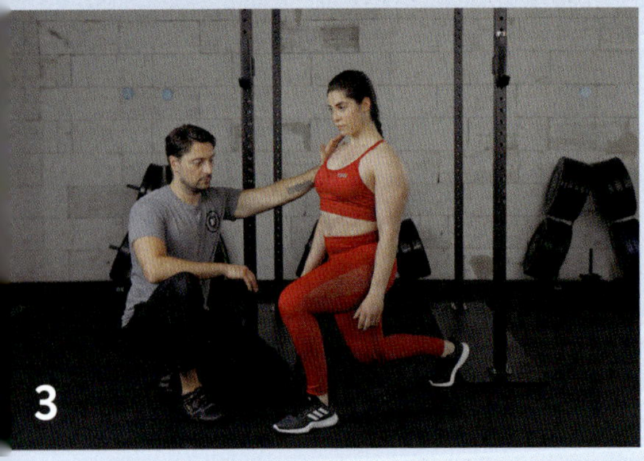

Ausfallschritt mit Perturbation

1. Gehe in den Ausfallschritt. Halte dabei die Beine im rechten Winkel. Während du die Position hältst, stört dich der Partner von verschiedenen Seiten.
2. Je weiter der Partner dich distal stört, desto schwieriger ist die Stabilisierung.
3. Denke auch daran, den Oberkörper zu stören, während die Beine isometrisch arbeiten.

Chaos-Liegestütz

1. Eine schwierige Form der Perturbation ist der Chaos-Liegestütz. Spanne ein Widerstandsband quer über die Safety Pins an einem Rack oder an einer anderen Befestigung. Greife das Band und stabilisiere dich, bevor du die Arme beugst. Je breiter du greifst, desto einfacher wird der Liegestütz.
2. Beuge die Arme langsam und halte dich während des Liegestützes so stabil wie möglich. Halte die tiefe Position für ein paar Sekunden.

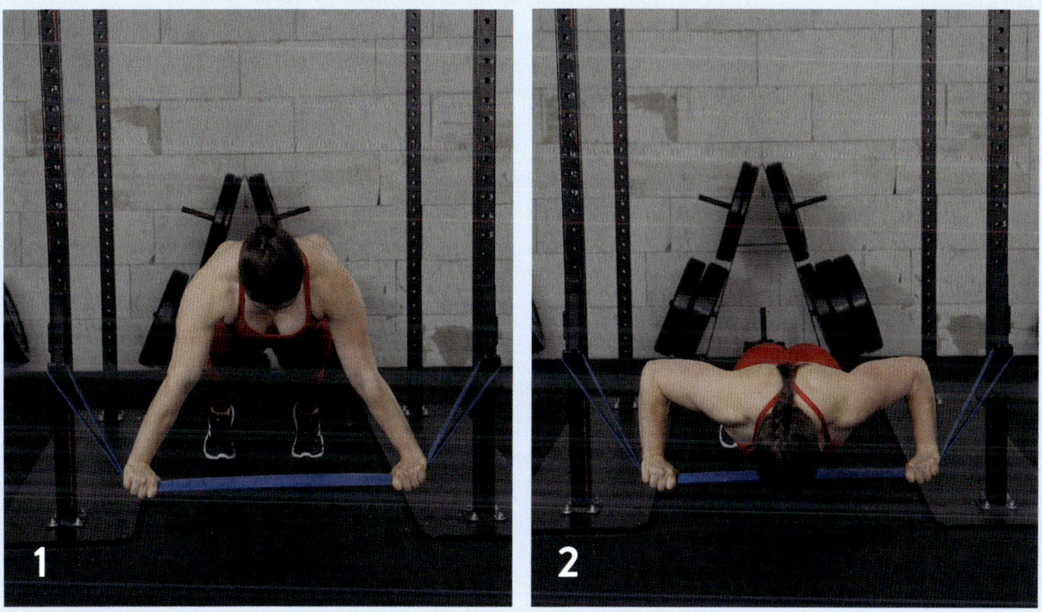

Zug zur Stirn mit Perturbation

1. Befestige ein Widerstandsband ungefähr auf Augenhöhe und führe es durch eine Hantelscheibe. Greife das Ende des Bandes mit beiden Händen. Halte die Beine leicht gebeugt und das Becken aufgerichtet.
2. Ziehe die Hände mit dem Handrücken explosiv zur Stirn und stabilisiere in dieser Position isometrisch, bis das Schaukeln der Hantelscheiben aufhört. Die Ellenbogen sollten sich leicht oberhalb der Schultern befinden.

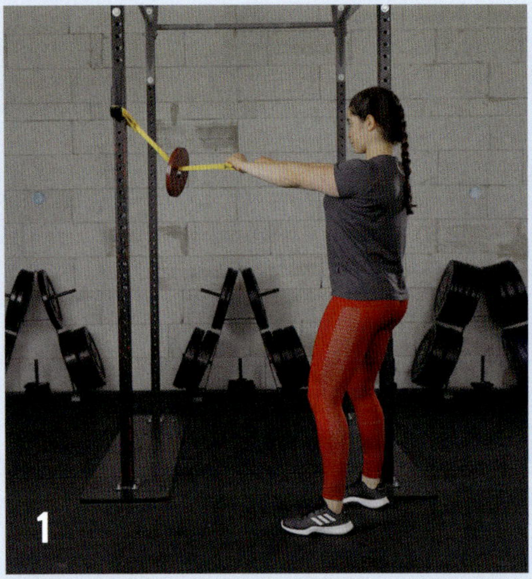

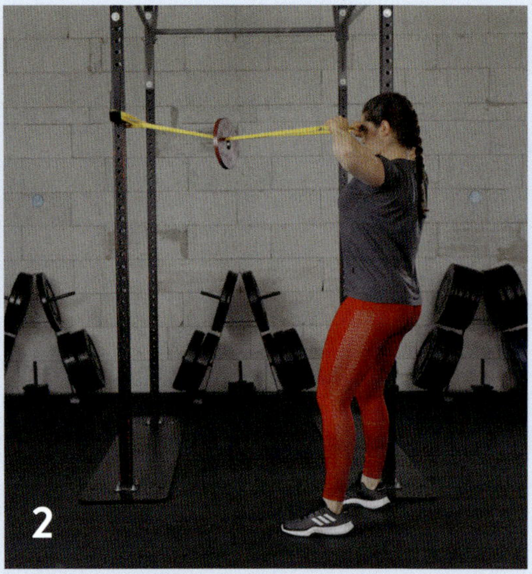

Palloff Press mit Perturbation

1. a Befestige ein Band ungefähr auf Schulterhöhe und führe es durch eine Hantelscheibe. Greife das andere Ende und halte es vor der Brust.
1. b Drücke die Arme explosiv nach vorn und halte die Position, bis das Schaukeln aufhört. Halte dabei die Bauchspannung aufrecht.
2. Als Ergänzung kannst du aus dieser Position einen Schritt nach vorn in den diagonalen Ausfallschritt machen.
3. Führe einen diagonalen Ausfallschritt mit links aus. Alternativ kannst du auch eine andere Ausfallschrittvariante wählen.

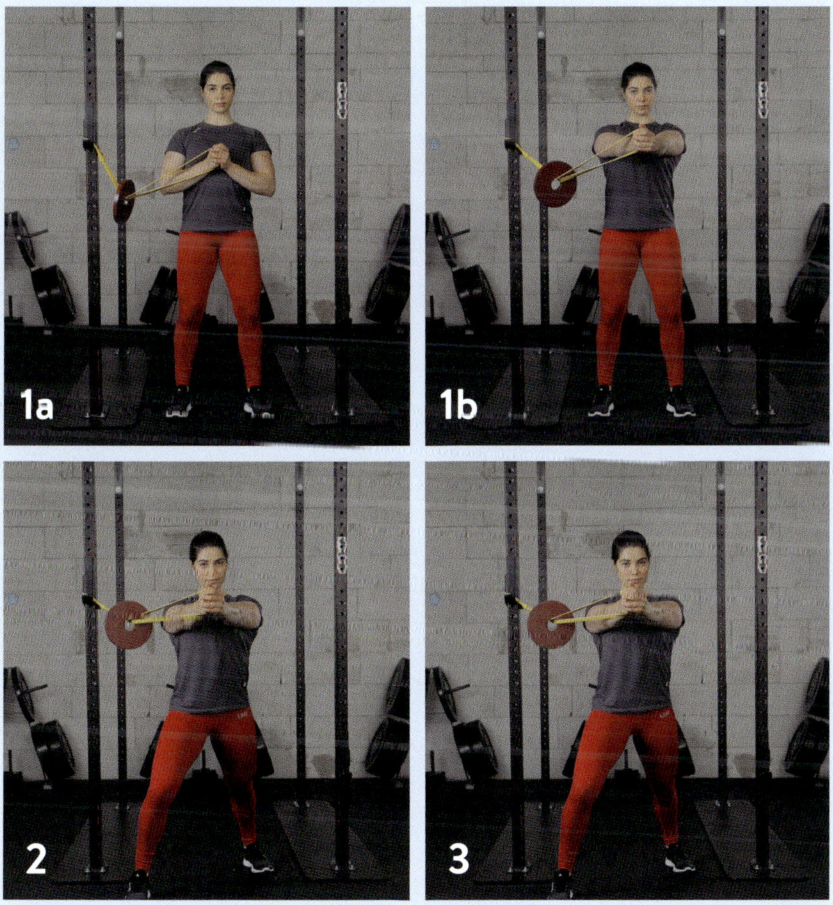

Krafttraining auf instabilem Untergrund

Eine besondere Form der Perturbation ist das Training auf instabilen Untergründen (»Unstable Surface Training«). Je höher das Ausmaß der Instabilität, desto größer ist die empfundene Bedrohung des Gehirns. Häufig wird der Nutzen von Training auf instabilen Untergründen mit einer erhöhten EMG-Aktivität gerechtfertigt. Dabei wird jedoch eine höhere EMG-Aktivität als etwas Positives missinterpretiert. Die erhöhte EMG-Aktivität ist primär nur ein Indikator dafür, dass das Nervensystem stärker feuert, nicht jedoch, dass tatsächlich mehr Muskelspannung aufgebaut wird.

Die Erzeugung von neuromechanischer Spannung und EMG-Aktivität sind zwei verschiedene Faktoren und sollten primär getrennt voneinander betrachtet werden. Training auf instabilen Untergründen führt immer zu einer geringeren Kraftproduktion.[83] Je höher das Maß der Instabilität, desto geringer ist auch die Kraftproduktion. Training auf instabilen Untergründen erhöht die Co-Kontraktion der Muskeln, was im ersten Moment zu einer verbesserten dynamischen Gelenkstabilität führen kann. Daher kann es sinnvoll sein, das Training auf instabilen Untergründen als Ergänzung zum regulären Krafttraining zu praktizieren. Dennoch würde ich an dieser Stelle den positiven Effekt von Perturbationstraining immer dem Training auf instabilen Untergründen vorziehen, da die neuromuskuläre Gelenkkontrolle sich dadurch ebenfalls verbessern lässt und das Perturbationstraining alltagstauglicher ist.

Die meisten sportlichen und Alltagsaktivitäten finden auf einem stabilen Untergrund statt und sollten daher auch spezifisch trainiert werden. Das Training auf instabilen Untergründen kann zur Rehabilitation sinnvoll sein, sollte aber bei gesunden Sportlern nur eine sehr untergeordnete Rolle spielen. Wenn das Ziel darin besteht, Haltung und Balance zu verbessern, sollte der Fokus beim Krafttraining auf unterschiedlichen Kopfpositionen liegen. Im Alltag und in vielen Sportarten müssen wir auch bei unterschiedlichen Kopfpositionen in der Lage sein, Kraft aufzubauen. Nur selten haben wir eine optimale neutrale Kopfhaltung, wie es im klassischen Krafttraining anvisiert wird. Da unser Gleichgewicht primär von unserer

Kopfposition geprägt und gesteuert wird, sollte das Training der Balance immer mit einer veränderten Kopfposition beginnen und niemals mit einem instabilen Untergrund.

Unilaterales und bilaterales Training

Unilaterale Bewegungen beziehen sich auf Bewegungen, die willkürlich mit einem Arm oder Bein ausgeführt werden, während die kontralaterale Seite überwiegend stabilisierend arbeitet. Bilaterale Bewegungen beziehen sich auf die Bewegungsausführung gleichzeitig mit beiden Extremitäten. Bewegungen wie der Ausfallschritt sind nicht unilateral, sondern asymmetrisch. Dazu gehört zum Beispiel auch die Seesaw Press, in der ein Arm gebeugt wird, während der andere Arm gestreckt wird. Es handelt sich dabei um Bewegungsmuster, die dem Gangbild nachempfunden worden sind und dadurch leichter für unser Nervensystem durchführbar sind. Bewegungen, die auf unserem Gangbild basieren, sind aufgrund der reflektorischen Steuerung unseres Ganges leichter auszuführen. Dies führt in der Praxis zu einer höheren Kraftleistung.

Bilaterale Bewegungen werden mit beiden Extremitäten ausgeführt. In der Literatur wird dabei nicht unterschieden, ob beide Extremitäten dieselbe Gelenkbewegung machen oder nicht. Bei Ausfallschritten sind beide Beine an der Gesamtbewegung beteiligt, doch führt jedes Bein ein unterschiedliches Bewegungsmuster aus. Daher sollte in Bezug auf bilaterale Bewegungen zwischen symmetrischen und asymmetrischen bilateralen Bewegungen unterschieden werden. Symmetrische Bewegungen beziehen sich auf Bewegungsmuster, in denen beide Extremitäten dieselbe Bewegung ausführen, wie es zum Beispiel bei der klassischen Kniebeuge oder beim Schulterdrücken der Fall ist. Diese Unterscheidung ist wichtig in Bezug auf die muskuläre Aktivität und die neuronale Ansteuerung, die sich aus dem Zusammenspiel beider Extremitäten ergeben.

Klassische unilaterale Bewegungen sind zum Beispiel das einarmige Schulterdrücken oder ein Step-up. Die kontralaterale Extremität ist hierbei an der Bewegung nicht beteiligt. Bei bilateralen Bewegungen wie dem Ausfallschritt führen hingegen beide Extremitäten die Bewegung aus, auch wenn sie ein unterschiedliches Bewegungsmuster aufweisen. Im Ausfallschritt werden zwar beide Knie gebeugt, aber während sich das vordere Bein in einer hüftflektierten Position befindet, weist das hintere Bein eine hüftextendierte Position auf.

Unilaterale Übungen besitzen gegenüber bilateralen Übungen gewisse Vorteile. Durch unilaterales Training lässt sich die schwache Seite gegenüber der starken Seite besser fokussieren. Ein unilaterales Training, aber auch ein asymmetrisches bilaterales Training ermöglicht häufig eine größere Bewegungsamplitude. Außerdem können unilaterale Übungen zu einem besseren Übertrag bei sportartspezifischen Bewegungen wie dem Richtungswechsel in athletischen Sportarten führen.

Unilaterale Übungen erzeugen einen Krafttransfer auf die nicht trainierte Seite. Dies wird als »Cross Effect« oder »Cross Education« bezeichnet und ermöglicht die motorische Verbesserung durch einen Übertrag der Ansteuerung auf spinaler, kortikaler und subkortikaler Ebene.[84] Dieser Krafttransfer beträgt durchschnittlich 35 bis 60 Prozent relativ zur trainierten Seite. Daher ist unilaterales Training vor allem bei Rehamaßnahmen sinnvoll, um zum Beispiel nach einer Verletzung zügig mit dem Training anzufangen. Unilaterale Bewegungen können sich nicht nur positiv auf die nicht trainierte Seite auswirken, sondern auch auf die stabilisierende Rumpfmuskulatur. Stehende unilaterale Überkopfdrückbewegungen zeigen eine erhöhte Aktivierung im *Musculus rectus abdominis*, *Musculus erector spinae* und im *Musculus obliquus externus* als bilaterale Drückbewegungen.[85]

Das Training auf einer Seite bewirkt eine erhöhte Aktivität des gegenüberliegenden sensomotorischen Kortex, der für die gegenüberliegende Körperhälfte verantwortlich ist. Darüber hinaus ist auch eine erhöhte Aktivität im Temporallappen festzustellen, was wahrscheinlich darauf hindeutet, dass die Bewegung auch auf der nicht trainierten Seite als solche gespeichert wird. Dies lässt schlussfolgern, dass es so etwas wie einen »Muscle Memory Effect« für die nicht trainierte Seite gibt und dies ebenfalls ein Grund für den Kraftzuwachs der nicht trainierten Seite sein könnte.[86] Eine weitere mögliche Erklärung wäre die verbesserte Kommunikation beider Großhirnhemisphären, was unter anderem auch zu einem verbesserten Bewegungslernen führt. Vor allem das supplementär-motorische Areal und der präfrontale Kortex sind hier zu benennen. Das Training auf einer Seite führt zu einem »spillover« auf kortikale Bereiche, die für die kontralaterale Seite verantwortlich sind, was zu einer erhöhten neuronalen Aktivierung führt. Der Begriff »spillover« bezieht sich auf den Übertrag von einem neuronalen Areal auf ein anderes. Durch den Übertrag erhöhen sich zwar die Kraftwerte der nicht trainierten Seite, jedoch nicht die Muskelmasse. Dies bedeutet, dass der Kraftanstieg rein neuronal bedingt ist. Diverse Untersuchungen zeigen, dass es zu keiner muskulären Anpassung während des Cross Effects auf der nicht trainierten Seite kommt. Von einer strukturellen Anpassung auf muskulärer Ebene kann daher nicht ausgegangen werden. Auch gibt es keine Anzeichen einer erhöhten hormonellen Produktion in der nicht trainierten Extremität, sodass ausschließlich die neuronale Anpassung relevant zu sein scheint.

Der Cross Effect

Vor allem bei starken Asymmetrien kann der Cross Effect zwischen der rechten und linken Seite für das Training relevant sein. Inwieweit der Effekt für trainierte Athleten nützlich ist, ist bisher unklar, da hierbei der Unterschied zwischen der trainierten und der untrainierten Seite meistens relativ gering ausfällt. Dennoch kann dieser Effekt auch bei Athleten nach Verletzungen im Zuge rehabilitativer Maßnahmen sinnvoll sein. Vor allem dann kann das Training der unverletzten Seite zum motorischen Training und damit schnelleren Genesung der verletzten Seite beitragen. Außerdem ist auch die Anwendung eines unilateralen Trainings bei Kompensationsmustern und einseitigen Dysfunktionen sinnvoll.

Kompensationsmuster können den genauen Blick auf einseitige Defizite überlagern. Da bilaterale Bewegungen häufig mit beiden Extremitäten synchron ausgeführt werden, fallen einseitige Defizite seltener auf. Es kann daher sinnvoll sein, Extremitäten unilateral zu testen, um mögliche Dysbalancen aufzudecken. Die funktionstüchtige beziehungsweise stärkere Seite übernimmt bei bilateraler Bewegung die Hauptaufgabe und unterstützt während der Bewegung die schwächere oder gar dysfunktionale Seite. Beide Seiten scheinen gleich stark, da anhand der bilateralen Bewegung nur schwer eine einseitige Schwäche erkannt werden kann. Die Folge ist eine intensivere Kompensation auf der starken Seite, sodass diese weiter verstärkt wird, während sich die Dysfunktion auf der schwächeren Seite durch das Training vergrößert. Durch Lastenprogression kann die Dysfunktion auf der problematischen Seite verstärkt werden, was ab einem gewissen Zeitpunkt nicht mehr ausreichend durch die kontralaterale Seite kompensiert werden kann. Häufig ist dies bei bilateralen Bewegungen wie dem Kreuzheben oder der Kniebeuge zu erkennen, wenn der Oberkörper leicht zur Seite neigt oder der Sportler ein Gewicht mehr auf einem Bein verlagert als auf dem anderen. Ein häufiges Problem bei der Kniebeuge ist die Verschiebung des Beckens zu einer Seite, was ebenfalls ein Anzeichen für eine einseitige Dysfunktion ist.

In Bezug auf die Mobilität und Beweglichkeit ermöglichen unilaterale und asymmetrische bilaterale Bewegungen häufig eine größere Bewegungsamplitude. Step-ups (unilateral) und Ausfallschritte (asymmetrisch bilateral) ermöglichen häufig ein größeres Bewegungsausmaß, was ein winkelspezifisches Training erlaubt. Außerdem zeigen Untersuchungen, dass Krafttraining in einer großen Bewegungsamplitude zu einem stärkeren Muskelwachstum führt. Inwieweit das jedoch tatsächlich auch auf unilaterale Bewegungen angewendet werden kann, ist unklar, da die bewegte Last bei unilateralen Bewegungen deutlich geringer ist als bei bilateralen Bewegungen. Dennoch kann behauptet werden, dass auch im Sinne des Muskelaufbaus mit unilateralen Übungen ergänzt werden sollte. Vor allem exzentrisch betontes Training und Training mit einem hohen Volumen ist sinnvoll, um den Cross Effect zu maximieren. Der Grund hierfür ist noch unklar. Es scheint jedoch, dass dieser Effekt mit der höheren Erregung des Kortex durch exzentrisches Training zu belegen ist. Eine Untersuchung verglich die Auswirkungen des Cross Effects in Bezug auf konzentrisches und exzentrisches Training. Der Kraftzuwachs auf der nicht trainierten Seite lag bei 28 Prozent aufgrund des konzentrischen Trainings im Vergleich zum Kraftzuwachs der trainierten Seite und 47 Prozent durch exzentrisches Training.[87] Andere Untersuchungen zeigen, dass der Cross Effect auch bei höheren Lasten stärker ausfällt.

Bei Sportarten, in denen Richtungswechsel Bestandteil des Bewegungsrepertoires sind, wie zum Beispiel Fußball oder Handball, kann durch unilaterales Beintraining die Geschwindigkeit beim Richtungswechsel verbessert werden (»Change of Direction Speed«). Daher ermöglicht unilaterales Training einen hervorragenden Transfer zu vielen Sportarten. Dies bedeutet jedoch nicht, dass unilaterale Übungen zwingend bilateralen überlegen sind. Untersuchungen zeigen, dass unilaterale Übungen nicht notwendigerweise zu einem schnelleren Richtungswechsel führen als bilaterale Bewegungen.[88] Den Fokus lege ich persönlich immer zuerst auf bilaterale Bewegungen wie die Kniebeuge, bevor spezifisch unilateral trainiert wird. Bilaterale Bewegungsmuster wie essenzielle Verbundübungen sollten stets als Basis des athletischen Trainings angesehen werden. Unilaterale Übungen sollten jedoch entsprechend der Notwendigkeit konstant in das Training mit eingestreut werden. Daher ist primär der Einsatz unilateraler Übungen immer abhängig von der Zielsetzung, wie zum Beispiel als rehabilitative Maßnahme, als Maßnahme zur Kraftsteigerung, zur Behebung von Dysfunktionen oder zur Verbesserung der spezifischen Athletik.

Unilaterales Training bietet viele Möglichkeiten und Chancen. Wenn es um Erzeugung von Maximalkraft und Hypertrophie geht, sind bilaterale Übungen meistens überlegen. Sie ermöglichen meist mehr Gewicht und Volumen und erzeugen dadurch einen stärkeren Effekt. Bilaterale Bewegungen erlauben in der Regel mehr Stabilität, was das Gehirn als reduzierte Bedrohungssituation wahrnimmt. Dies führt zu einer erhöhten neuromuskulären Leistung. Dennoch zeigen unilaterale Übungen auch einen verbesserten Übertrag auf bilaterale Übungen, während bilaterale Übungen einen reduzierten Übertrag zu unilateralen Übungen bieten. Der Einsatz von unilateralem Training muss daher exakt bedacht und gezielt eingesetzt werden.

Unilaterale Bewegungen erfordern mehr Stabilität auf der gegenüberliegenden Körperhälfte als bilaterale Bewegungen. Es kann nur das Gewicht unilateral willkürlich bewegt werden, das auf der kontralateralen Seite reaktiv stabilisiert werden kann. Der kanadische Strength Coach Charles Poliquin fasste dies mit den folgenden Worten zusammen: »You can't fire a cannon from a canoe.« Fehlt die notwendige Stabilität, ist eine willkürliche Bewegung trotz vorliegender Kraft nicht ausführbar. Auf der bewegungsausführenden Seite erfordert es ein Zusammenspiel aus dem Kleinhirn und dem vestibulären System, um die Willkürbewegung verwirklichen zu können. Das Kleinhirn stimuliert gleichzeitig den kontralateralen Frontallappen, der wiederum die reaktive Stabilität über den Hirnstamm direkt beeinflusst. Hieraus ergibt sich eine Feedback-Schleife aus einer Willkürbewegung, die über das Kleinhirn gesteuert wird, und einer Aufrechterhaltung und Anpassung der reaktiven Stabilität über den Frontallappen auf der Seite der Stützmotorik.

Die Formatio reticularis im Hirnstamm ist dabei primär für die Aufrechterhaltung verantwortlich. In Zusammenarbeit mit den Signalen aus dem vestibulären System trägt sie zur Haltung bei. Die Formatio reticularis ist mit dem Kleinhirn und höheren Zentren verbunden und erhält zahlreiche Zuflüsse von aufsteigenden Fasern. Afferenzen stammen von sensorischen und motorischen Teilen der Großhirnrinde, aus Thalamus und Hypothalamus. Efferenzen projizieren auf Großhirnrinde, limbisches System, Thalamus, Hypothalamus und Rückenmark.

Der Hirnstamm koordiniert motorische Reflexe im Rahmen der Erhaltung des Gleichgewichts. Für diese weitgehend unbewusst ablaufenden, automatisierten Vorgänge sind Informationen aus mehreren Sinnesorganen, die dem Hirnstamm direkt zufließen – vor allem Gleichgewichtssinn, Gesichtssinn und Gehör – von entscheidender Bedeutung. Der Hirnstamm stellt motorische Reaktionsmuster her, die man als Halte-

und Stellreflexe bezeichnet. Unilaterale Bewegungen erfordern ein Zusammenspiel aus Halte- und Stellreflexen, um die Stabilität auf der kontralateralen Seite gewährleisten zu können. Natürlich sind auch auf der ipsilateralen Seite dieselben Reflexe tätig, da auch auf der Seite der Willkürmotorik stabilisierende Muskeln ihre Arbeit verrichten. Die Körperhälfte der ausführenden Bewegung stellt immer eine Kombination aus Haltung und Willkürbewegung dar und erfordert ein exaktes Zusammenspiel dieser einzelnen Regelkreise.

Aufgrund der neuronalen Verschaltung können Defizite bei unilateralen Bewegungen nicht nur lokal dem muskuloskelettalen System geschuldet sein, sondern ihren Ursprung auch in Stabilitätsdefiziten auf der kontralateralen Seite haben. Darüber hinaus können lokale Defizite sowohl über das Training der problematischen Seite korrigiert werden als auch über das Training der gegenüberliegenden Seite. Da die haltungssteuernde Formatio reticularis auch verantwortlich für den Muskeltonus und die Schmerzempfindung ist, können sich willkürliche Bewegungen auch positiv bei Schmerzen auf der gegenüberliegenden Seite auswirken. Über durch die Bewegung ausgelöste Stimulation des Kleinhirns wird der Frontallappen der Gegenseite stärker aktiviert, was zu einer Efferenz über den Hirnstamm zum schmerzenden Bereich führt. Daher kann unilaterales Training auch sinnvoll bei Bewegungsdefiziten und Schmerzen sein, wobei nicht zwingend die schmerzende Stelle, sondern auch möglicherweise die gegenüberliegende Seite trainiert werden sollte. Eine mögliche Erklärung für die Schmerzreduktion durch das Training der kontralateralen Seite ist der auf Seite 191 erwähnte Cross Effect. Die neuronale Anpassung, die während des Cross Effects entsteht, kann ursächlich für einen schmerzlindernden Effekt sein, obwohl die Gegenseite trainiert wird. Daher lässt sich dieser Effekt nicht nur nutzen, um auf der nicht trainierten Seite stärker zu werden, sondern auch, um Schmerzen zu reduzieren. Darüber hinaus kann sich das Training der kontralateralen Seite auch positiv auf die Stabilität der nicht trainierten Seite auswirken.[89]

Rumänisches Kreuzheben

1. Beim Rumänischen Kreuzheben erfolgt die Bewegung von oben nach unten unterhalb des Knies, statt das Gewicht vom Boden zu heben und eine vollständige Wiederholung auszuführen.
2. Beuge die Hüfte nach hinten und senke das Gewicht ab.

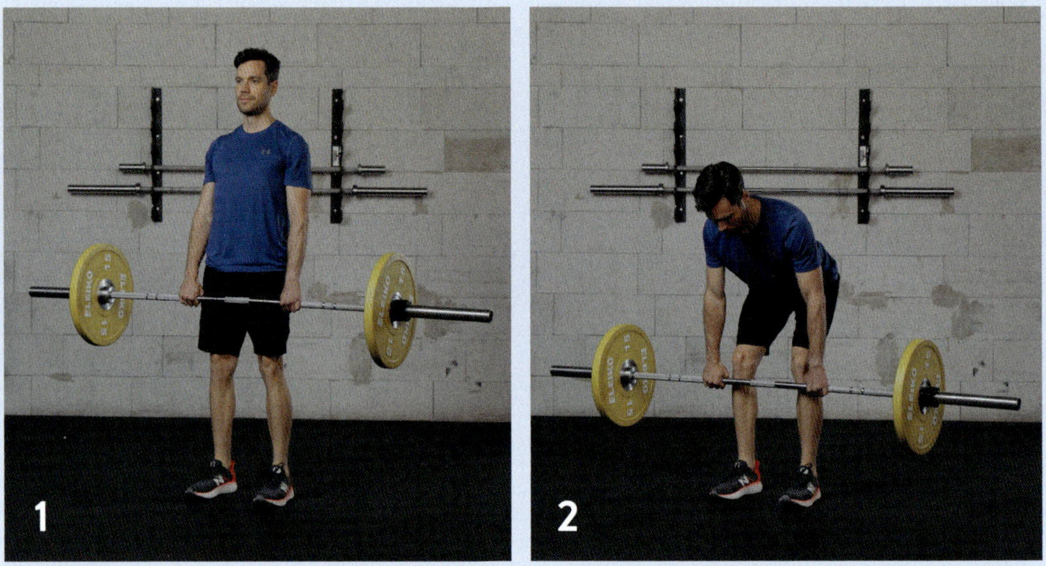

Variante 1: Rumänisches Kreuzheben mit Kurzhanteln

1. Wähle Kurzhanteln als Alternative und bringe dabei einen Fuß in den B-Stand.
2. Senke die Kurzhanteln bis unterhalb der Knie ab.

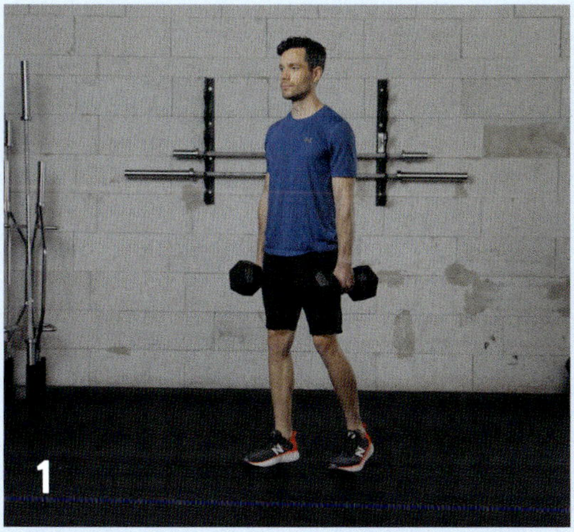

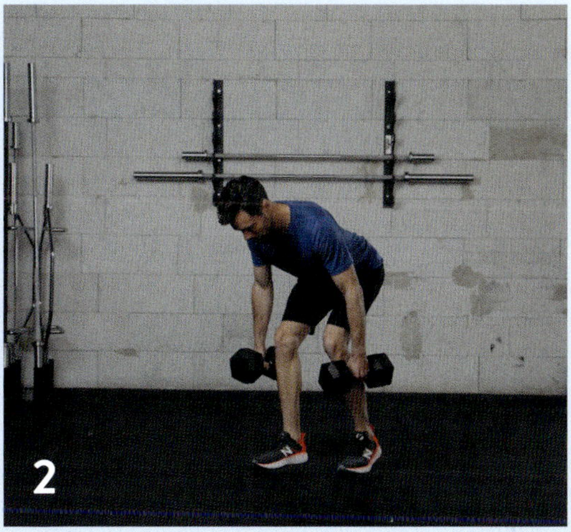

Variante 2: Rumänisches Kreuzheben mit Kettlebell

1. Wähle als weitere Variante eine Kettlebell und bringe das hintere Bein in einen posterioren Ausfallschritt. Versuche, das Gewicht verstärkt auf dem vorderen Bein zu halten.
2. Senke das Gewicht ab.

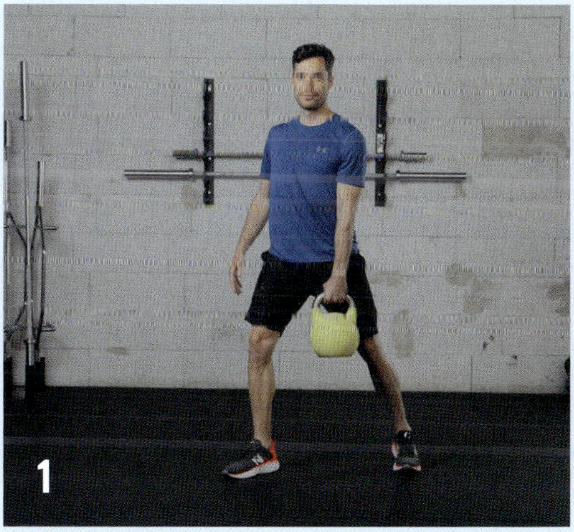

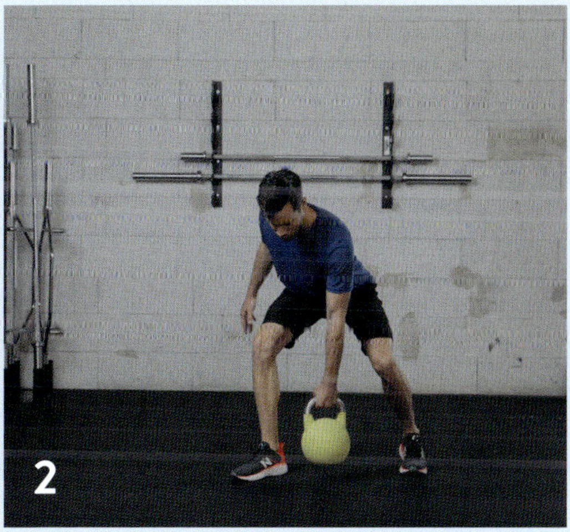

Seesaw Press

Der Hauptunterschied zwischen einem alternierenden Drücken und der Seesaw Press ist, dass beim alternierenden Drücken sich immer nur ein Gewicht bewegt. Bei der Seesaw Press hingegen werden immer beide Kettelebells in entgegengesetzter Richtung geführt.

1. Greife zwei Kettlebells, schwinge sie nach oben auf die Schultern und halte sie stabil. Stelle dich aufrecht hin.
2. Drücke nun eine Kettlebell nach oben.
3. Senke die Kettlebell wieder ab, während du gleichzeitig die andere Kettlebell nach oben drückst.

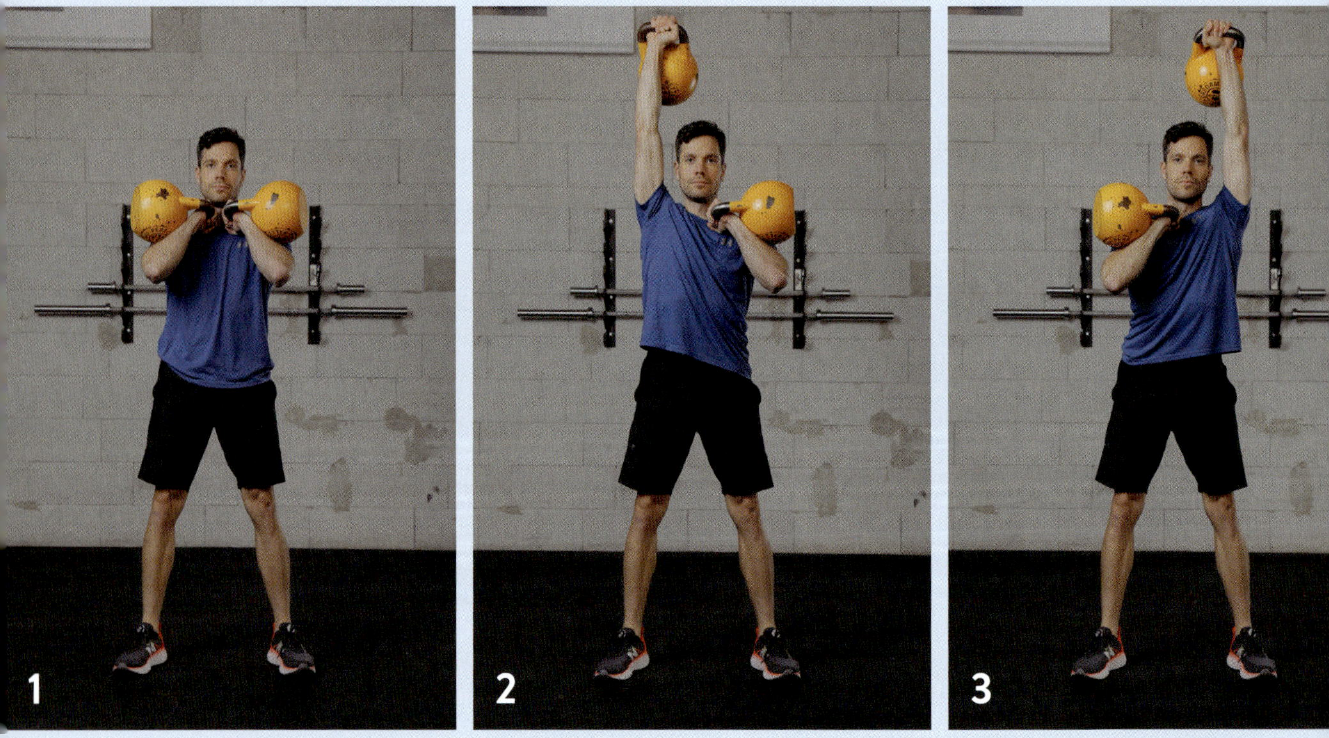

Bulgarian Split Squat erhöht mit Kurzhanteln

1. Greife ein Paar Kurzhanteln und stelle einen Fuß auf eine Bank.
2. Beuge das Knie und halte dabei den hinteren Oberschenkel in einer Linie mit dem Oberkörper. Als zusätzliche Variante kannst du den Kopf rechts oder links gedreht halten, um zusätzlich dein vestibuläres System während der Ausführung zu fordern.

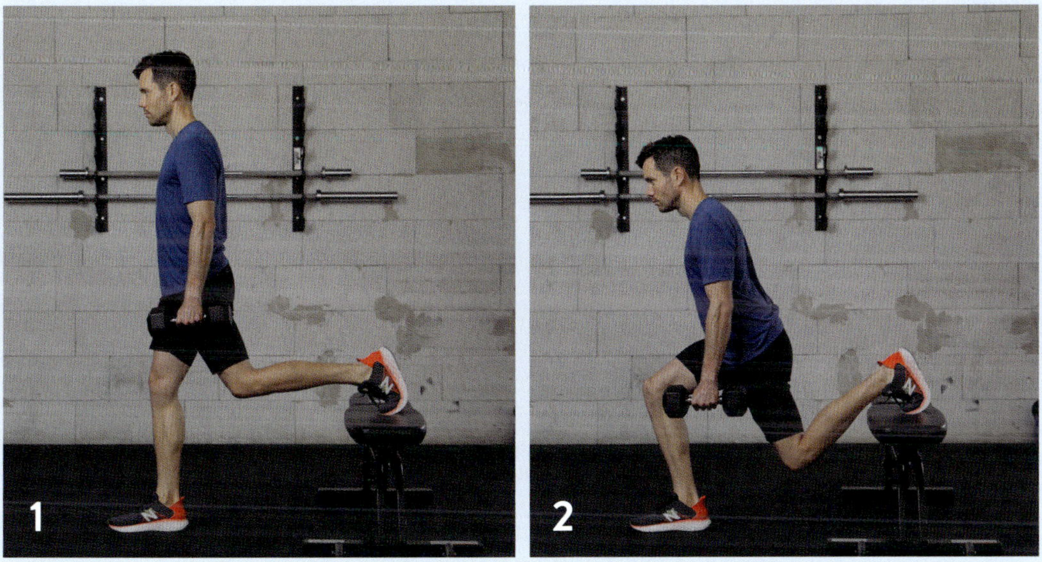

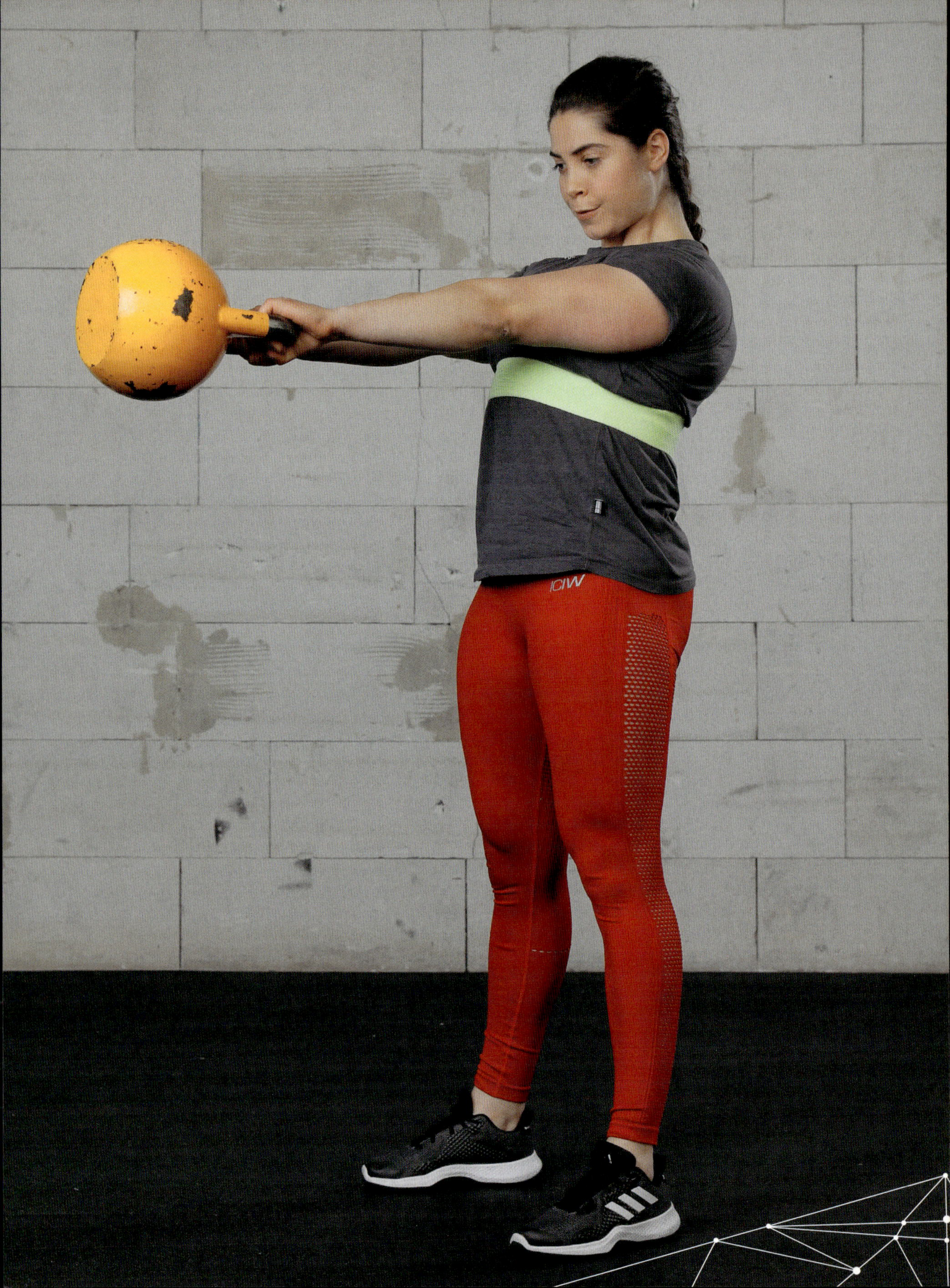

4

Die optimale Atmung

Die Atmung als essenzieller Baustein für Leistung

Die Atemtechnik kann einen starken Einfluss auf die Leistungsfähigkeit im Krafttraining haben. Dabei beeinflusst die Atmung nicht nur die muskuläre Leistung, sondern auch unsere Gehirnfunktion. Die Atmung an sich ist keine Grundvoraussetzung für die muskuläre Kontraktion, da diese überwiegend anaerob, also ohne das Vorhandensein von Sauerstoff, stattfindet. Dennoch kann die richtige Atemtechnik zu einer Leistungszunahme führen. Atmung scheint unkompliziert, doch bei näherer Betrachtung fällt erst auf, wie viele verschiedene Areale im Gehirn dafür verantwortlich sind. Wie vieles besteht auch die Atmung aus einem komplexen Zusammenspiel von verschiedenen Bereichen in unserem Nervensystem. Bei der Regulation zwischen Einatmung und Ausatmung übernimmt unser Hirnstamm eine entscheidende Rolle. Die wesentlichen Atemzentren in unserem Gehirn sind die Medulla und der Pons:

Medulla

- Stimulation des Diaphragmas, der intercostalen und abdominalen Muskulatur
- Sitz des Neuronenpools, verantwortlich für die willkürliche Atmung
- Verstärkt und stoppt die Einatmung
- Essenziell für die Basisatmung und die Atemtiefe
- Hauptsächlich Ausatmung

Pons

- Beteiligt am Wechsel zwischen Einatmung und Ausatmung
- Verantwortlich für den Atemrhythmus
- Hauptsächlich Einatmung

Durch verschiedene Atemübungen lassen sich die einzelnen Bereiche unterschiedlich ansteuern. Aktiv sind immer alle an der Atmung beteiligten Zentren. Atmung erfolgt also niemals isoliert. Für die Medulla eignen sich speziell Atemtechniken, die auf das

Ausatmen ausgerichtet sind. Vor allem langes Ausatmen stimuliert den Vagusnerv. Die Medulla ist vor allem bei der Atmung während des Trainings stärker aktiv. Übungen wie das »forcierte Ausatmen« wirken stimulierend auf den medullären Neuronenpool.

Forcierte Ausatmung

1. Lege dich auf den Rücken, stelle die Füße auf und lege die Hände auf die Rippenbogen auf. Atme tief durch die Nase ein.
2. Atme tief durch den leicht geöffneten Mund aus. Stelle dir dabei vor, dass die Luft langsam wie ein langes Hauchen aus dem Mund strömt. Drücke am Ende des Ausatmens kräftig gegen die Rippen, um die Ausatmung zu unterstützen.

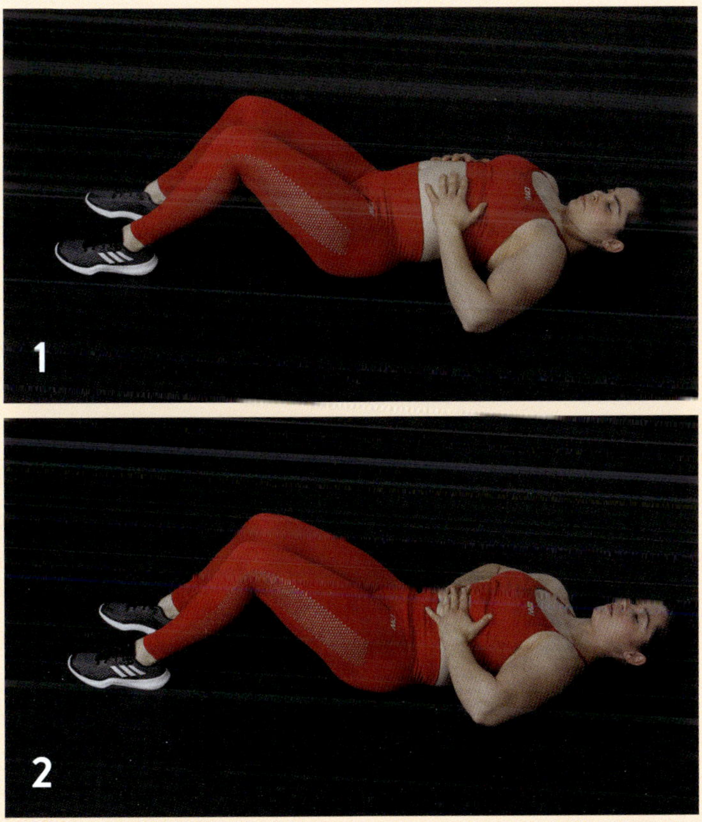

Um den Pons zu stimulieren, ist die Rhythmusatmung zu empfehlen. Dies kann auch zu einer Stimulation des Kleinhirns führen, was sich wiederum positiv auf die Motorik auswirkt. Rhythmusatmung sollte zum Beispiel beim Erlernen neuer Bewegungsmuster verwendet werden.

Das Diaphragma

Das Zwerchfell ist eine Muskel-Sehnen-Platte, welche beim Menschen den Bauch- vom Brustraum trennt. Es handelt sich dabei um den wichtigsten Atemmuskel. Eine Kontraktion des Zwerchfells führt zu einer Einatmung und eine Entspannung führt zu einer Ausatmung. Das Zwerchfell wird bei seiner Tätigkeit von anderen Inspirationsmuskeln unterstützt. Neben der Atemfunktion kann das Zwerchfell zusammen mit den Bauchmuskeln zum Druckaufbau in der Bauchhöhle eingesetzt werden.

Nasenatmung

Patrick McKeown schildert es treffend: »Die Nase ist zum Atmen da und der Mund zum Essen.«[90] Nur bei erhöhter Anstrengung ist es atemphysiologisch sinnvoll, auf die Mundatmung zurückzugreifen. Die Nasenatmung sollte daher als reguläre Atemtechnik bei submaximalen Belastungen gewählt werden, während die Ausatmung durch den Mund nur bei maximalen Lasten zu bevorzugen ist. Physiologisch betrachtet, stellt die Nasenatmung eine Bauchatmung und die Mundatmung eine Brustkorbatmung dar. Die Atmung durch den Mund erhöht die Stressempfindung, was in der Kombination mit Krafttraining zu einer überhöhten Stressempfindung führen und die Regenerationszeit verlängern kann. Im Folgenden werden auch Atemtechniken vorgestellt, die mithilfe der Mundatmung ausgeführt werden. Es ist wichtig, anzumerken, dass diese Atemtechniken den Mund ausschließlich zum Ausatmen benutzen und nicht zum Einatmen. Auch bei Atemmethoden, die bei maximalen Lasten Verwendung finden, sollte dennoch darauf geachtet werden, durch den Mund maximal auszuatmen, jedoch niemals einzuatmen. Einatmung durch den Mund ist als Atemnot zu betrachten und ein Indikator für eine zu hohe Trainingsbelastung. Dies gilt für das Krafttraining genauso wie für andere Trainingsbereiche auch.

Die Nasenatmung bewirkt eine höhere Sauerstoffaufnahme und eine verbesserte Sauerstoffversorgung des Gehirns. Darüber hinaus fördert die Nasenatmung die Produktion von Stickstoffmonoxid, was unter anderem zu einer besseren Reizweiterleitung im Gehirn führt. Darüber hinaus fördert die Nasenatmung die Funktion des Gedächtnisses, was vor allem im Kontext von Bewegungslernen sinnvoll sein kann, um sich neue Bewegungsabläufe besser merken zu können.

Hyperventilation im Krafttraining

Die richtige Atmung kann zu einer Leistungssteigerung im Training führen. Bereits der Bodybuilder Vince Gironda fokussierte sich stark auf die Atmung während des Krafttrainings. Pavel Tsatsouline machte das »Power Breathing« populär, was ebenfalls zu einer Kraftmaximierung führt. Die Atmung gezielt auf das jeweilige Training abzustimmen ist nicht nur sinnvoll, sondern auch notwendig, um die Leistungsfähigkeit zu optimieren. Dies gilt natürlich nicht nur für das Krafttraining, sondern auch für das Ausdauertraining. Dabei ist die Atmung die einfachste Möglichkeit, unser autonomes Nervensystem zu beeinflussen.

Hyperventilation kann die Wiederholungszahl beim 80 Prozent RM Bankdrücken um bis zu 30 Prozent erhöhen.[91] Es zeigen sich auch Leistungsvorteile bei der wiederholten Ausführung von Sprints. Hyperventilation kann zu einer Verringerung der Leistungsreduktion führen und dadurch diese länger aufrechterhalten.[92] Natürlich gilt es, den jeweiligen Leistungsstand des Athleten zu betrachten. Hyperventilation kann für manche Menschen zu Schwindelgefühl oder Ohnmacht führen. Daher ist für viele eine langsame Heranführung notwendig. Hyperventilation eignet sich nicht für Personen, die unter Atemstörungen leiden. Hyperventilation verringert die Durchblutung im Kortex, was zu einer höheren Stressempfindung führen kann. Während dies für Kraftathleten sinnvoll ist, sollte darauf bei Personen verzichtet werden, die ohnehin zur Hyperventilation und Mundatmung neigen.

Valsalva-Manöver

Das Valsalva-Manöver verbessert den intraabdominalen Druck und schafft eine Verzerrung zwischen Beckenboden und Zwerchfell. Dies wird durch eine forcierte Exspiration gegen die verschlossene Mund- und Nasenöffnung bei gleichzeitigem Einsatz der Bauchpresse erreicht. Im Gehirn kommt es zu einer Aktivierung folgender Bereiche durch das Valsalva-Manöver:

- Amygdala
- Hippocampus
- Inselrinde
- Pons
- Medulla
- Kleinhirn

Das Valsalva-Manöver aktiviert vor allem den vorderen Teil der Inselrinde sowie den Sympathikotonus.[93] Das Valsalva-Manöver wird häufig von Kraftathleten ausgeführt, da dadurch mehr Kraft aufgewendet werden kann. Ich empfehle diese Atemtechnik nicht nur bei fortgeschrittenen Sportlern, sondern auch bei Anfängern. Diese Technik verwende ich auch bei vielen Schmerzpatienten, die sich im

Training mit dem Valsalva-Manöver häufig mit weniger Schmerzen bewegen und Krafttraining ausführen können. Ich beginne immer mit dem Trocken-Valsalva, also dem Training des Valsalva-Manövers im Sitzen. Hierdurch wird sichergestellt, dass der Sportler nicht plötzlich bewusstlos wird. Bei dem Trocken-Valsalva solltest du die Pressatmung maximal zehn Sekunden ausführen und auf deine körperliche Reaktion achten. Ein leichtes Schwindelgefühl ist normal, Benommenheit ist jedoch nicht beabsichtigt. Achte auf dein Körpergefühl und taste dich langsam an die Pressatmung heran.

Beim Valsalva-Manöver wird häufig der ansteigende Blutdruck als Ausschlusskriterium für diese Atemtechnik genannt. Da jedoch der Blutdruck nur kurzzeitig ansteigt und nicht chronisch ist, ist dies zu vernachlässigen. Personen mit bereits bestehendem hohem Blutdruck sollten das Valsalva-Manöver jedoch nicht ausführen. Alle anderen können sogar durch den kurzzeitigen Anstieg des Blutdrucks profitieren, da sich dadurch das Herz positiv anpasst und das Herz-Kreislauf-System langfristig gestärkt werden kann. Das Anhalten der Luft ermöglicht durch einen Anstieg des intraspinalen Drucks die segmentale Stabilität im Bereich der Wirbelsäule im Bauchraum, Thorax und der Halswirbelsäule. Außerdem verbessert sich durch ein häufiges Ausführen des Manövers die CO_2-Toleranz des Körpers. Dadurch lernt der Körper, den Sauerstoff besser zum Gewebe zu transportieren und ein erhöhtes Maß an CO_2 zu tolerieren. Langfristig verbessert sich dadurch die Sauerstoffversorgung des ganzen Körpers. Ein optimal geschultes Valsalva-Manöver kann daher von jedem Trainingsanfänger gefahrlos ausgeführt werden.

Valsalva sitzend

1. Atme durch die Nase in den Bauch ein. Stelle dir dabei vor, dass du dreidimensional einatmest und den Bauchraum mit Luft füllst. Schiebe danach das Brustbein und die Rippen ein, um die Spannung zu halten.
2. Führe dann die Pressatmung gegen den Bauchraum aus und halte dabei den Rumpf fest unter Spannung.

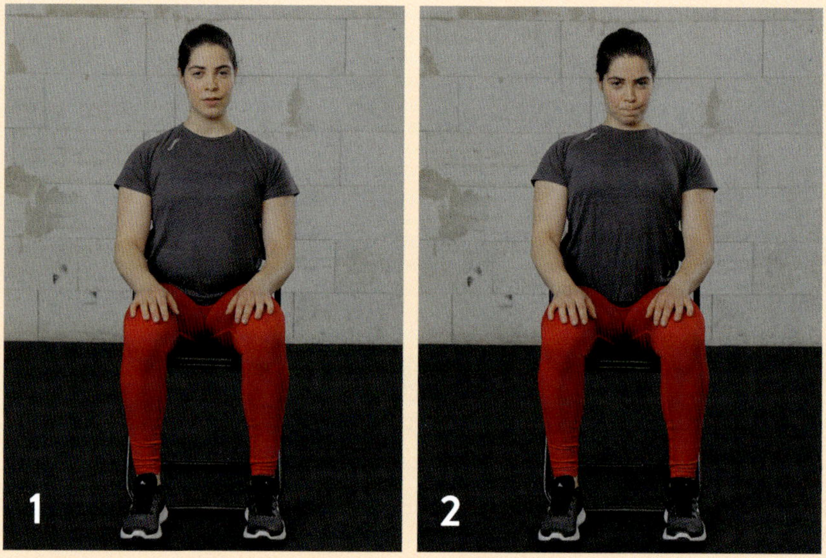

Valsalva stehend

1. Führe die Pressatmung im Stand erst aus, wenn du das Manöver im Sitzen beherrschst. Atme im Stand tief durch die Nase oder durch den Mund ein.
2. Führe nun die Pressatmung aus.

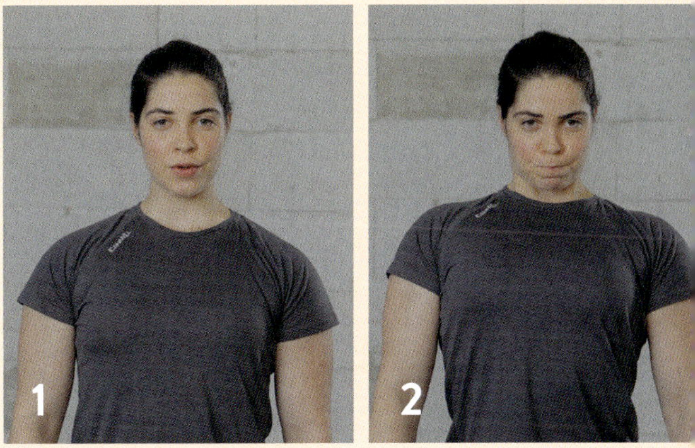

Valsalva am Beispiel des Kreuzhebens

1. Wenn du die sitzende und stehende Atmung beherrscht, kombiniere das Valsalva-Manöver mit einer Übung wie dem Kreuzheben. Greife zwei Kettlebells und atme kräftig ein.
2. Führe während des Kreuzhebens die Pressatmung aus.

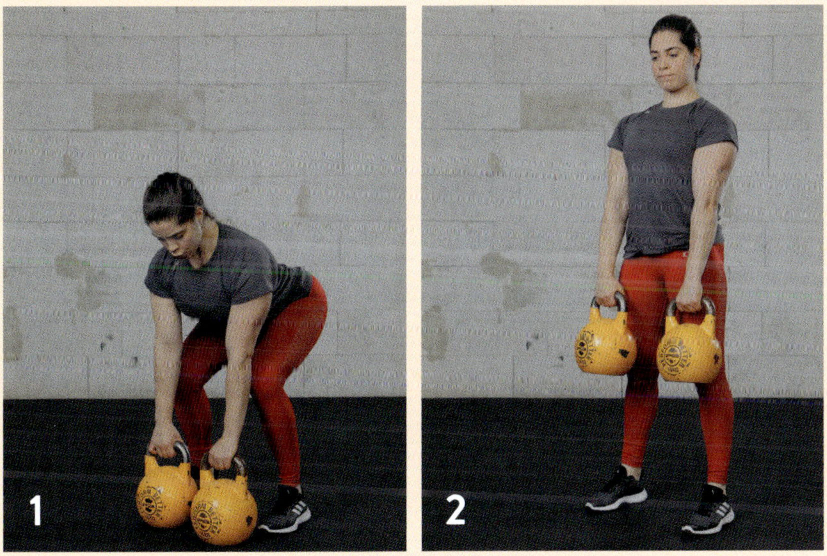

Power Breathing

Neben dem Valsalva ist das Power Breathing eine andere geeignete Atemtechnik. Während sich das Valsalva-Manöver vor allem bei maximalen Lasten mit einem eher langsamen Bewegungstempo eignet, empfehle ich das Power Breathing für explosiv-kräftige Bewegungen. Hierbei wird in der konzentrischen Phase ausgeatmet. Durch den Druck der Zunge gegen den vorderen Gaumen wird aber ein Widerstand gebildet, um die Luft kraftvoll entweichen zu lassen. Durch die kräftige Ausatmung erhöht sich ebenfalls die spinale Stabilität, was zu einer größeren Kraftleistung führen kann. Durch die kräftige Ausatmung steigt der Blutdruck weniger stark an, es erhöht sich jedoch ebenfalls wie beim Valsalva die Aktivität des Sympathikus, was letztendlich zu dem genannten Kraftanstieg führt. Bei maximalen Lifts kann das Valsalva-Manöver gut und sinnvoll angewendet werden. Ein eher volumenreiches Training sollte mit dem Power Breathing kombiniert werden, da dadurch der ganze Körper weniger belastet wird. Grundsätzlich gilt es, die richtige Atemtechnik zu schulen und während des Trainings bewusst zu atmen. Athleten, die sich auf eine optimale Atmung konzentrieren, können von den leistungssteigernden Effekten im Training nachhaltig profitieren.

Eine optimale Atmung schützt den Athleten beim Beugen vor Verletzungen und kann die Kraftwerte erhöhen. Das Ziel einer angepassten Atmung ist, die Steifigkeit im Rumpf zu erhöhen, um somit die Wirbelsäule und die dazu gehörigen Muskeln zu schützen und während des Beugens zu stabilisieren. Das Anhalten der Luft während des Bewegens von Lasten wird zwar ebenfalls häufig verwendet, ist jedoch weniger nützlich als das Power Breathing. Das Anhalten der Luft kann einen kurzzeitigen Sauerstoffmangel im Gehirn bewirken, was zu einer Ohnmacht führen kann. Dabei wird durch die starke muskuläre Anspannung zu viel Druck auf die Carotisarterie ausgeübt, was in einer kurzzeitigen Reduktion des Sauerstofftransports resultieren kann.

Des Weiteren zeigen Studien, dass die Steifigkeit der Wirbelsäule durch das Ausatmen höher ist als durch das Anhalten der Luft. Durch eine erhöhte Steifigkeit reduziert sich die Belastung der Wirbelsäule. Auch die Pressatmung ist tendenziell zu vermeiden.

Bei der Pressatmung wird eingeatmet, und danach sind die Atemwege verschlossen. Der Athlet tut nun, als ob er gegen den Widerstand ausatmen würde. Diese Atemmethode hat den Nachteil, dass der Blutdruck zu stark ansteigen kann, was zu einer Überlastung des Herzens führen kann. Wenn aufgrund einer falschen Atemtechnik beim Beugen versucht wird, die Luft kräftig gegen verschlossene Stimmbänder auszuatmen, kann der Druck im Brustraum für einige Sekunden bis auf 1,8 Kilopascal (circa 15 Millimeter Quecksilbersäule) ansteigen. Durch einen so hohen intrathorakalen Druck werden die Hohlvenen zusammengedrückt oder sogar verschlossen, sodass das venöse Blut nicht aus der Körperperipherie zum Herzen zurückkehren kann. Dies kann schnell zu einer Sauerstoffmangelsituation im Gehirn führen, was in einer Bewusstlosigkeit resultiert.

Beim Ablassen des Gewichts atmet der Athlet durch den Mund ein, als ob er die Luft einsaugen würde. Es entsteht ein Gefühl, als ob sich der Bauch aufblähen würde. Wichtig ist dabei, in den Bauch und in den Brustkorb zu atmen und nicht die Luft zu »schlucken«. Da die Belastung in der Umkehrposition der Tiefkniebeuge am höchsten ist, sollte direkt beim Heraufkommen (konzentrische Phase) wieder ausgeatmet werden. Dabei wird die Zunge gegen den Gaumen direkt hinter den Schneidezähnen gepresst und die Luft »herausgezischt« (»tsss«). Das Anpressen der Zunge gegen die Mundhöhle aktiviert die tiefen Nackenflexoren und schafft somit eine Art muskuläre Schlinge mit den Trapezmuskeln, was wiederum als Zurrgurt für die Halswirbelsäule fungiert. Der intrazervikale Druck vergrößert sich und schafft somit eine erhöhte Steifigkeit in der Halswirbelsäule. Durch diese zusätzliche Stabilisierung kann die Halswirbelsäule besser neutral gehalten werden, was sich positiv auf die Leistung in der Kniebeuge auswirkt. Da eine erhöhte Steifigkeit immer die Basis für hohe Kraftleistungen ist, stellt somit auch die optimale Zungenposition einen Baustein dieses Fundaments dar. Bis in die vollständige Streckung sollte der Athlet wieder ausgeatmet haben.

Das Power Breathing aktiviert den pneumomuskulären Reflex, was zu einer zusätzlichen Spannung in der benachbarten Muskulatur führt. Zum einen werden alle Atemhilfsmuskeln aktiviert und zusätzlich die umgebende Muskulatur. Je mehr Spannung im Körper erzeugt wird, desto höher ist die muskuläre Leistung und somit das Gewicht, welches bewegt werden kann. Neben dem Anstieg des intrazervikalen Drucks bewirkt die Verstärkung des intraabdominalen Drucks vor allem eine erhöhte Steifigkeit der Lendenwirbelsäule. Die erhöhte Steifigkeit führt zu mehr Stabilität, was neben dem pneumo-muskulären Reflex zu einer Irradation führt, also einer Ausstrahlung der mechanischen Spannung auf benachbarte Muskeln. Dies hat eine synergistische Co-Kontraktion der Muskeln zur Folge und schafft somit eine optimale Spannungssituation zur Bewältigung der Kniebeuge.

Festzuhalten bleibt, dass eine Pressatmung unterlassen werden sollte. Stattdessen ist die Zunge leicht gegen die Schneidezähne zu drücken, dabei bleibt die Zunge gegen den Gaumen angehoben. Während der Belastung ist kräftig und gleichmäßig auszuatmen. Dabei wird eine Art Zischlaut erzeugt. Durch diese Atemtechnik wird ein optimaler intraabdominaler und intrathorakaler Druck aufgebaut, was zu einem Krafttransfer zu benachbarten Muskeln führt (Irradation), was sich wiederum positiv auf die Kraftleistung beim Beugen auswirken kann.

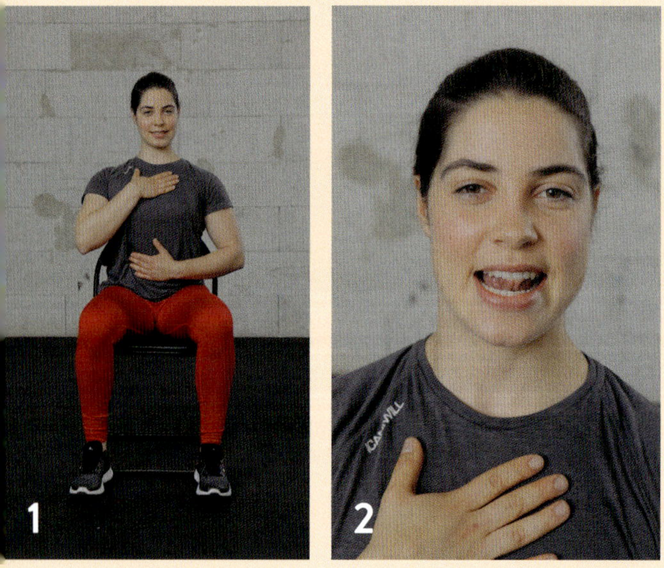

Power Breathing

1. Führe das Power Breathing zuerst sitzend aus. Atme tief durch die Nase ein und halte beim kräftigen Ausatmen die Zungenspitze gegen die Schneidezähne gedrückt. Beim Ausatmen solltest du einen Zischlaut hören.
2. Achte auf die optimale Position der Zunge während des Power Breathings. Stelle dir dabei vor, dass die nach oben geschobene Zunge gegen deine Mundhöhle gedrückt wird.

Widerstandsatmung

Teilweise werden viele gängige Produkte für das Atemwiderstandstraining immer noch mit dem Höhentraining gleichgesetzt (sogenannte »Elevation Masks«). Durch die Verwendung der Maske wird jedoch nicht wie in großer Höhe der Sauerstoffpartialdruck verändert, sondern nur die Menge an Sauerstoff, die wir einatmen. Der Anteil des Sauerstoffs in der Luft beträgt immer 21 Prozent. Auf Meereshöhe ergibt sich ein Gesamtluftdruck von etwa 101 Kilopascal. Daraus resultiert ein Sauerstoffpartialdruck von etwa 21 Kilopascal. Bei zunehmender Höhe nimmt der Sauerstoffpartialdruck ab. Bei etwa 5000 Metern hat sich der Sauerstoffpartialdruck halbiert. Zunächst kommt es durch den abfallenden Sauerstoffpartialdruck zu einer Hyperventilation, die zu einer respiratorischen Alkalose führt. Die körperliche Leistungsfähigkeit ist vermindert.

Die Masken funktionieren jedoch anders. Nicht der Druck ändert sich, sondern die Menge der Atemluft, die wir einatmen, wird durch den zusätzlichen Widerstand reduziert. Unsere Atemhilfsmuskulatur und unser Diaphragma müssen verstärkt arbeiten. Es kommt jedoch nicht zu einer Hyperventilation wie bei großer Höhe. Durch den Widerstand bei der Einatmung wird primär die Einatmung gestärkt. Daher wird dies auch als »inspiratorisches Atemwiderstandstraining« bezeichnet. Atemwiderstandstraining führt unmittelbar zu einer verbesserten Oxygenierung des Gehirns. Dadurch lassen sich unter anderem funktionelle Defizite beheben beziehungsweise Areale, die mit Sauerstoff unterversorgt sind, wieder aktivieren. Außerdem wird, wie bereits erwähnt, die Atemhilfsmuskulatur gestärkt, was unter anderem zu einer verbesserten Ausdauerleistung führt.

Die Verwendung von Atemwiderstandstraining hat daher seine Berechtigung. Das Atemwiderstandstraining verbessert die Sauerstoffversorgung während des Trainings, was in einer höheren Leistung resultieren kann. Ein positiver Effekt ist vor allem bei einem Training mit hohem Volumen anzunehmen, da die Atmung häufig der limitierende Faktor bei zunehmender Ermüdung ist. Außerdem hilft die Atmung bei einem Abbau von Lactat, was ebenfalls bei einem Training mit einem hohen Volumen sinnvoll sein kann.[94] Zudem verbessert das Atemwiderstandstraining den intraabdominalen Druck, was vor allem in Bezug auf die Maximalkraft nützlich sein kann. Durch das Atemwiderstandstraining kräftigen wir nicht nur unsere Atemhilfsmuskulatur, sondern wir verbessern auch die Atemmechanik.

Widerstandsatmung liegend

1. Lege dich auf den Rücken und befestige ein breites Widerstandsband um die Rippen. Atme tief gegen den Widerstand des Bandes ein, um die Atemmuskulatur zu kräftigen.
2. Atme aus und spüre, wie der Druck vom Band nachlässt.

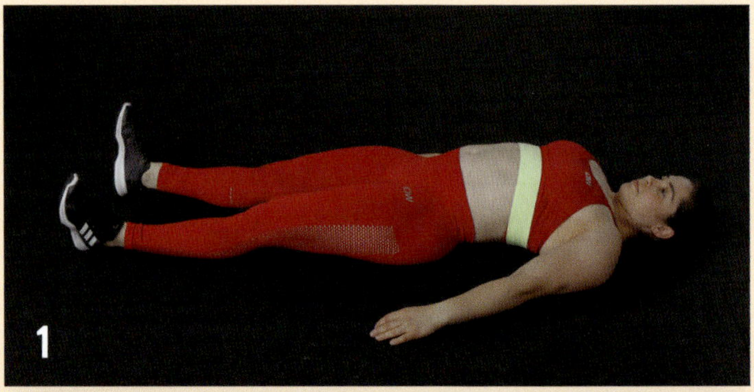
1

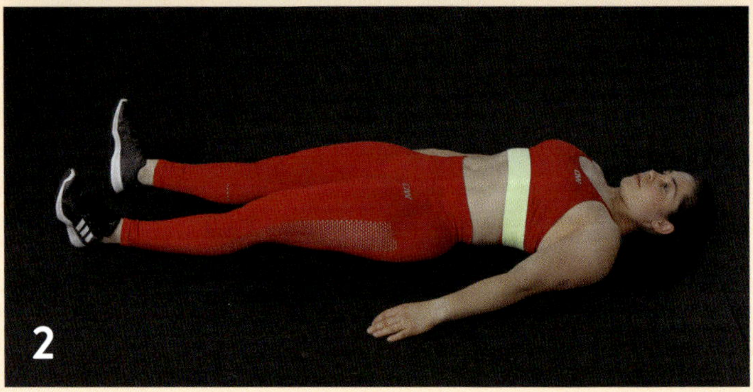
2

Kettlebell Swing und Widerstandsatmung

1. Befestige das Band um die Rippen herum. Lege dir die Kettlebell ein Stück vor die Füße. Greife den Henkel und kippe die Kettlebell leicht an.
2. Schwinge die Kettlebell nach hinten durch die Beine, um Vorspannung aufzubauen.
3. Schwinge die Kettlebell explosiv nach oben und atme dann kräftig mit Power Breathing aus. Atme gegen das Widerstandsband ein, während du die Kettlebell wieder nach unten zwischen die Beine schwingst.

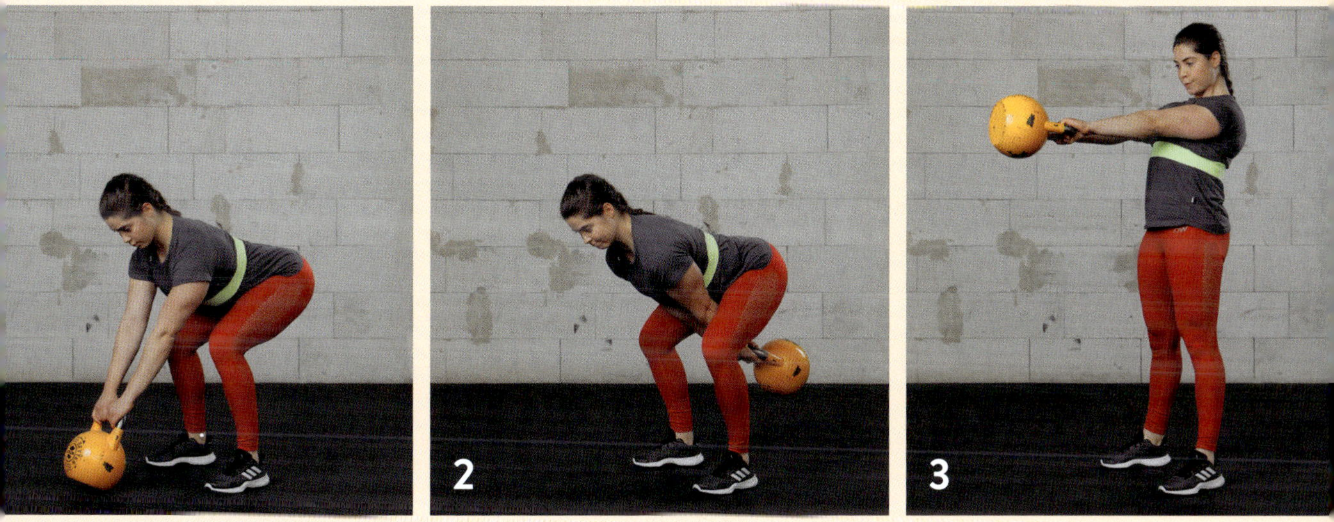

Wie die Zunge deine Kraft beeinflussen kann

Die Zunge ist eine komplexe anatomische Struktur, die eine starke nervale Ansteuerung erfährt. Motorisch wird die Zunge von zwei Hirnnerven (Vagus CN X, Hypoglossus CN XII) und sensorisch von vier Hirnnerven innerviert (Trigeminus CN V, Facialis CN VII, Glossopharyngeus CN IX und Vagus CN X). Allein das Schlucken aktiviert verschiedene motorische Areale, wie den Motorkortex, den Thalamus, die Inselrinde, das Kleinhirn und den Pons im Hirnstamm. Daraus ergibt sich, dass Schlucken und Zungenbewegungen einen starken Einfluss auf die Aktivität und dementsprechend auch auf die Neuroplastizität des Gehirns haben. Darüber hinaus dient die Zunge auch der besseren motorischen Ansteuerung, vor allem auf spinaler Ebene, da sie unter anderem stabilisierend auf die Wirbelsäule beziehungsweise auf unsere Haltung einwirkt.

Eine 2013 durchgeführte Studie konnte aufzeigen,[95] dass eine angehobene Zungenposition bis zu 30 Prozent mehr Kraft in einem »sitzenden Beinbeuger« ermöglichte als die Zungenposition zum Beispiel in Ruheposition beziehungsweise in einer abgesenkten Lage. Es wird vermutet, dass eine angehobene Zungenposition sich vor allem optimal bei der Aktivität von Flexormuskeln auswirkt. Die Praxis zeigt jedoch, dass eine optimale Zungenposition unter anderem die spinale Stabilität verbessert, was häufig zu mehr Leistung im Krafttraining führt. Eine mögliche Erklärung ist die erhöhte neuronale Aktivität, während die Zunge oben gehalten wird, was sich direkt auf den Motorkortex auswirkt, was wiederum in einen verbesserten Overflow auf kortikaler Ebene zu benachbarten Strukturen mündet. Dies hat zur Folge, dass das muskuläre System im Gesamten besser arbeitet – also nicht nur die Halsflexoren, sondern auch andere Muskelgruppen. Betrachtet man ebenfalls die erhöhte Aktivität im Pons, wird deutlich, dass nicht nur die Flexoren beeinflusst werden können, sondern ebenfalls die Extensoren, da eine erhöhte Aktivität vom Pons sich grundsätzlich positiv auf die Ansteuerung von Extensoren auswirkt.

Auf embryonaler Ebene sind die tiefen Halsflexoren mit dem Diaphragma verbunden. Daher kann es sein, dass durch die optimierte Zungenposition auch der intraabdominale Druck verbessert wird, was ebenfalls in einer besseren spinalen Kontrolle resultiert. Leider fehlen bisher die wissenschaftlichen Studien dazu. Doch auch hier zeigt die Praxis, dass die Zunge sich ebenfalls auf die Haltungskontrolle auswirken kann. Sieht man die Verbindung in dem Pons, fällt auf, dass hier auch die Kerne für das vestibuläre System liegen, die primär für unsere Aufrechterhaltung verantwortlich sind. Dabei handelt es sich um die Vestibulariskerne, die ich bereits auf Seite 31 erwähnt hatte. Da der CN VII und CN IX quasi den Nervus vestibulocochlearis flankieren, können die verbesserte Sensorik und Motorik direkt zu einem Übertrag auf die Haltungskontrolle führen. Des Weiteren erhält auch unser Kleinhirn durch die verstärkte Hirnstammaktivität mehr Impulse, was ebenfalls für eine verbesserte Haltung verantwortlich gemacht werden kann, da das Kleinhirn vor allem Extensoren steuert und unsere Haltung trägt.

In meiner praktischen Arbeit gehe ich jedoch nur dann auf die Zungenposition ein, wenn Beschwerden im Kiefer oder im Hals vorliegen. Dann kann die Integration der Zungenbewegungen einen positiven Effekt bringen. Die optimale Zungenposition wird jedoch automatisch von vielen Sportlern während des Krafttrainings erreicht. Bei hohen Lasten erzeugt der Körper in der Regel ein hohes Maß an Ganzkörperspannung. Dies ist auch häufig bei Kraftathleten zu beobachten, bei denen sich der ganze Hals-Nacken-Bereich sowie der Kiefer anspannen. Aufgrund des Irradationseffekts ist der Körper dadurch in der Lage, mehr Gewicht zu bewegen. Dazu gehört natürlich auch die optimale Zungenposition. Dasselbe gilt auch beim Power Breathing. Ohne optimale Zungenposition ist das Power Breathing nicht möglich. Führt also ein Sportler während des Krafttrainings Power Breathing mit einer optimalen Technik aus, weiß ich direkt, dass sich die Zunge in der korrekten Position befindet. Ein weiteres gezieltes Training ist in diesem Fall selten notwendig. Die Atmung und die optimale Zungenposition sollten daher immer gemeinsam betrachtet werden.

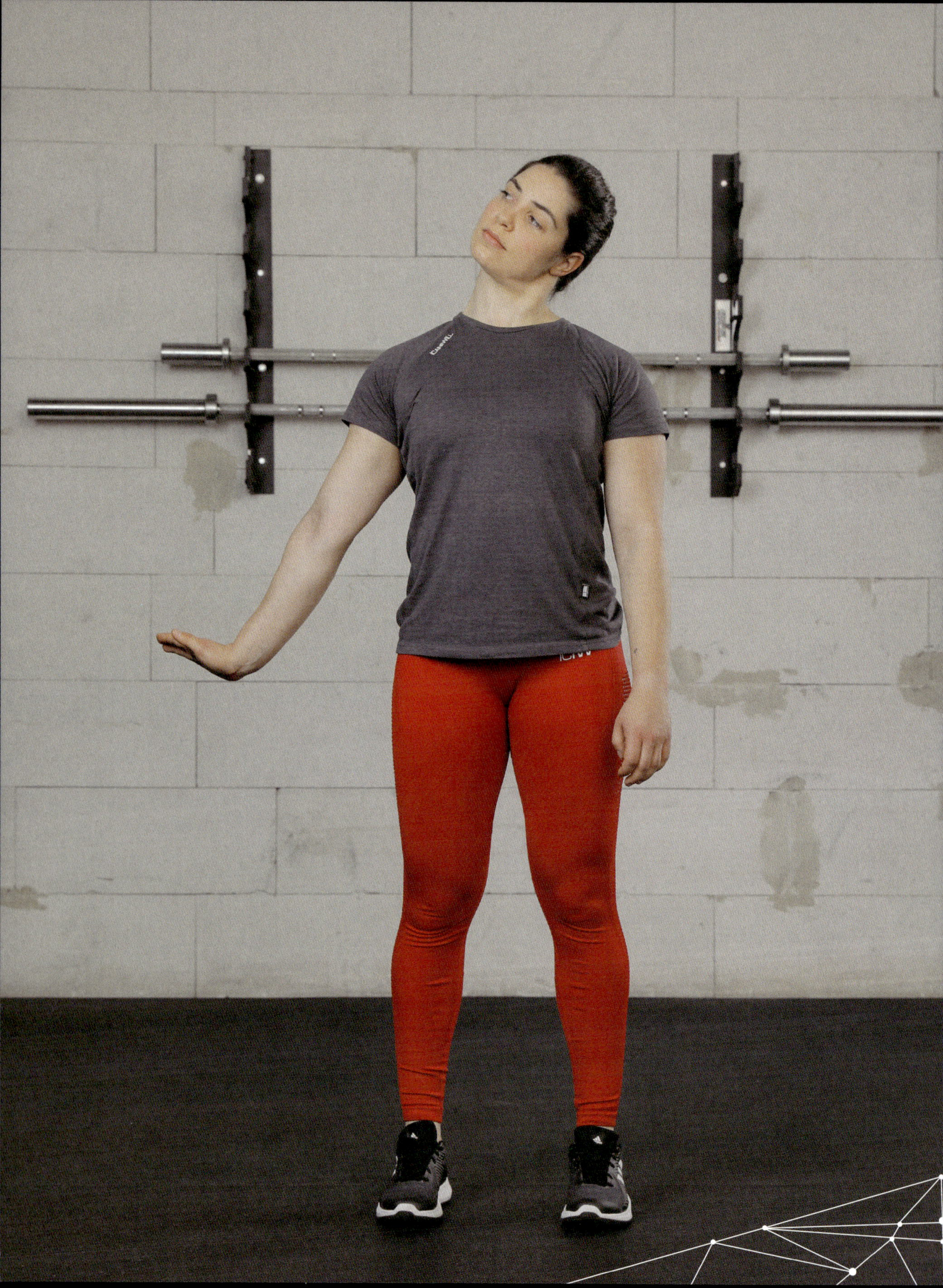

5

Neuroflossing – die Mobilisation von Nerven

Das periphere Nervensystem

Die Mobilisation von Nerven wird häufig bei neurogenen Störungen empfohlen. Neuroflossing verbindet die Mechanik der peripheren Nerven mit der Physiologie des Nervensystems und bietet eine hervorragende Möglichkeit, die Gleitfähigkeit der Nerven und dadurch auch die Muskelaktivität zu verbessern. In der Therapie wird das Neuroflossing häufig bei muskuloskelettalen Störungen verwendet. Ich habe in der Praxis festgestellt, dass die Mobilisation der peripheren Nerven vor dem Krafttraining hilfreich sein kann, um die neuromuskuläre Kontrolle zu verbessern.

Das Neuroflossing ist eine Mobilisationstechnik der Nerven, bei der die Nerven mechanisch beeinflusst werden, um eine physiologische Reaktion zu bewirken. In der Literatur wird häufig auch von »Nervendehnung« gesprochen. Dehnung der Nerven kann jedoch zu Irritation und Schmerzen führen und geht von der irrigen Annahme aus, Nerven wären »verspannt«.[96] Flossing soll auf der mechanischen Seite die Gleitfähigkeit und die Beweglichkeit der Nerven verbessern, da sich Nerven unabhängig vom umliegenden Gewebe bewegen können.[97] Auf der neuronalen Seite kann eine Mobilisation der Nerven zu einer verbesserten Muskelrekrutierung und zu einer Schmerzreduktion führen.

Schacklock beschreibt den Körper als Container des Nervensystems. In diesem Container müssen die Nerven beweglich und gleitfähig bleiben. Eine reduzierte Gleitfähigkeit kann zu chronischen Schmerzen, neurogenen Störungen und Bewegungseinschränkungen führen. Jede Bewegung, die wir ausführen, übt auch unmittelbar Dehnung, Spannung und Kompression auf das Nervengewebe aus. Dies macht sich vor allem häufig bei der Endstellung von Bewegungen bemerkbar, wenn wir weniger eine muskuläre Dehnung als eine Dehnung spezifischer Nerven wahrnehmen.

Das Nervensystem ist eine neuronale Struktur innerhalb dieses Containers. Zu ihr zählen das Gehirn, Hirnnerven, das Rückenmark, Nervenwurzeln und periphere Nerven. Die peripheren Nerven versorgen über eine direkte Verbindung unsere Muskeln und

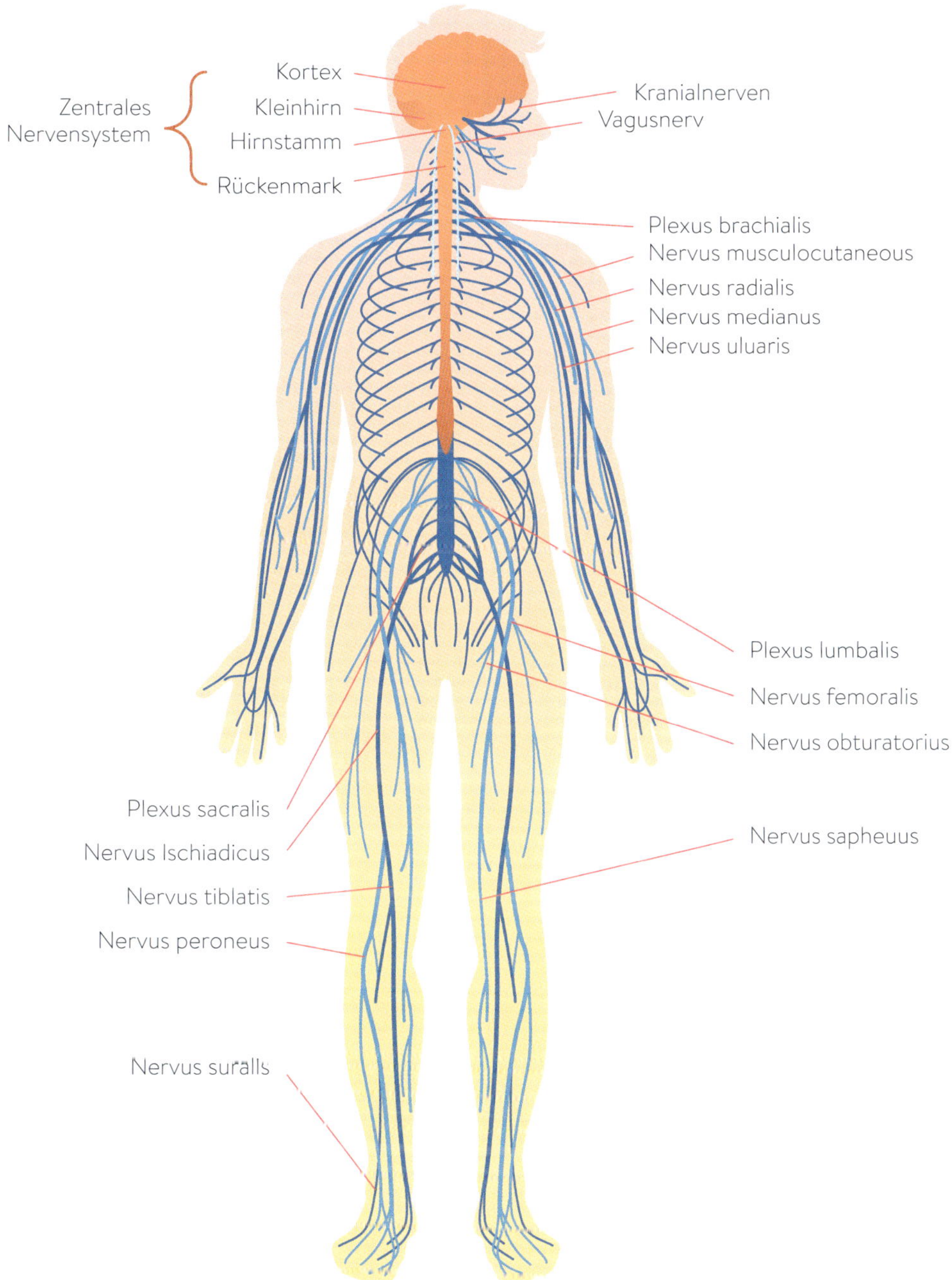

Die peripheren Nerven ziehen aus dem Rückenmark in die Skelettmuskulatur.

übermitteln Signale vom Gehirn zu unserem Effektorgan. Gelenkbewegungen erzeugen in der Regel eine Beugung von Nerven. Daher erfahren die Nerven regelmäßig Kompression und Dekompression. Lokale Entzündungen können jedoch zu Schmerzen führen, die in einer Ausstrahlung resultieren, was sich zum Beispiel als Kribbeln oder Taubheit bemerkbar machen kann. Kompressionen von Nerven kennen wir alle, wenn wir morgens aufwachen und ein Arm eingeschlafen ist. Wenn wir anfangen, uns zu bewegen oder aus der Kompressionsposition wieder herauskommen, kehrt das Gefühl zurück, und wir können den Arm wieder normal bewegen. Liegt jedoch eine neurogene Störung vor oder erfährt ein Nerv eine konstante Kompression, reicht es nicht, den Arm nur zu bewegen. In diesem Fall sollte der betroffene Nerv mobilisiert werden, um die mechanische Gleitfähigkeit zu verbessern.

Doch nicht nur bei Schmerzen, sondern auch in Kombination mit Krafttraining kann das Neuroflossing hilfreich sein, um die Rekrutierung von einzelnen Muskeln zu verbessern. In der Praxis ergibt es Sinn, die Muskelkraft vor dem Neuroflossing zu testen, um eine Wirksamkeit der Nervenmobilisation zu überprüfen. Um die Rekrutierung der Muskeln zu verbessern, wird der muskelinnervierende Nerv mobilisiert und dadurch die Ansteuerung verbessert. Die Mobilisation der Nerven sollte überwiegend langsam ausgeführt werden. Wie bereits angedeutet, ist eine Dehnung des Nervs zu vermeiden. Eine Mobilisation wird unter anderem durch das »Sliden«, also durch ein Gleiten der Nerven in Abhängigkeit von ihrer Umgebung, erreicht. Das Sliden führt zu einem Gleiten des Nervs ohne Dehnung. Dies wird erreicht, indem ein Ende des Nervs gedehnt und das andere Ende komprimiert wird. Die mobilisierten Gelenke während des Neuroflossings, also die

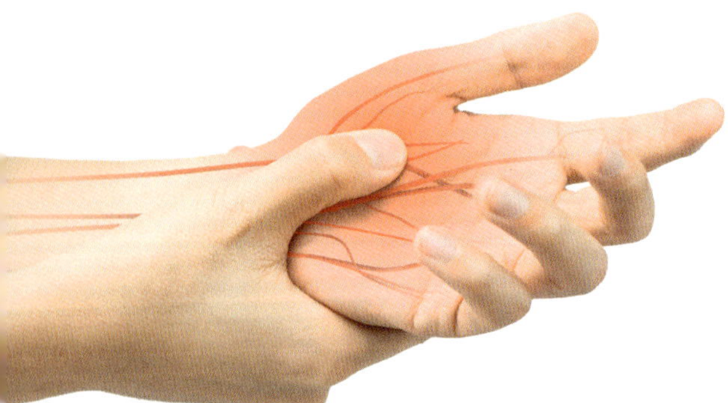

Probleme mit den Nerven werden im Oberkörper häufig als Schmerz oder unangenehmes Kribbeln in den Fingern wahrgenommen.

Gelenke, an denen der Nerv vorbeizieht, werden als »Driver« bezeichnet. Um ein Sliden der Nerven hervorzurufen, befindet sich daher zum Beispiel der proximale Driver in einer Kompressionsposition und der distale Driver in einer Dehnposition. Dies soll am Beispiel des Nervus medianus deutlich gemacht werden. Eine Dehnung (Tensioning) wird proximal durch eine Lateralflexion des Kopfes mit einer gleichzeitigen ipsilateralen Rotation erreicht. Distal erfolgt die Dehnung durch eine Streckung der Hand. Befindet sich dazwischen der Ellenbogen in Streckung, der Arm in Abduktion und die Schulter in Depression, weist der Nervus medianus eine maximale Dehnposition auf. Um das Sliden zu ermöglichen, wird nun entweder der Kopf oder die Hand aus der maximalen Dehnposition durch eine Bewegung in die entgegengesetzte Richtung gebracht, also der Kopf in eine ipsilaterale Lateralflexion und kontralaterale Rotation oder die Hand in eine Palmarflexion. Durch eine gelenkveränderte Position wird die Dehnposition unterbrochen. Um nun das Sliden zu ermöglichen, wird entweder der Kopf oder die Hand (Driver) wieder zurück in die maximale Dehnposition gebracht und gleichzeitig das andere Gelenk in die entgegengesetzte Position. Ein Sliden wird also gleichzeitig durch eine Bewegung des Kopfes in eine Dehnposition bei gleichzeitiger Kompression an der Hand erzeugt. Kopf- und Handposition wechseln sich somit ab und ermöglichen das Sliden. Darüber hinaus kann jedes Gelenk, das sich zwischen dem proximalen und dem distalen Ende des Nervs befindet, als Driver verwendet werden.

Bei den folgenden Übungen habe ich verschiedene Driver ausgewählt, um aufzuzeigen, an welchen Stellen der Driver gewechselt werden kann, um somit den Nerv zu mobilisieren. In diesem Fall sprechen wir jedoch nicht mehr vom Sliden, sondern von einer Gelenkmobilisation, die die Spannung (Tension) im Nerv lokal reduziert. Welches Gelenk als Driver genutzt wird, hängt unter anderem davon ab, ob lokal Schmerzen vorliegen, in welchem Muskel sich die größten Defizite zeigen und bei welcher Gelenkbewegung der Sportler den größten Erfolg wahrnimmt. In der Praxis sollte geprüft werden, welches Gelenk sich als Driver eignet. Im besten Fall probiert man alle relevanten Gelenke aus, da man dadurch den Nerv über seine gesamte Länge mobilisieren und flossen kann.

Mobilisation der Nerven zur Kraftsteigerung

Die Intensität bei Neuroflossing sollte auf einer Schmerzskala von 0 bis 10 etwa 3 betragen. Die Mobilisation des Nervs sollte gespürt, aber nicht als Schmerz wahrgenommen werden. Bei Kraftathleten ohne Neuralgie verstärke ich häufig die Intensität, solange das Ergebnis positiv ausfällt. Ich habe festgestellt, dass viele Kraftathleten eine stärkere Reizsetzung für einen Erfolg benötigen. Bei hypersensiblen Sportlern sollte dagegen eher immer defensiv begonnen werden, um das System nicht zu überreizen. Dies gilt vor allem dann, wenn lokale Entzündungen vorliegen.

Alle Neuroflossing Drills werden nach demselben Prinzip demonstriert. Das erste Bild bezieht sich auf die maximale Dehnposition, und die beiden anderen Bilder zeigen zwei unterschiedliche Driver, über die der Nerv mobilisiert werden kann.

Nervus medianus

1. Senke das Schulterblatt ab, spreize den Arm ab, hebe den Handrücken an, lege den Kopf auf die andere Seite und rotiere ihn auf dieselbe Seite.
2. Nutze das Handgelenk als Driver. Beuge und strecke im Wechsel die Hand, um den Nerv am Handgelenk zu flossen.
3. Führe Kreise in der Schulter aus, um den Nerv an dieser Stelle zu mobilisieren.

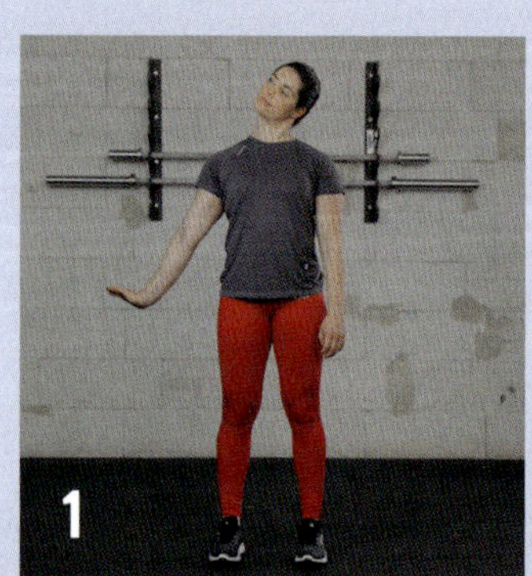

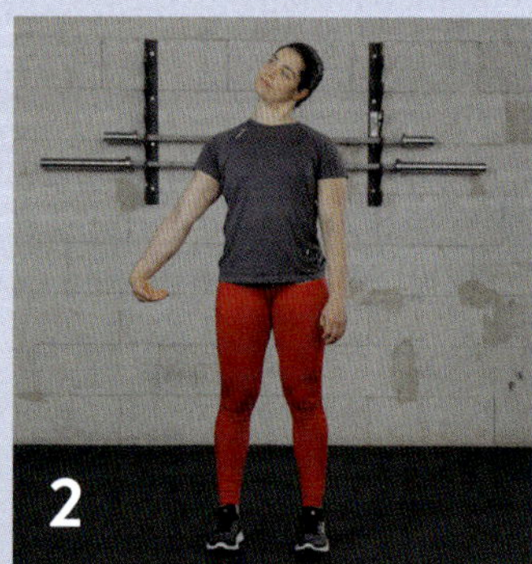

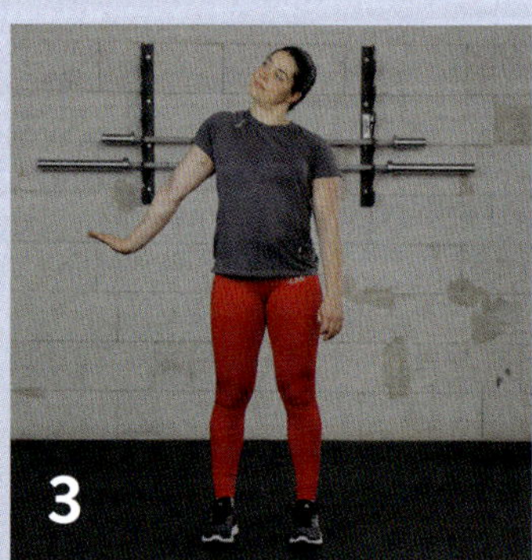

Nervus ulnaris

1. Hebe den Ellenbogen seitlich an, halte das Schulterblatt tief, beuge den Arm und drehe die gestreckte Hand mit dem kleinen Finger nach vorn. Der Kopf ist zur Seite gelehnt und rotiert.
2. Nutze die Hand als Driver, indem du sie zurück und wieder nach vorn drehst.
3. Hebe und senke die Schulter als alternativen Driver.
4. Die Endposition ist schwierig zu halten. Ein Partner kann die Endposition unterstützen, indem er deinen Ellenbogen stabilisiert und dein Handgelenk streckt.

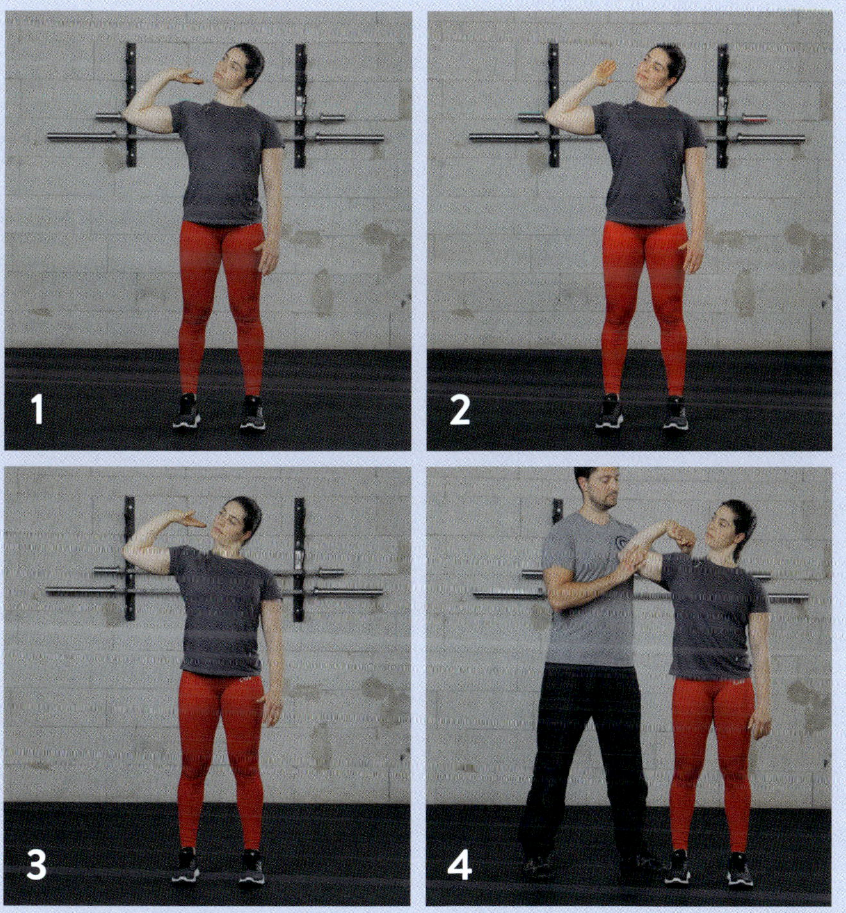

Nervus radialis

1. Spreize den Arm und beuge die Hand. Rotiere den Arm nach innen, lege den Kopf auf die andere Seite und rotiere den Kopf.
2. Nutze den Ellenbogen als Driver, indem du den Arm abwechselnd beugst und streckst.
3. Rotiere die Schulter nach außen und innen, um den Nerv zu flossen.

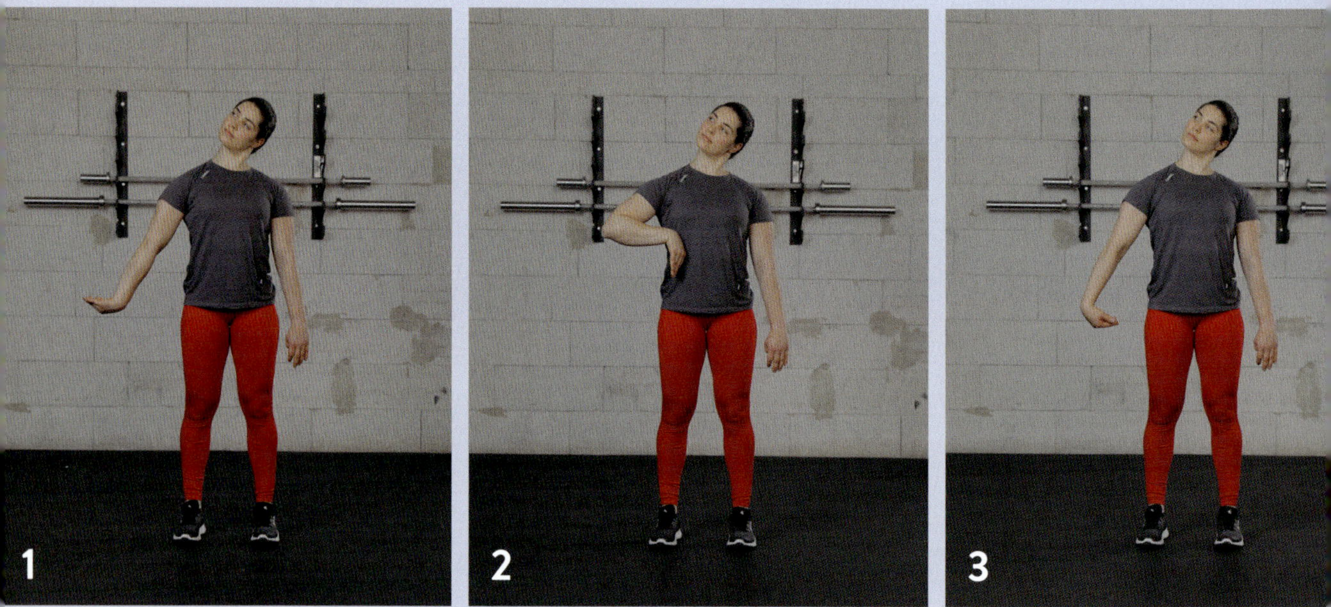

Nervus axillaris

1. Lege den Kopf zur Seite, senke das Schulterblatt und rotiere den Arm nach innen. Beuge leicht den Ellenbogen und halte die Hand locker.
2. Strecke den Ellenbogen und beuge ihn wieder leicht.

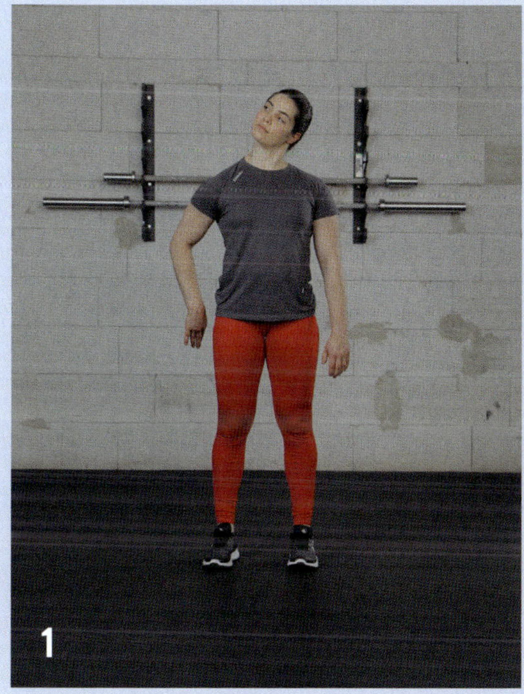

1

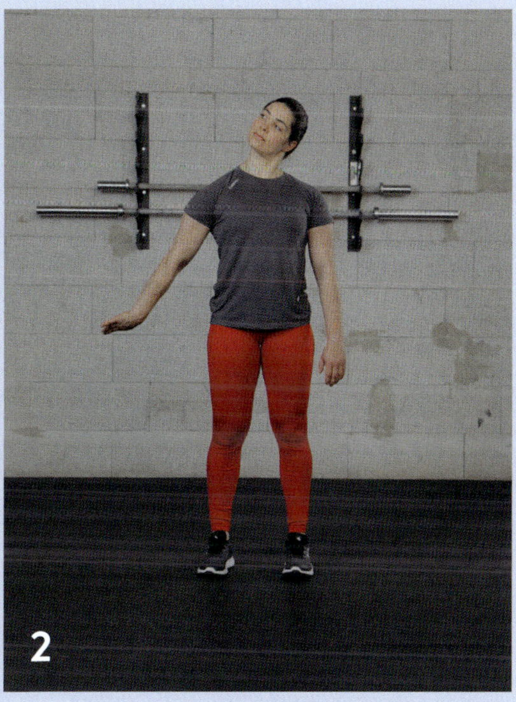

2

Nervus musculocutaneus

1. a+b Strecke die Schulter nach hinten, strecke den Ellenbogen und balle eine Hand zur Faust. Beuge die Hand nach hinten.

2. a+b Mobilisiere den Nerv, indem du die Hand vor und zurück bewegst.

3. a+b Nutze als Ergänzung den Ellenbogen als Driver, indem du ihn im Wechsel beugst und streckst.

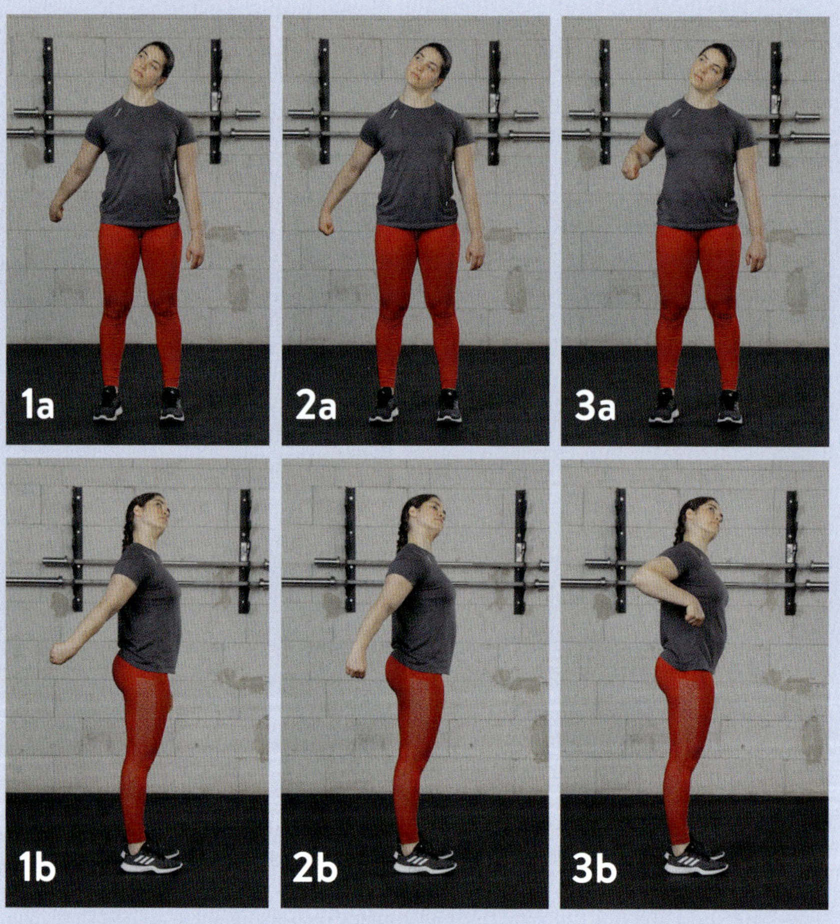

Seitenansicht

Nervus peroneus

1. Setze dich bequem auf einen Stuhl. Beuge den Fuß nach vorn, drehe ihn nach innen ein und flektiere die Zehen. Schiebe das Bein nach innen und rotiere die Hüfte ebenfalls nach innen. Beuge den Oberkörper nach vorn und rotiere bei Bedarf den gebeugten Oberkörper in die entgegengesetzte Richtung.
2. Rotiere die Hüfte nach außen, um die Dehnung zu reduzieren.
3. Kippe den Fuß von innen nach außen, um das Sprunggelenk als Driver zu nutzen.

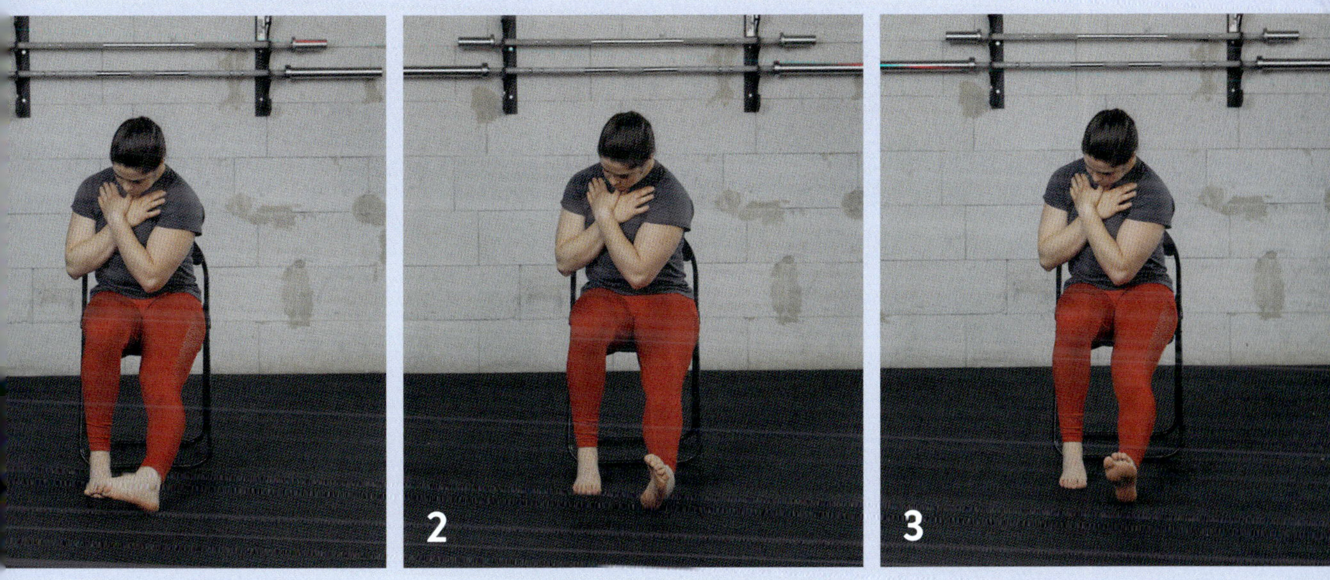

Nervus tibialis

1. Setze dich auf einen Stuhl und hebe den Fußrücken an. Hebe die Außenkante des Fußes an und strecke deine Zehen. Adduziere das Bein und rotiere die Hüfte nach innen. Beuge die Wirbelsäule und rotiere den Oberkörper auf die andere Seite.
2. Nutze die Wirbelsäule als Driver und rotiere dich von links nach rechts.
3. Alternativ kannst du die Wirbelsäule auch als Driver benutzen, indem du den Oberkörper aufrichtest und dich wieder nach unten beugst.

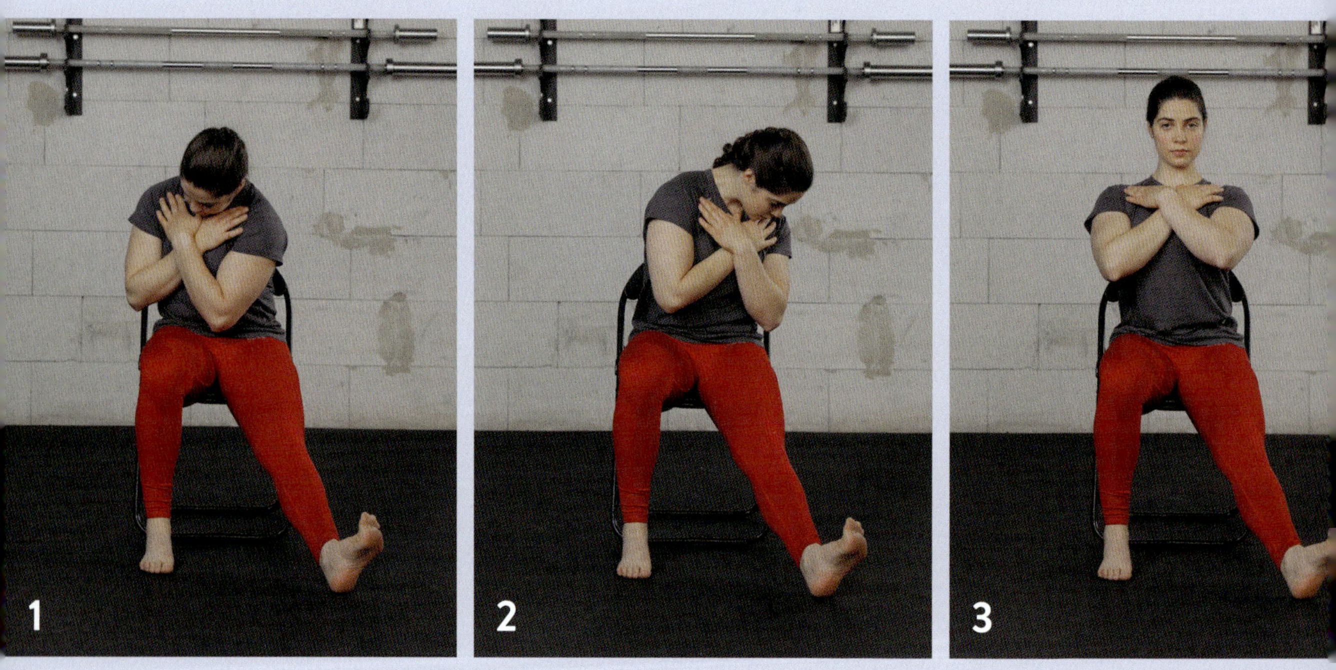

Nervus suralis

1. Setze dich auf einen Stuhl. Strecke den Fuß und führe eine Inversion des Fußes aus. Adduziere die Hüfte und rotiere sie nach innen. Beuge die Wirbelsäule und rotiere dich zur gegenüberliegenden Seite.
2. Nutze die Hüfte als Driver und rotiere das Bein von außen nach innen.
3. Auch das Knie kann als Driver fungieren. Beuge und strecke es im Wechsel.

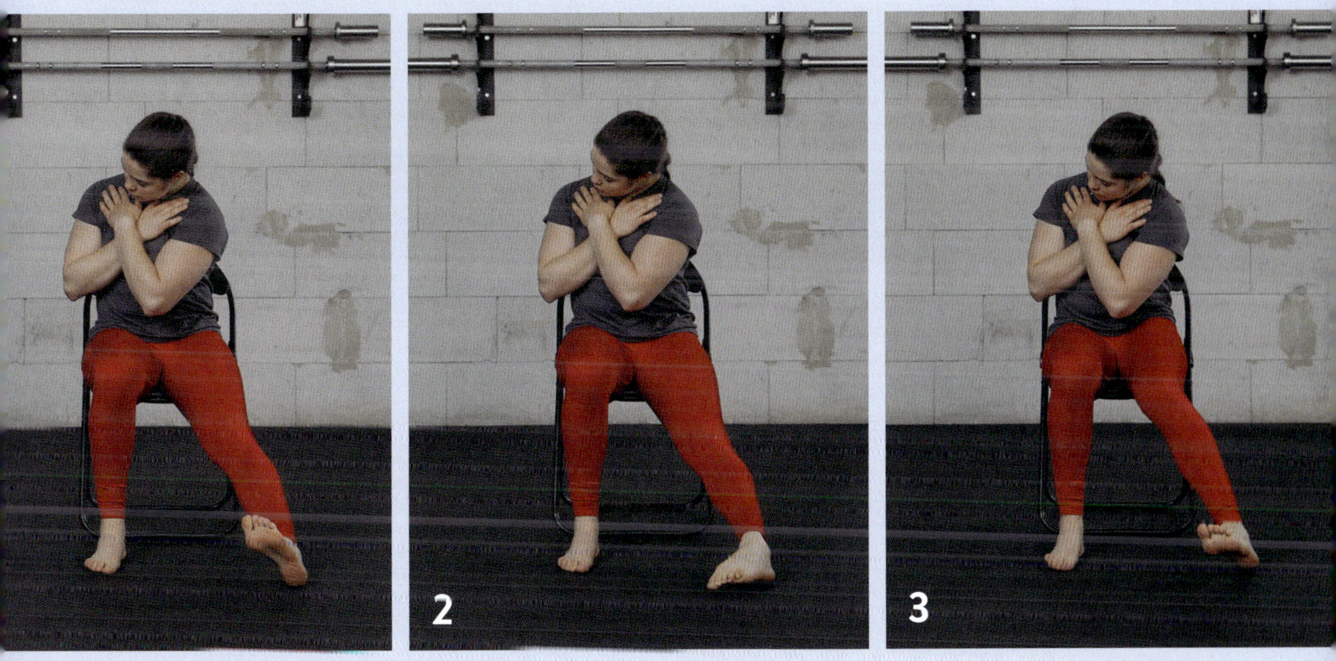

Nervus femoralis

1. Lege das Knie auf ein weiches Kissen und positioniere den Fuß auf einen Stuhl oder eine Bank. Richte das Becken auf, beuge den Oberkörper und drehe dich zur gegenüberliegenden Seite.
2. Richte den Oberkörper auf und reduziere dadurch die Dehnung auf den Nerv.
3. Rotiere den Oberkörper zur Seite der Dehnung und kippe das Becken. Über das Kippen und Aufrichten des Beckens kannst du das Flossing verstärken.

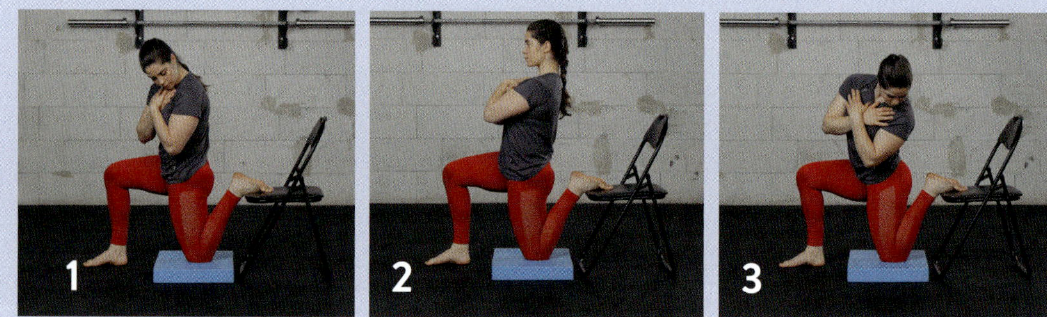

Nervus obturatorius

1. Beuge das Knie und halte es abduziert. Strecke die Hüfte und beuge das Knie.
2. Verstärke das Flossing, indem du dich stärker zur Seite lehnst. Als Ergänzung kannst du die Wirbelsäule beugen und dich auf die andere Seite drehen.

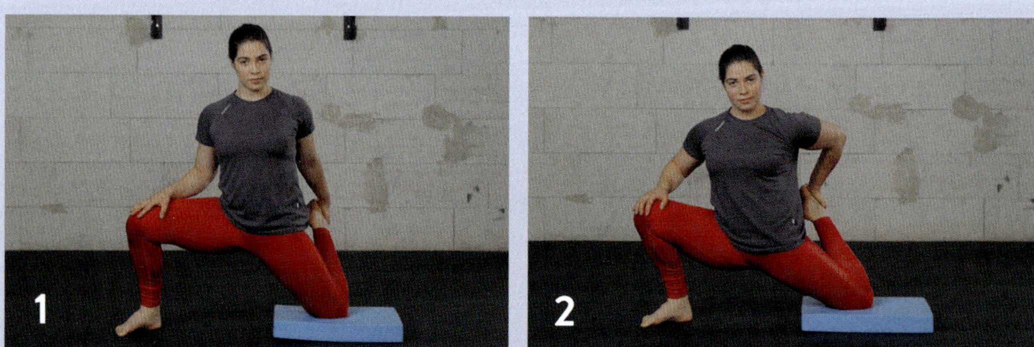

Nerven und ihre innervierenden Muskeln		
Nerv	**Dazugehörige Muskeln** Lateinische Bezeichnung	Deutsche Bezeichnung
Nervus medianus	Musculus pronator teres Musculus flexor carpi radialis Musculus abductor pollicis brevis	Runder Einwärtsdreher Speichenseitiger Handbeuger Kurzer Daumenspreizer
Nervus ulnaris	Musculus flexor carpi ulnaris Musculus adductor pollicis	Ellenseitiger Handbeuger Daumenheranzieher
Nervus radialis	Musculus triceps brachii Musculus brachioradialis Musculus abductor pollicis longus	Oberarmstrecker Oberarmspeichenmuskel Langer Daumenspreizer
Nervus axillaris	Musculus deltoideus Musculus teres minor	Schultermuskel Kleiner runder Muskel
Nervus musculocutaneus	Musculus coracobrachialis Musculus biceps brachii Musculus brachialis	Hakenarmmuskel Armbeuger Oberarmmuskel
Nervus peroneus	Musculus tibialis anterior Musculus extensor hallucis longus	Vorder Schienbeinmuskel Langer Großzehenstrecker
Nervus tibialis	Musculus gastrocnemius Musculus soleus Musculus tibialis posterior	Zweiköpfiger Wadenmuskel Schollenmuskel Hinterer Schienbeinmuskel
Nervus suralis	kein Muskel	
Nervus femoralis	Musculus psoas major Musculus sartorius Musculus vastus medialis Musculus vastus lateralis Musculus rectus femoris	Großer Lendenmuskel Schneidermuskel Innerer Schenkelmuskel Äußerer Schenkelmuskel Gerader Muskel des Oberschenkels
Nervus obturatorius	Musculus adductor longus Musculus adductor magnus Musculus adductor brevis	Langer Einführer Großer Adduktor Kurzer Adduktor

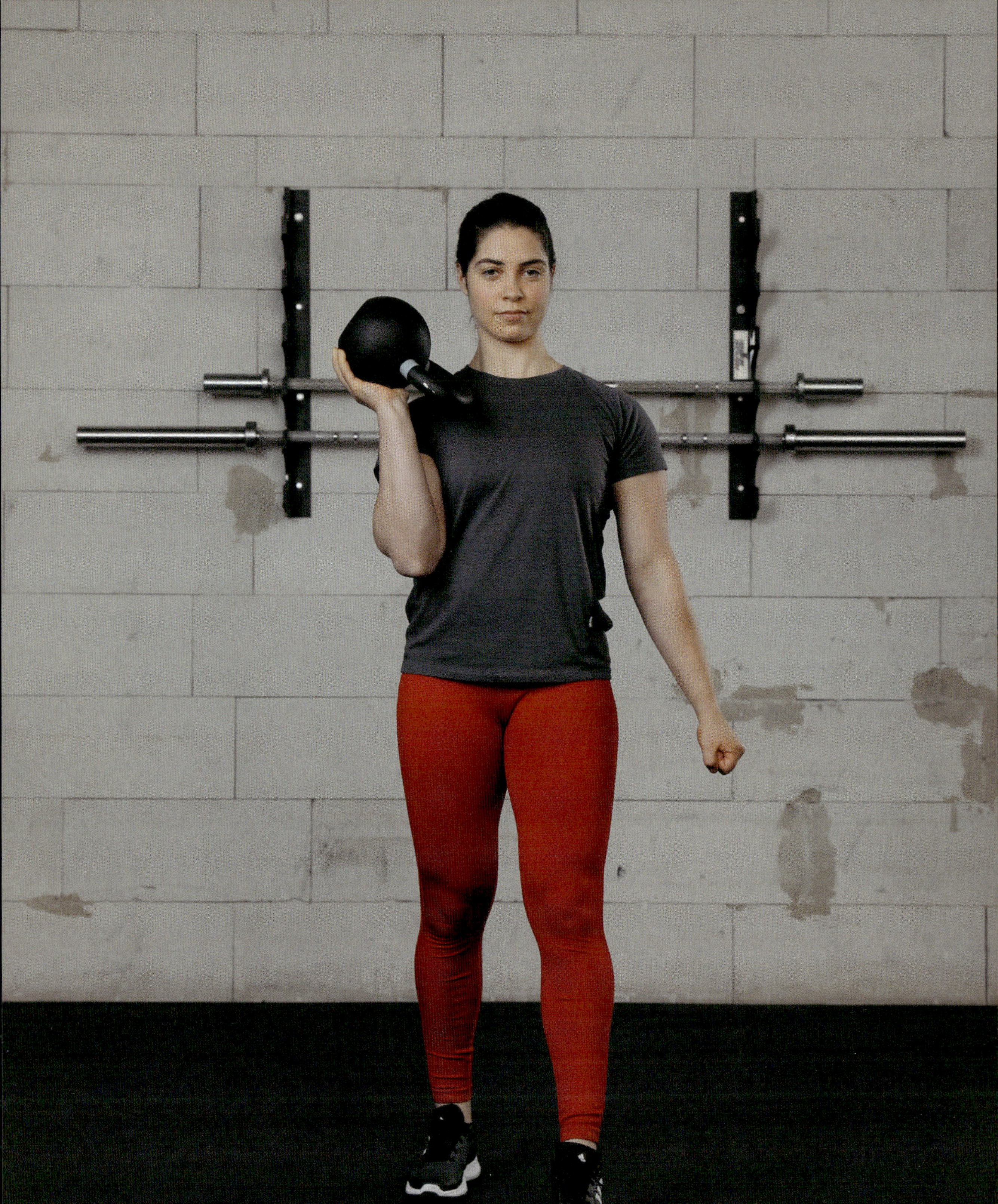

6

Individualisiertes Krafttraining

Das Gangbild

Das Gangbild ist stark von den sensorischen Informationen abhängig, die unser Nervensystem verarbeitet. Durch das Zusammenspiel aus somatosensorischen, visuellen und vestibulären Informationen können der Gang und die Haltungskontrolle erfolgen.[98] Dabei sind beinahe alle Bereiche des Nervensystems am Gangbild beteiligt. Zu diesen gehören:[99]

- Prämotorisches Areal
- Supplementär-motorisches Areal
- Temporoparietaler Übergang
- Okzipitallappen
- Basalganglien
- Limbisches System
- Kleinhirn
- Corticospinaler Pfad
- Rubrospinaler Pfad
- Spinocerebellarer Pfad
- Segmentale Rückenmarkareale
- Periphere Rezeptoren in der Haut

Neurologische Defizite lassen sich häufig anhand des Gangbildes erkennen. Meistens wird das Gangbild jedoch auf biomechanischer Ebene betrachtet, im Sinne der Analyse der Gelenkstellung zueinander. Meiner Erfahrung nach lässt sich ein Gangbild leichter auf neuronaler Ebene korrigieren als auf biomechanischer. Gleichzeitig ist es leichter zu verstehen und weniger aufwendig in der Umsetzung. Viele meiner ausgebildeten Trainer konnten anhand einer einfachen Ganganalyse bereits viele Bewegungsdefizite erkennen und daraus resultierend auch beheben. Defizite im Gangbild können auf propriozeptiver, vestibulärer und visueller Ebene auftauchen. Auch kognitive Fähigkeiten und psychologische Faktoren haben einen großen Einfluss auf das Gehen. Beispielsweise haben ältere Personen, die beim Sprechen stehen bleiben müssen, ein deutlich höheres Risiko, zu stürzen. Somit ist eine Störung auf verschiedenen Ebenen möglich. Des Weiteren können Defizite im Hirnstamm und im Kleinhirn ebenfalls zu spezifischen Bewegungsfehlern führen.[100] Diese lassen sich im Gangbild recht eindeutig erkennen. Während es in der neurologischen Untersuchung klare neurologische Gangbilder gibt, sind diese im Sport und Fitnesssetting weniger üblich. Dies liegt meistens daran, dass kleine Bewegungsdefizite nicht als pathologisch erkannt werden – was sie meistens auch nicht sind. Doch aus einem kleinen Problem ergibt sich häufig ein großes. Ein typisches ataktisches Gangbild ist geprägt durch eine starke Innenrotation und Adduktion in den Extremitäten und eine starke Flexion im Rumpf. Bei Parkinsonpatienten kommt es zu einer reduzierten Funktion der Basalganglien durch eine verminderte Produktion von Dopamin, was sich ebenfalls im Gangbild bemerkbar macht. Einige der ersten motorischen Anzeichen hierfür sind ein langsames Gangbild, eine kurze Schrittlänge und eine kleine Bewegungsamplitude in der Gelenkbewegung. Bei der Behandlung von neurologischen Störungen wird das Gangbild häufig als Diagnose-Tool verwendet, um die individuelle Medikamentation bestimmen zu können.[101]

Je nach neurologischer Störung lässt sich auch ein verändertes Gangbild feststellen. Die zuvor erwähnte starke Innenrotation im Unter- und Oberkörper kann ein Anzeichen für eine Dysfunktion im Kleinhirn sein. Derartige Fehlleistungen können jedoch auch auf subtilerer Ebene auftreten, was zwar als nicht pathologisch anerkannt wird, aber langfristig zu Problemen führen kann. Doch auch aktuell können diese Entdeckungen Anzeichen von Bewegungsproblemen sein, die anhand des Gangbildes erkannt werden können. In der Praxis werde ich oft Zeuge von neurologischen Beeinträchtigungen, die noch nicht als pathologisch eingestuft werden. Dazu gehören am häufigsten ein leicht ataktischer Gang, reduzierte Körperspannung, schlurfender Gang oder einfach Tollpatschigkeit während der Bewegung. Für mich sind das immer Warnzeichen, lieber früher als später einzugreifen und das Problem zu beheben, bevor es zu deutlicheren Einschränkungen kommt. Daher prüfe ich immer zu Beginn das Gangbild und achte auf eventuelle neurologische Symptome. Dabei sollte das Gangbild natürlich auch immer mit anderen Symptomen verglichen werden. Anhand eines Symptoms sollte niemals auf ein spezifisches Problem geschlossen werden.

Bei der Ganganalyse handelt es sich um das Assessment einer dynamischen Haltung. Haltung ist niemals wirklich statisch, doch beim Gangbild, was man auch als kontrolliertes Fallen bezeichnen kann, handelt es sich um eine Dynamik, die die Integration von mehreren sensorischen Systemen erfordert. Gleichzeitig gibt die Analyse des Gangbildes Aufschluss über weitere neuronale Probleme, die man daraufhin weiter adressieren kann. Nach der Untersuchung des Gangbildes können passende Korrekturmaßnahmen angewandt werden. Danach lässt man den Kunden wieder gehen und prüft, ob es zu einer Verbesserung des Gangbildes gekommen ist. Das Vorher- und Nachher-Bild kann auf Video aufgenommen werden, um es dem Kunden im Nachhinein zu demonstrieren. Dies ist vor allem sinnvoll als Schulung des Kunden und damit der Kunde eine bessere Vorstellung von seiner Bewegungsqualität erhält. Bei einer Videoanalyse ist es hilfreich, seinen Kunden genau zu sagen, worauf zu achten ist, da diese die teilweise sehr subtilen Defizite oftmals nicht erkennen können.

Die Ganganalyse sollte im besten Fall frei im Raum durchgeführt werden. Die Ganganalyse auf einem Laufband wird nicht empfohlen, da hierbei das Gangbild verfälscht wird, zumal sich das Band von allein bewegt und der Läufer nur reagiert, aber das Band nicht aktiv in Bewegung bringt. Dies verfälscht das gesamte Laufmuster des Sportlers. Auf einem Laufband ist die Hüftstreckung passiv, überwiegend der Kniehub ist aktiv. Daher eignet sich die Ganganalyse auf dem Laufband nur bedingt, kann aber meistens in jedem regulären Gym durchgeführt werden. Außerdem können komplexe Aufgaben während der Ganganalyse wie das »Dual Tasking« zu Gleichgewichtsproblemen führen und im schlimmsten Fall einen Sturz vom Laufband verursachen.

Der Gang als Fundament der Bewegung

Der aufrechte Gang ist das fundamentalste Bewegungsmuster. Häufig werden auch das Krabbeln und Rollen als fundamentales Bewegungsmuster betrachtet. Das stimmt jedoch nur bedingt, da diese Bewegungsmuster zwar Teil unserer frühkindlichen Entwicklung sind, im Erwachsenenalter aber eine eher untergeordnete Rolle spielen. Dies bedeutet nicht, dass diese Bewegungsmuster sinnlos in der Durchführung wären – ganz im Gegenteil. Dies bedeutet nur, dass das Gangbild im Sinne unseres Bewegungsverhaltens den primären Fokus benötigt. Bei der Beurteilung des Gangbildes wird die dynamische Haltung in drei Quadranten unterteilt. Dies erleichtert die Analyse der Bewegung.

Quadrant 1 (Kopf und Halswirbelsäule)

- Gerade Kopfhaltung (oder »Wackelkopf«)
- Seitneigung
- Rotation
- Überstreckung

Quadrant 2 (obere Extremitäten und Wirbelsäule)

- Armschwung
- Armposition (innenrotiert oder neutral)
- Handposition (Hand oder Finger flektiert)
- Brustwirbelsäule (flektiert, extendiert oder aufrecht)

Quadrant 3 (Becken und untere Extremitäten)

- Beckenbewegung (Rotation, Seitneigung)
- Hüfte (außen- oder innenrotiert)
- Fußposition (außen- oder innenrotiert, medialer Kollaps)

Ganganalyse

1. Achte auf Abweichungen im Gangbild. Grundsätzlich solltest du einen stabilen Gang, ausreichend Beckenbewegung und einen gleichmäßigen Schritt erkennen können. Die Handflächen sollten leicht nach innen zeigen, und du solltest einen deutlichen Armschwung erkennen können. Die Schultern sollten sich locker bewegen und auf einer Höhe sein. Achte auf eine stabile Kopfposition ohne »Wackelkopf«.
2. Eine innenrotierte Schulter kann auf eine Verspannung im vorderen Deltoideus oder neuronal betrachtet auf ein PMFR-Muster hindeuten (Seite 242). Häufig ist es gleichzeitig von einer verstärkten Außenrotation in der Hüfte begleitet.
3. Eine Innenrotation in der Schulter bei gleichzeitiger Innenrotation in der Hüfte deutet eher auf eine mangelnde Funktion des Kleinhirns hin (Seite 30).
4. Achte auf einen außenrotierten Gang. Dieser kann ein Hinweis für einen erhöhten glutealen Muskeltonus sein.
5. Ein reduzierter Armschwung deutet auf eine geringe Aktivität im Frontallappen hin. Dies kann ein erstes Anzeichen für eine parkinsonsche Erkrankung sein.
6. Ein Wackeln des Kopfes deutet auf eine reduzierte Stabilität in der Wirbelsäule hin. Der Kopf schwankt in der Regel in die Richtung der dysfunktionalen Seite.
7. Häufig ist ein Wackeln des Kopfes zu beiden Seiten festzustellen. Dies lässt auf eine Extensorschwäche im Rückenstrecker schließen. In diesem Fall sollte das Kleinhirn genauer untersucht werden.
8. Eine starke Flexion im Handgelenk ist von hinten hervorragend zu erkennen. Vergleiche am besten beide Seiten. Dadurch kannst du am genauesten erkennen, ob eine verstärkte Hand- oder Fingerflexion vorliegen.
9. Ein Abkippen des Beckens zur Seite deutet auf eine mangelnde Hüftstabilität und eine geringe Leistung der Abduktoren hin.
10. Ein breiter Gang ist ein Anzeichen für einen ataktischen Gang und ein Indikator für ein schlechtes Gleichgewicht oder eine Dysfunktion im Kleinhirn.
11. Ein breiter Gang ist meistens auch durch kleine schleppende Schritte gekennzeichnet.

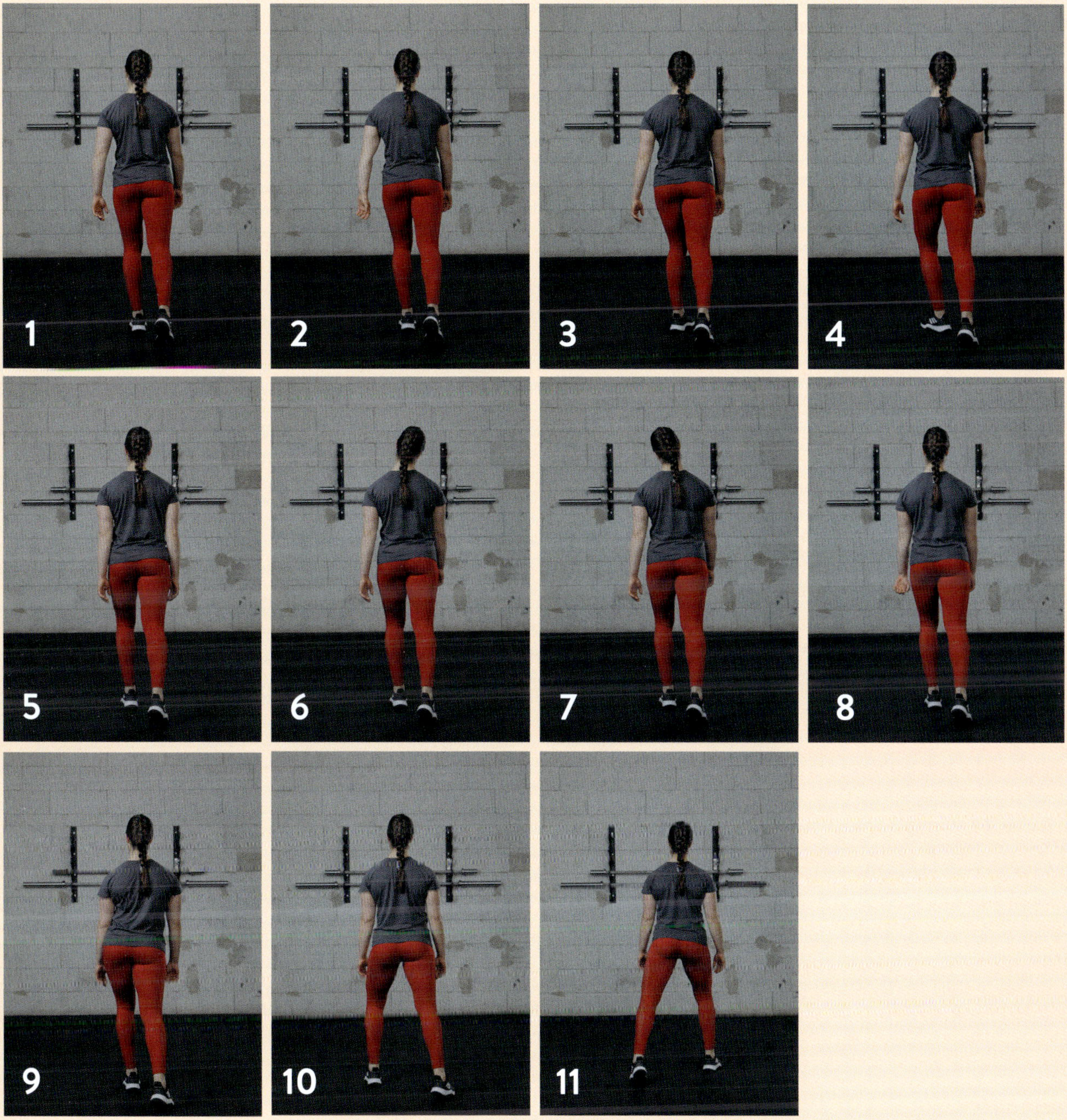
1
2
3
4
5
6
7
8
9
10
11

PMFR-Gangbild

Die PMFR (ponto-medulläre Formatio reticularis) befindet sich im Hirnstamm und ist an der Regulation unseres Muskeltonus maßgeblich beteiligt. Der Muskeltonus wird dabei über die ventralen Hornzellen reguliert. Dies geschieht über eine Modulation der Alpha- und Gamma-Motoneuronen. Dabei ist eine der Aufgaben des PMFR Muskeln anterior oberhalb des sechsten Brustwirbels und posterior unterhalb des sechsten Brustwirbels zu inhibieren.[102] Defizite im PMFR können daher an bestimmten Körperpositionen erkannt werden, die auf einen erhöhten Muskeltonus hindeuten. Ein PMFR-Gangbild wird daher in der Regel an einer starken Schulterflexion und Innenrotation erkannt sowie einer verstärkten Außenrotation auf derselben Seite in der Hüfte. Grundsätzlich sind die Symptome eines PMFR-Gangbildes immer auf der Seite der Dysfunktion zu finden. Distale Muskeln sind häufiger betroffen als proximale. Deutliche Anzeichen hierfür sind eine verstärkte Hand- und Fingerflexion. Darüber hinaus ist das PMFR auch an der Schmerzinhibition beteiligt. Eine reduzierte Aktivität im Hirnstamm kann daher zu einer reduzierten Schmerzmodulation führen. Die Schmerzmodulation deckt sich mit der Inhibition des Sympathikus auf derselben Seite. Störungen im PMFR machen sich daher als erhöhter Sympathikotonus bemerkbar. Besonders deutlich wird dies, wenn man den Blutdruck überprüft und sich bei Messungen offensichtliche Unterschiede zwischen der linken und der rechten Seite zeigen.

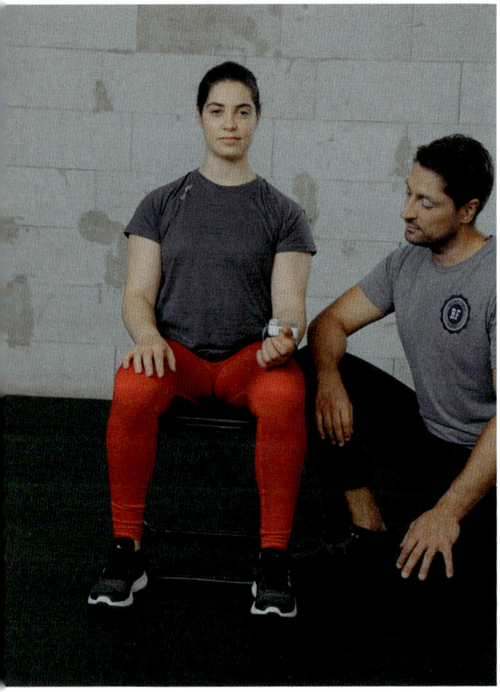

Untersuchung des Blutdrucks

Prüfe bei einer starken Dysfunktion auf einer Seite, die auf eine PMFR-Problematik hindeuten kann, deinen Blutdruck auf beiden Seiten. Dieser sollte sich maximal um 10 in der Systole unterscheiden.

Eine reduzierte PMFR-Aktivität kann folgende Symptome (ipsilateral) aufweisen:

- Erhöhter Blutdruck
- Verstärktes Schwitzen
- Reduzierte Körpertemperatur
- Vergrößerte Pupillen
- Schmerzen auf der ganzen Körperseite
- Häufige Verletzungen
- Reduzierter Muskeltonus

Ein PMFR-Gangbild kann auf unterschiedliche Weisen korrigiert werden. Hier sind ein paar Beispiele, die versucht werden sollten:

- Komplexe Bewegungen auf der kontralateralen Seite, zum Beispiel Mobility-Übungen
- Isometrische Kraftübungen auf der kontralateralen Seite
- Sensorische Reizaufnahme auf der kontralateralen Seite in Form von taktilen Reizen, Vibrationen oder passivem Stretching
- Gleichgewichtsübungen auf der Seite des Problems
- Atemübungen mit Fokus auf der Ausatmung

Verändertes Gangbild durch Defizite im Kleinhirn

Ein verändertes Gangbild ist oft die Folge von Defiziten im Kleinhirn. Sie sind gekennzeichnet durch eine verstärkte Innenrotation in der oberen sowie in der unteren Extremität. Häufig ist der Gang breiter, da ein enger Stand für mehr Gleichgewichtsprobleme auf der dysfunktionalen Seite sorgt. Die Zehen sind dabei häufig nach innen ausgerichtet und das Sprunggelenk neigt dazu, nach innen zu kollabieren. Außerdem zeigen sich Dysfunktionen im Kleinhirn auch in Form eines unkoordinierten Gangs oder bei Problemen mit schnellen Bewegungswechseln durch unterschiedliche Bewegungsmuster.

Um Defizite im Kleinhirn zu überprüfen, sind die in diesem Buch vorgestellten Kleinhirntests zu empfehlen. Defizite im Kleinhirn können über komplexe willkürliche Bewegungen auf derselben Seite oder durch Stabilitätsübungen auf der gegenüberliegenden Seite behoben werden. Proximale Muskeln sind häufiger betroffen als distale. Eine verstärkte Innenrotation ist daher öfter in der Schulter und in der Hüfte zu finden als im Ellenbogen oder im Kniegelenk. Eine reduzierte Kleinhirnaktivität kann folgende Symptome (ipsilateral) aufweisen:

- Breiter Gang und breiter Stand
- Kopfrotation
- Schlechte Blickstabilisierung
- Rumpfbewegung während des Gangs
- Reduzierter Muskeltonus
- Reduzierte Feinmotorik

Um die Funktion des Kleinhirns zu verbessern, sind komplexe dreidimensionale Bewegungsmuster zum Beispiel in Form von Mobilisationsübungen oder isometrische Kraftübungen auf der Seite der Dysfunktion zu empfehlen. Darüber hinaus kann die Funktion auch durch bilaterale Kraftübungen verbessert werden. Dies führt zu einer verbesserten spinalen Kontrolle. Dazu zählen zum Beispiel bilaterale Zugbewegungen mit Kurzhanteln oder am Seilzug. Diese trainieren zwar primär den Latissimus, bewirken aber auch indirekt eine Stabilisierung in der Mittellinie, was aktivierend auf das Kleinhirn wirkt.

Kopfwackeln

Kopfwackeln zu beiden Seiten kann auf eine Dysfunktion im Spinocerebellum zurückzuführen sein. Hier steuert das Kleinhirn die posturale Kontrolle und die Haltung im Bereich der Wirbelsäule. Das Wackeln in eine Richtung kann aufgrund einer Dysfunktion nur auf einer Seite zurückzuführen sein. Gleichzeitig können auch vestibuläre Defizite der Grund hierfür sein. Das vestibuläre System und das Kleinhirn richten den Körper quasi auf. Um zu bestimmen, ob tatsächlich ein einseitiges Gleichgewichtsproblem vorliegt, kann als ergänzender Test die Übung Rhomberg mit Perturbation (Seite 177) ausgeführt werden. Bei bestehendem Kopfwackeln ergibt sich häufig begleitend eine reduzierte Balance beziehungsweise Stabilität im aufrechten Stand. Dies wird zum Beispiel beim stehenden Perturbationstest auffällig. Häufig deutet ein Kopfwackeln in eine Richtung auch auf einen reduzierten Gleichgewichtssinn auf derselben Seite hin. Mithilfe des visuellen Tracking Systems lässt sich über den exterozeptiven Fokus der Kopf während des Gangs stabilisieren und ein Wackeln des Kopfes vermeiden.

Reduzierter Armschwung

Der Motorkortex steuert willkürliche Bewegungen auf der kontralateralen Seite. Ein fehlender Armschwung kann daher einer fehlerhaften Aktivität im Motorkortex geschuldet sein. Natürlich können auch untergeordnete Probleme vorliegen wie lokale Schmerzen oder Gelenkprobleme. Häufig bewirken aber lokale Defizite eine Adaption des Nervensystems aufgrund der Neuroplastizität des Gehirns. Daher passt sich das Gehirn langfristig auch immer strukturellen Problemen an. Um sicherzugehen, dass es der Motorkortex ist, sind weitere Tests sinnvoll, die ebenfalls auf eine mangelnde Aktivität des kontralateralen Motorkortex hindeuten. Häufig zeigt sich eine reduzierte Stabilität auf der gegenüberliegenden Seite des reduzierten Armschwungs. Um den Motorkortex zu aktivieren, können auf der Seite der reduzierten Muskelaktivität entweder Dehn- oder Mobilisationsübungen ausgeführt werden.

Unterschiedliche Schulterhöhe

Wenn eine Schulter höher ist als die andere, deutet dies auf eine reduzierte neuronale Aktivität auf der Seite mit der abfallenden Schulter hin. Dies kann zum Beispiel auf vestibuläre oder cerebellare Probleme hinweisen. Die erhöhte Schulter kann jedoch auch ein Problem sein, wenn sie von einem erhöhten Muskeltonus begleitet wird, der sich auf der ganzen Seite fortsetzt, was häufig mit einem Defizit der Tonusregulation im Hirnstamm korreliert. Ein erhöhter Muskeltonus deutet eher auf eine Fehlregulation des PMFR hin, während ein reduzierter Muskeltonus eher auf eine Dysfunktion im Kleinhirn verweist. Viele Fasern wandern jedoch ipsilateral und sind für die reaktive Stabilität und den Output zu unseren Organen verantwortlich. Dazu gehören auch die autonome Kontrolle, Schmerzmodulation und Muskeltonus. Dies geschieht unter anderem über die PMFR im Hirnstamm. Zusätzlich zieht der reticulospinale Pfad vom PMRF zu beiden Seiten und beeinflusst den Muskeltonus.

Der Hauptpfad für die Regulation des Muskeltonus ist der reticulospinale Pfad. Reticulospinale Neuronen, die sich im dorsomedialen Teil des PMRF befinden, sind aktiv während der Suppression vom Muskeltonus. Im ventromedialen Bereich sind die Neurone aktiv bei einem Hypertonus. Eine Wechselwirkung zwischen beiden Neuronenpools ist nötig, um den Tonus entsprechend der Anforderung zu regulieren. Zusätzlich zum reticulospinalen Pfad spielt der vestibulospinale Pfad eine entscheidende Rolle bei der Erzeugung eines posturalen Gleichgewichts. Der vestibulospinale Pfad kontrolliert primär den globalen Muskeltonus, während der reticulospinale Pfad verstärkt den Tonus einzelner Muskeln bestimmt, vor allem bei asymmetrischen Bewegungsmustern wie dem Gang. Dabei hat jedes an der Bewegung beteiligte Gelenk durch Sendung sensorischer Informationen einen Einfluss auf die spinale Kontrolle des Gangs.[103]

Bewegungsdefizite im Rumpf

Ein ataktisches Gangbild ist häufig durch eine starke Flexion im Oberkörper gekennzeichnet. Da das Kleinhirn in Kooperation mit dem vestibulären System für die Aufrichtung des Körpers verantwortlich ist, sind hier die Bewegungsfehler zu suchen. Eine beidseitige Rumpfflexion deutet auf ein Problem in der Mitte des Kleinhirns, dem Vermis, hin. Es ist ebenfalls möglich, ein Schwanken des Oberkörpers zu einer Seite oder zu beiden Seiten zu sehen. Meist macht sich dies am Kopf deutlicher bemerkbar, da sich eine Instabilität in der Wirbelsäule häufig zuerst in Form einer instabilen Kopfposition äußert. Manchmal neigt der Kopf jedoch auch dazu, Bewegungsdefizite des Rumpfes auszugleichen. Eine Instabilität des Kopfes kann auch auf eine mangelnde Kommunikation zwischen den Vestibulariskernen im Hirnstamm und dem medialen vestibulospinalen Pfad hindeuten, während eine Instabilität unterhalb der Halswirbelsäule eher auf eine mangelnde Kommunikation zwischen den Vestibulariskernen und dem lateralen vestibulospinalen Pfad zurückzuführen ist.

Defizite bei der Beckenbewegung

Die häufigsten Probleme im Becken machen sich durch eine reduzierte Bewegung im Iliosakralgelenk bemerkbar. Obwohl die Beweglichkeit im Iliosakralgelenk gering ist, kann eine reduzierte Funktion zu Bewegungsstörungen oder chronischen Schmerzen führen. Bei der Ganganalyse fällt dies auf, wenn man den Sportler von hinten betrachtet. Ziel sollte eine gleichmäßige seitliche Bewegung im Becken und eine Seitneigung sein. Ein Defizit in der Beckenbewegung kann zu chronischen Rückenschmerzen führen.

Um die Beckenbewegung zu verbessern, fokussiere ich mich primär auf unilaterale Beinübungen. Diese fördern die Bewegung des Iliosakralgelenks, während bilaterale Übungen bereits vorliegende Probleme noch erhöhen können. Vor allem hohe axiale Lasten wie bei Drückbewegungen über Kopf können Dysfunktionen im Becken verstärken. Eine der häufigsten Maßnahmen, die ich bei einer reduzierten Beckenbewegung empfehle, ist das einseitige Tragen (Loaded Carries). Das Tragen eines Gewichts sollte primär auf der ipsilateralen Seite des Problems ausgeführt werden. Grundsätzlich zeigt sich auf dieser Seite eine erhöhte Muskelaktivität. Durch das einseitige Tragen ist der Körper gezwungen, über die andere Seite reflektorisch zu stabilisieren und dadurch die Bewegung zu ermöglichen.

Gangprobleme und zugehörige Körperseite Trage hier ein, welche Symptome auf dich zutreffen (vgl. Abbildungen Seite 241).			
Symptom	**Links**	**Rechts**	**Mögliche Ursache**
Verändertes Gangbild (Seite 243)			Eine erhöhte Weite deutet auf Defizite im Kleinhirn hin.
Defizite im Kleinhirn: Schulterinnenrotation (Seite 240)			Mehr Innenrotation auf der Seite der reduzierten kortikalen Aktivität.
Defizite im Kleinhirn: Handgelenkflexion (Seite 240)			Stärkere Handgelenkflexion auf der Seite der reduzierten kortikalen Aktivität.
Kopfwackeln (Seite 244)			Ausgeprägte Bewegung auf der Seite des gestörten Gleichgewichts.
Reduzierter Armschwung (Seite 245)			Reduzierte kortikale Aktivität auf der gegenüberliegenden Seite.
Unterschiedliche Schulterhöhe (Seite 245/246)			Reduzierte Schulterhöhe auf der Seite der Dysfunktion.

Loaded Carries

Die funktionellste Übung, wenn man das so sagen möchte, ist für uns Menschen der Gang beziehungsweise das Laufen. Es gehört zu unserer frühkindlichen Entwicklung als Kleinkind, das Laufen zu erlernen. Das Gangbild ist ein Abbild unserer Haltung in Bewegung. Dadurch fallen Bewegungsfehler und muskuloskelettale Dysfunktionen schneller auf als während anderer Bewegungen. Vor allem Kompensationsmuster lassen sich in der Bewegung schnell erschließen. Da das Gangbild die Bewegung ist, die von nahezu allen Menschen ausgeführt wird, eignet sie sich hervorragend als Assessment – besser als andere Bewegungsmuster, die erlernt werden müssen. Je funktioneller und natürlicher das Bewegungsmuster ist, desto leichter lässt es sich testen und überprüfen.

Wenn es um die Korrektur eines Bewegungsmusters geht, dann setze ich im neurozentrierten Krafttraining auf die autoregulativen Mechanismen des Körpers. Hierbei gehe ich davon aus, dass auch das Zentralnervensystem autoregulativ funktioniert, das heißt, es strebt von sich aus nach maximaler Effizienz und Ökonomie. Moshé Feldenkrais sagte: »Korrigiert ist nicht korrekt.« Dabei nahm er Bezug auf die Mühen, die angestellt werden, Bewegungsdefizite zu korrigieren. Wahrscheinlich meinte er, Bewegungsfehler, die einer Korrektur bedürfen, nicht als falsch oder schlecht anzusehen, sondern vielleicht eher als fehlgeleitet oder ineffizient, sodass sie nur einer Verbesserung bedürfen.

Manche Bewegungsmuster scheinen für den einen schlecht und für den anderen optimal zu sein. Daher ist es wichtig, bei jeder Korrektur stets die individuelle Anatomie mit einzubeziehen. Effizient und ökonomisch gelten immer in Verbindung mit der jeweiligen Anatomie. Neurobasierte Korrekturstrategien wirken im Top-down-Prozess und verbessern Dysfunktionen auf neuronaler Ebene. Der Vorteil hierbei ist, dass die Struktur niemals in eine bestimmte Position forciert wird, was zu potenziellen Schäden führen kann. Das Zentralnervensystem korrigiert nur Defizite, die die Anatomie zulässt. Prinzipiell lässt sich sagen, dass Korrekturen, die auf zentralnervöser Ebene wirken, »sanfte« Korrekturen sind, da sie das Gehirn nicht zwingen, sondern nur zu effizienteren Bewegungen motivieren. Dabei führt das Gehirn nur Bewegungskorrekturen aus, die es nicht als Bedrohung wahrnimmt. Die forcierte Ausführung von biomechanisch optimalen Bewegungsmustern kann das Gehirn nämlich auch als Bedrohung empfinden, was zu Bewegungsproblemen oder gar zu Verletzungen führen kann. Daraus kann sich eine Angst vor der Bewegung ergeben, was wiederum langfristig zu Schmerzen führen kann. Schmerz ist häufig das Resultat der Wahrnehmung einer Bedrohung. Wenn ein Coach einem Kunden erzählt, eine bestimmte Bewegung sei problematisch und müsse korrigiert werden, ergibt sich daraus häufig eine stärkere Angst, die zu weiteren Bewegungseinschränkungen oder Schmerzen führt. Angst vor Bewegungen ist hauptsächlich Teil unseres Reptiliengehirns, welches das vegetative Nervensystem kontrolliert. Wenn wir zusätzlich der Überzeugung sind, eine Bewegung sei schlecht, ergibt sich daraus ein starker Bedrohungszustand. Neurozentrierte Korrekturstrategien sollten daher bedrohungsfrei ablaufen, wodurch dem Gehirn ermöglicht wird, eine bessere Strategie zu finden – weniger auf kognitiver als auf selbstregulativer Ebene.

Suitcase Carry

Im Suitcase Carry wird die Last nur auf einer Seite getragen.

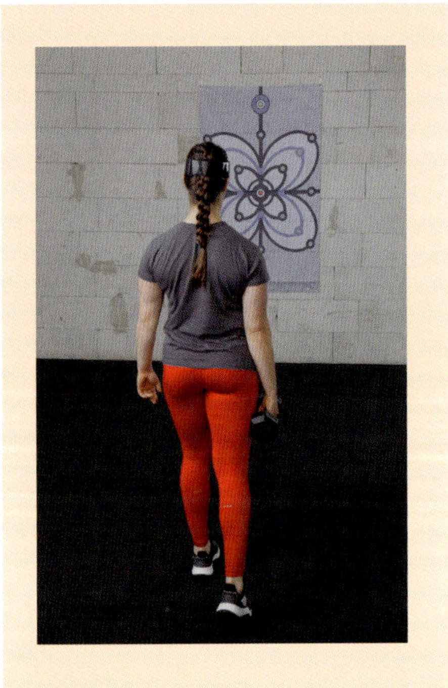

Ich nutze diese Übung häufig, um einseitige Stabilitätsdefizite auszugleichen. Durch das Tragen der Last auf einer Seite muss die kontralaterale Seite stärker stabilisieren, was zu einer Haltungskorrektur führen kann. Zur Haltungskorrektur solltest du nur eine leichte Last nehmen, die es dir ermöglicht, gerade zu laufen und gewichtsbedingt nicht zu hinken.

Waiter’s Carry

Der Waiter’s Carry reduziert im Gegensatz zum Suitcase Carry die Perturbation durch das Gewicht.

1. Lege dir eine Kettlebell auf die Handfläche. Lasse den Griff erst los, wenn die Kettlebell stabil auf der Hand ruht. Der Ellenbogen bleibt dabei kompakt an den Rippen.
2. Löse nun die Hand vom Griff und strecke den Arm nach unten aus.
3. Gehe los, während du die Kettlebell auf der Handfläche balancierst.

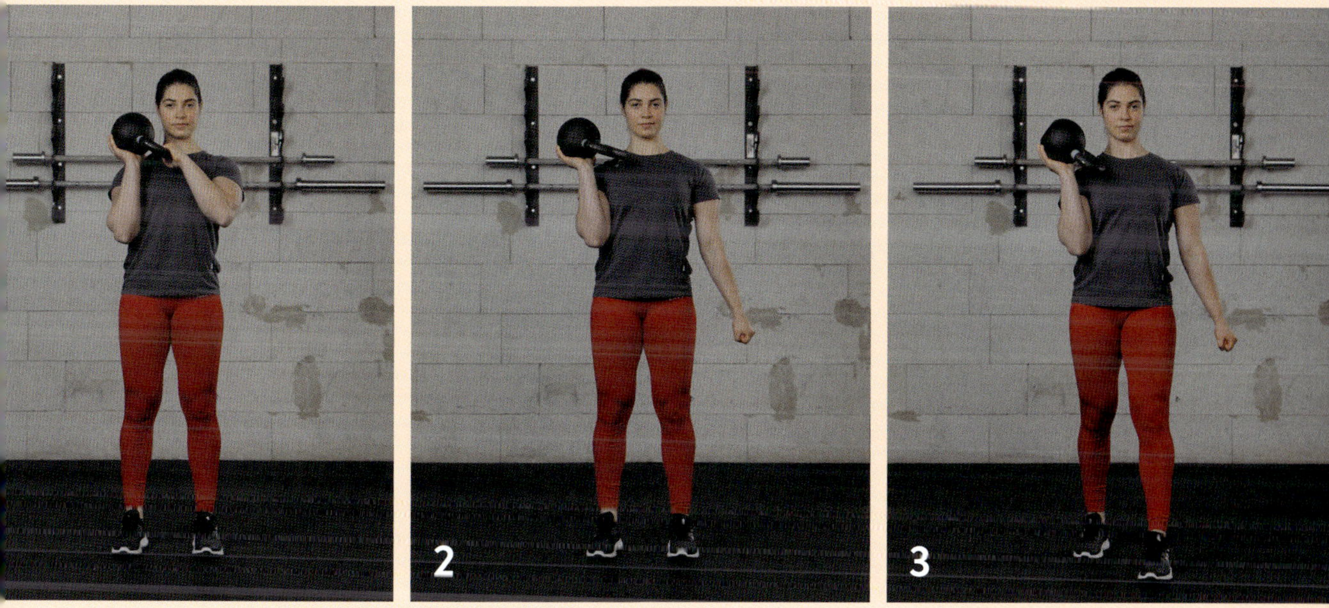

Programmplanung und Periodisierung

Beinahe alle Trainingsprogramme sind zyklisch aufgebaut und besitzen stetig wechselnde Trainingsvariablen. Einer der Hauptgründe für die Verwendung vieler unterschiedlicher Trainingssysteme bei einem Sportler ist weniger die Tatsache, dass unsere Muskulatur Variation benötigt, als vielmehr unser Gehirn, da sich dieses schnell langweilt. Daher hat die Auswahl verschiedener Trainingssysteme den primären Nutzen, der Langeweile entgegenzuwirken und dem Gehirn ständig neue Reize zu liefern. Je häufiger dieselben Übungen ausgeführt werden, desto wichtiger wird es, die relevanten Trainingsvariablen wie Volumen, Intensität und Kadenz zu verändern.

Auf struktureller Ebene ist das kontinuierliche Wiederholen von Bewegungsmustern wichtig, um Muskulatur aufzubauen und Kraft zu maximieren. Häufig wird argumentiert, dass die Muskulatur regelmäßig mit neuen Bewegungen stimuliert werden muss, um irritiert zu werden (»Muscle Confusion«). In der Tat brauchen der Körper und das Nervensystem konstante Wiederholung in Kombination mit dem richtigen Maß an Variation. Das optimale Verhältnis zwischen Routine und Variation wird unter anderem durch die unterschiedlichen Neurotransmittertypen bestimmt (Abschnitt »Neuroprofiling«, ab Seite 261).

Trainingsvariablen

Übungsauswahl

Die wahrscheinlich wichtigste, aber doch zugleich auch am meisten vernachlässigte Variable ist die Übungsauswahl. Die Übungsauswahl bezieht sich auf die optimale Auswahl einer Übung in Abhängigkeit von der Person und der jeweiligen Zielsetzung. In Bezug auf die Person gilt es, die Fähigkeiten und die anatomischen Voraussetzungen in eine Relation zu den jeweiligen Übungen zu setzen. Die Fähigkeiten richten sich nach dem bisher Erlernten und den Möglichkeiten, sich neue Bewegungsmuster anzueignen. Die unterschiedlichen möglichen Auswirkungen des Trainings auf den Athleten können auch in die Kategorien »Responder«, »Super-Responder« oder »Non-Responder« unterteilt werden.

- Ein **Responder** reagiert mit einer Veränderung auf das Training. Die Veränderung kann dabei auf einer oder mehreren Ebenen erfolgen. Mögliche Ebenen in Bezug auf Krafttraining wären Muskelzuwachs, Kraftsteigerung oder Fettverlust.
- Ein **Super-Responder** neigt zu einer positiven Anpassung entweder auf allen relevanten Trainingsebenen oder auf einer Ebene in einem starken und auffälligen Ausmaß. Es handelt sich dabei also um eine starke, überdurchschnittliche Anpassung.
- Ein **Non-Responder** reagiert kaum, gar nicht oder negativ auf den gesetzten Trainingsreiz. Mögliche Resultate in Bezug auf das Krafttraining sind ein Plateau beziehungsweise ein Ausbleiben einer Anpassung oder sogar eine Verschlechterung in Bezug auf die jeweiligen Trainingsebenen. Eine Verschlechterung könnte in Form einer Kraftreduktion oder eines Verlusts an Muskelmasse auftreten.

In welche Responder-Kategorie ein Athlet fällt, ist nicht nur abhängig von der Person selbst, sondern von den jeweiligen Trainingsvariablen, zu denen auch die Übungsauswahl gehört. Für einen optimalen Trainingsfortschritt ist es daher unabdingbar, die Übungen an die Person anzupassen. Dass es Non-Responder gibt, ist allerdings unumstritten. Untersuchungen konnten aufzeigen, dass Training auch zu einer negativen Anpassung führen kann, die zu Verlust an Muskelmasse und Maximalkraft führt.[104] Auf struktureller Ebene lässt sich der Unterschied zwischen Respondern und Non-Respondern unter anderem dadurch erklären, dass es Non-Respondern schwerer fällt, Muskelkerne aufzubauen, die für das Muskelwachstum essenziell sind.[105] Es kann auch davon ausgegangen werden, dass es Athleten, die häufig unter Muskelkater leiden, schwerer fällt, Muskulatur aufzubauen. Starker Muskelkater nach Trainingseinheiten kann ein Teil des protektiven Mechanismus des Körpers sein, um vor einem Überlastungsschaden zu schützen.[106] Inwieweit dieser protektive Mechanismus reguliert wird, ist unklar. Es kann jedoch sein, dass auch das Gehirn eine protektive Funktion in diesem Zusammenhang hat und somit an der Limitierung der Anpassung beteiligt ist. Reagiert der Sportler häufig mit Muskelkater auf Krafttraining, empfehle ich in diesem Fall exzentrische Bewegungen zu limitieren und sich mehr auf konzentrische Bewegungen zu konzentrieren. Eine Untersuchung konnte bereits aufzeigen, dass es sinnvoll sein kann, die Produktion von Testosteron basierend auf einem spezifischen Trainingsprotokoll als Maßstab für den Muskelaufbau zu nehmen.[107] Je stärker die Testosteronproduktion ist, desto stärker war der Muskelaufbau.

Eine mangelnde Anpassung ist primär bei standardisierten Trainingsprotokollen anzunehmen. Individuell angepasste Trainingsprogramme führen bei sorgfältiger Strukturierung sicherlich zu einem maximalen Erfolg, während standardisierte Trainingsprotokolle im Durchschnitt nur zu 64,3 Prozent einen Kraftanstieg zur Folge haben.[108] Eine Möglichkeit der Gestaltung individueller Trainingspläne stellen die in diesem Buch vorgestellten Assessments dar. Daraus ergeben sich auch die Hauptkriterien für die individuelle Auswahl der Übungen und der spezifischen Ausführung.

Volumen

Das Volumen wird bestimmt durch die Anzahl an Trainingssätzen multipliziert mit den Wiederholungen. Die Volumenlast ist das Produkt aus Sätzen, Wiederholungen und dem im Training bewegten Gewicht. Ein unzureichendes Trainingsvolumen kann dazu führen, dass nicht ausreichend Muskeln aufgebaut werden können. Ein zu hohes Volumen kann zu einem überschwelligen Reiz führen, der in einem Muskelschaden resultiert, was wiederum zu einer negativen Anpassung führt. Es gilt daher, im Training das optimale Volumen zu finden. Eine langfristige Trainingsanpassung bedeutet auch eine Anpassung an das jeweilige Volumen. Das Trainingsvolumen ist einer der wichtigsten Faktoren für den Muskelaufbau. Untersuchungen zeigen, dass für den Muskel immer das Gesamtvolumen essenziell ist, unabhängig von der Häufigkeit des Trainings pro Woche oder der Pausenzeit zwischen den Sätzen oder der Dauer der Trainingseinheit. Das Volumen sollte daher immer neben der Übungsausführung die Basis sein, während alle anderen Variablen um das Volumen herumgeplant werden sollten. Das Gehirn passt sich durch Wiederholungen an (Prinzip: repetition matters). Je häufiger eine bestimmte Bewegung ausgeführt wird, desto stärker ist die neuroplastische Adaption.

Pause

Die Pausenzeit sollte primär von der individuellen Belastungsempfindung (RPE) und nicht von der Wiederholungszahl abhängig sein. Die RPE gibt auch den empfundenen metabolen Stress wieder. Dieser kann unabhängig von der Wiederholungsanzahl sein. Die Pausenzeit legt immer fest, wie neuronal und metabol ermüdend wir in den nächsten Arbeitssatz einsteigen. Je kürzer die Pause ist, desto stärker ist auch die Ermüdung. Eine hohe Ermüdung, unabhängig von der Wiederholungsanzahl, sollte daher eine längere Pause zwischen den Trainingssätzen ermöglichen. Eine längere Pausenzeit führt zu einer reduzierten Ermüdung und ermöglicht dadurch eine höhere Leistung im folgenden Arbeitssatz, was wiederum ein erhöhtes Muskelwachstum zur Folge hat. Eine kurze Pause ist aber genauso zielführend, wenn das Gesamtvolumen im Vergleich zum Training mit den längeren Satzpausen identisch ist.

Kadenz

Die Kadenz bestimmt das Tempo einer Bewegung und wird in folgende Phasen unterteilt: exzentrisch, exzentrisch-isometrisch, konzentrisch, konzentrisch-isometrisch. Die Kadenz wird daher immer als Sekundenangabe mit vier Ziffern in der Reihenfolge der genannten Phasen aufgeschlüsselt. Als Beispiel sei die Kadenz 4010 in Bezug auf die Langhantel-Kniebeuge genannt. Dies entspricht einem viersekündigen exzentrischen Tempo (**4**010), keine Pause in der tiefsten Hockposition (4**0**10), eine Sekunde konzentrische Phase als Aufwärtsbewegung (40**1**0) und keine Pause am Ende der Bewegungsausführung (401**0**), direkt gefolgt von der nächsten Wiederholung im jeweiligen Trainingssatz.

Die Kadenz kann nach verschiedenen Maßstäben ausgewählt werden. In Bezug auf Muskelaufbau scheint eine drei- bis viersekündige exzentrische Phase und eine etwa einsekündige konzentrische Phase am besten zu sein. Dabei wird jedoch häufig die

Bewegung an sich außer Acht gelassen, da Verbundübungen häufig über ein größeres Bewegungsausmaß ausgeführt werden als Isolationsübungen. Es scheint jedoch im Sinne eines maximalen Muskelaufbaus sinnvoll zu sein, konzentrische Bewegungen möglichst schnell oder gar explosiv auszuführen und exzentrische Bewegung moderat-langsam mit ausreichend Kontrolle.

In Bezug auf neurozentrierte Aspekte der Bewegungsgeschwindigkeit sei darauf hingewiesen, dass Timing nicht nur wichtig für den Muskelaufbau ist, sondern viel wichtiger für zentralnervöse Prozesse und das Bewegungslernen. Timing und Geschwindigkeit werden unter anderem in der Medulla in Abhängigkeit vom Motorkortex und vom Kleinhirn gesteuert. Zu jedem Bewegungslernen gehört auch das Timing als wichtige Variable dazu. Dabei bezieht sich das Timing nicht nur auf die Abfolge von miteinander kombinierten Bewegungsabläufen, wie es in diversen Sportarten der Fall ist, sondern auch auf das intra- und intermuskuläre Timing, also auf das Zusammenspiel der Muskelfasern und Muskeln. Anfänger zeigen im Krafttraining sehr häufig Timing-Probleme, da sie bestimmte Kadenzen oder Tempovorgaben während der Übungsausführung nicht halten können. Die spezifische koordinative Fähigkeit ist noch nicht ausreichend ausgeprägt, um ein optimales Tempo aufrechterhalten zu können. Anhaltende Timing-Probleme können daher kortikalen, pontinen oder cerebellaren Ursprungs sein.

Um das Timing zu verbessern, ist es daher sinnvoll, die Kadenz der Bewegungsausführung zu variieren und sich auf Schwachstellen in der Temposteuerung zu konzentrieren. Während manche Athleten Defizite bei langsamen Bewegungen zeigen, neigen andere Athleten zu Defiziten bei explosiven Bewegungen. Im Abschnitt »Neuroprofiling« (ab Seite 261) gehe ich darauf ein, welchen Ursprung diese unterschiedliche Tempowirkung haben kann. In Bezug auf die Fähigkeit des Nervensystems, sich verschiedenen Tempi anzupassen und Bewegungen zeitlich zu kontrollieren und abstimmen zu können, gibt es die Möglichkeit, mit unterschiedlichen Kadenzen zu trainieren. Durch die Wahl verschiedener Kadenzen werden Variationen eingebracht, die das Lernen unterstützen und die Neuroplastizität des Timings verbessern.

Während die Tempovorgabe 4010 für viele Übungen und in Bezug auf die Muskelhypertrophie optimal erscheint, sollten im Sinne des Bewegungslernens verschiedene Kadenzen ausprobiert werden. Wir können festhalten, dass eine große Variationsbreite an Tempovorgaben sinnvoll für das Bewegungslernen ist, da sie die Qualitäten des Timings grundsätzlich verbessern. Dabei sollten die Kadenzen jedoch im besten Fall der Übung und der jeweiligen Zielsetzung angepasst werden. Beispielsweise ist eine längere konzentrisch-isometrische Phase in Bezug auf die erwähnte Langhantel-Kniebeuge nutzlos, es sei denn, es wird eine Pause nach jeder Wiederholung angestrebt. In der folgenden Tabelle findest du einige Beispiele für Kadenzen, die in Bezug auf Muskelaufbau, aber auch in Bezug auf die Verbesserung des Timings sinnvoll sind. Dabei ist diese Tabelle natürlich nicht final, zeigt jedoch auf, nach welchen Maßstäben die Wahl der Kadenz sinnvoll ist.

Übungen mit Tempobeispielen		
Übung	**Kadenz**	**Begründung**
Kniebeuge	10-1-1-0	Eine verlängerte exzentrische Phase fördert die Neuroplastizität und die Aktivität im Parietallappen, was zu mehr Körpergefühl und Bewegungskontrolle führt.
Bankdrücken	4-3-X-0	Das »X« steht für eine möglichst explosive Bewegung aus der dreisekündigen Ruheposition heraus. Der Athlet lernt dadurch, aus der Ruheposition heraus die Muskeln möglichst schnell zu kontrahieren.
Klimmzug	3-0-1-3	Bei dieser Kadenz liegt der Fokus auf einer zügigen konzentrischen Phase, gefolgt von einer längeren isometrischen Haltephase am Ende der Zugphase. Schnelle Klimmzüge führen häufig zu einer wackeligen Position. Die dreisekündige Haltephase dient daher der optimalen Positionskontrolle und involviert so das Kleinhirn zur Korrektur von Bewegungsfehlern
Kreuzheben	4 1 3 0	Die einsekündige exzentrisch-isometrische Pause dient der Überprüfung der optimalen Position vor dem Zug und ist vor allem für Anfänger zur Technikkorrektur sinnvoll. Der Fokus liegt jedoch auf der dreisekündigen Zugphase, die an dieser Stelle genutzt wird, um die Spannung konstant in allen Gelenkwinkeln aufrechtzuerhalten.

Das Training sollte darauf abzielen, mit unterschiedlichen Tempovorgaben trainieren zu können. Je variabler die Kadenz ist, desto größer sind die Timing-Fähigkeiten des Trainierenden.

Die Kadenz kann intern oder extern generiert werden. Die intern generierte Kadenz setzt voraus, dass der Athlet die jeweiligen Sekunden im Kopf abzählt und sich darum bemüht, das Tempo anzupassen. Intern generiertes Tempo kann jedoch nicht immer konstant gehalten werden und setzt nicht nur eine gute Umsetzung, sondern auch ein gutes Zeitgefühl voraus. Daher eignet sich für viele Athleten das extern generierte Tempo besser. Dieses kann mit einem Coach ausgeführt werden, der den Athleten anzählt und dadurch das Tempo in den jeweiligen Phasen vorgibt oder mithilfe eines Metronoms, also eines mechanischen Taktgebers.

Untersuchungen konnten aufzeigen, dass die Kombination von Widerstandstraining mit einer externen Tempovorgabe (zum Beispiel in Form eines Metronoms) zu einer erhöhten kortikalen Aktivierung führt.[109] Dies hatte eine reduzierte muskuläre Inhibition und eine erhöhte kortikale Erregung zur Folge. Daraus resultiert, dass das Durchführen eines metronomgeführten Widerstandstrainings eine verbesserte motorische Kontrolle bewirken kann. Grundsätzlich konnte dies nicht nur bei einer akustischen Angabe, sondern auch bei einer visuellen Zeitgebung beobachtet werden. Daraus lässt sich schlussfolgern, dass eine Anpassung des Tempos an externe Vorgaben zu einer Verbesserung der motorischen Kontrolle führt. Dies kann zum einen in dem exterozeptiven Fokus begründet sein, dass die Exterozeption zu einer höheren Bewegungseffizienz führt, was unter anderem von einer geringeren EMG-Aktivität in dem arbeitenden Muskel begleitet wird.

Des Weiteren führt eine externe Vorgabe der Bewegung zu einer höheren Ausdauerleistung im Krafttraining. Die Kombination von Krafttraining mit einem Metronom generiert die stärkste neuroplastische Anpassung. Wiederholungen allein führen hingegen nicht zwingend zu einer kortikalen Anpassung.[110]

Metronomgeführtes Krafttraining

Zu Beginn des metronomgeführten Trainings sollte dieses auf 60 beats per minute (BPM) eingestellt werden. Der Takt kann dabei mit einer spezifischen Kadenz kombiniert werden. Im rehabilitativen Bereich empfehle ich die Kadenz 4030 als typische Standardvorgabe (»Tendon Neuroplastic Training«). Bei der Rehabilitation von Sehnenverletzungen zeigt dieses Tempo mit einem Metronom ebenfalls eine erhöhte kortikale Aktivität, was zu einer schnelleren Gewebeheilung führt als ohne Takt. Daher empfehle ich, nach Sehnenverletzungen das Krafttraining immer mit einem externen Takt zu kombinieren. Dieser kann natürlich je nach Übung variieren. Der Fokus sollte auf ein ähnliches Tempo sowohl in der konzentrischen als auch in der exzentrischen Phase gelegt werden. Beim Tendon Neuroplastic Training nach Ebonie Rio gibt es keine Angabe über den Umkehrpunkt zwischen der konzentrischen und der exzentrischen Phase. Nur Konzentrik und Exzentrik sind genannt. Es ist möglich, die isometrische Phase zusätzlich zu betonen oder diese als separate Trainingseinheit zu verstehen. Grundsätzlich sollte unterschieden werden zwischen einem konzentrischen, exzentrischen oder isometrischen Fokus. Alles in einer Wiederholung zu berücksichtigen ist wenig sinnvoll.

Autoregulation

Die Selbstregulation ist das Bestreben unseres Körpers nach Effizienz und Ökonomie in unserer Bewegung. Selbstregulierende Prozesse sind unter anderem der kontinuierliche Wechsel von Sympathikus und Parasympathikus, je nach Bedarf, mit dem Ziel, immer wieder in das Gleichgewicht zurückzukehren. Selbstregulation bezieht sich auch auf die muskuläre Spannung und darauf, diese entsprechend den Anforderungen zu erhöhen oder zu reduzieren. Häufig jedoch ist dieser selbstregulierende Prozess gestört, was sich zum Beispiel durch eine Hypertonie bemerkbar machen kann.

In Bezug auf Bewegungen lässt sich oft erkennen, dass diese selbstregulierenden Fähigkeiten verloren gehen, wenn sich Kompensationsmuster entwickeln und der Körper seine effizienten selbstregulativen Mechanismen verliert. Dazu gehören Veränderungen in der Haltung, im Gangbild und bei sportlichen Bewegungsabläufen. Anzeichen fehlender Selbstregulation sind neben dem chronisch erhöhten Muskeltonus flaches Atmen (Hyperventilation), Überextension der Wirbelsäule oder auch Flexionsmuster, die auf anhaltenden Stress hindeuten. Stress macht sich so auf körperlicher Ebene bemerkbar. Der Mensch ist in der Lage, auch ohne akute Bedrohung einen Stresszustand anzunehmen, der die selbstregulierenden Eigenschaften negativ beeinträchtigt. Wir verlieren dadurch nicht nur unsere Fähigkeit, bekannte Bewegungsmuster abzurufen, wir verlieren dadurch auch unsere Fähigkeit, neue Bewegungsmuster zu erlernen, da neue Bewegungsmuster eine potenzielle Bedrohung darstellen können.

Je mehr Bewegungsvariabilität wir besitzen, desto besser können wir uns auf körperlicher Ebene unserer Umwelt anpassen. Wir lernen, unsere Muskelspannung den Gegebenheiten anzupassen. Bei Stress fehlt die Anpassung, die eine Regulation der aktuellen Belastung ermöglicht. Dies ist auch häufig der Fall, wenn der Sympathikus daueraktiv und eine Relaxation kaum oder nur schwer zu erreichen ist. Das passiert, wenn das Gehirn überaktiv oder übererregt ist und sogar einfache Bewegungen als Bedrohung wahrnimmt. Feldenkrais stellt dies wie folgt dar: »In the long run the pattern becomes habitual, semiautomatic, and familiar to the point of being considered as one's own nature, but only at the expense of strain and nervous exhaustion.«[111] Auf der physiologischen Ebene gibt es viele Symptome, die darauf hindeuten, die Selbstregulation verloren zu haben:

- Schlechte Herzfrequenzvariabilität
- Veränderung der Hirnströme (Frequenz/Amplitude)
- Starke galvanische Hautveränderung
- Formen von hohem Blutdruck
- Hyperventilation
- Mangelnde Sauerstoffsättigung (Oxygenierung) des Gehirns

Neuroprofiling und Programmplanung

Neuroprofiling ist das Erstellen von Trainingseinheiten und der Programmplanung auf Grundlage individueller Persönlichkeitsmerkmale und Charakteristika. Die Methode geht zurück auf Eric Braverman,[112] der diese Technik entwickelte, um das Gleichgewicht in der Biochemie des Gehirns wiederherzustellen. Der Strength Coach Charles Poliquin nutzte diese Methode von Eric Braverman, um daraus Ableitungen für das Krafttraining für verschiedene Athleten zu erstellen. Im Folgenden beziehe ich mich auf die Originalarbeit von Braverman und auf die praktischen Empfehlungen von Charles Poliquin.

Im Jahr 2015 nahm ich an einem der Seminare von Charles teil und konnte dort einen ersten Einblick in seine Form der Programmplanung gewinnen. Seitdem benutze ich dieses System, das ich durch meine eigenen Erfahrungen abgewandelt und ergänzt habe. Mittlerweile habe ich wahrscheinlich etwa 1000 Auswertungen auf Basis des Neuroprofilings gemacht. Dies ist jedoch nichts gegen meinen geschätzten Kollegen Roman Pallesits, der vor Kurzem die 2000er-Marke gesprengt hat. Er nutzt die Typisierung anhand der Neurotransmitter jedoch nicht primär für das Krafttraining, sondern für die Wahl seiner Therapiemethode, da Roman Pallesits Physiotherapeut ist. Er zeigt durch seine langjährige Erfahrung, dass die Typisierung aufgrund der Neurotransmitter nicht nur im Krafttraining, sondern auch in anderen Bereichen sinnvoll eingesetzt werden kann.

Ich verwende das Neuroprofiling bei fast allen meinen Athleten. Dies erleichtert mir nicht nur, ihre Persönlichkeit besser einzuordnen und somit das Training optimal zu planen, es zeigt mir auch ihre Defizite in bestimmten Neurotransmittern auf. Darüber hinaus gibt es bestimmte Typen, bei denen eine Programmplanung und Periodisierung weniger wichtig ist. Dies ist zum Beispiel beim Serotonintyp der Fall, auf den ich ab Seite 271 noch eingehen werde.

Unter einer Periodisierung versteht man ein Konzept, in dem das Training entsprechend der Zielsetzung in einzelne Blöcke mit unterschiedlichen konditionellen Schwerpunkten eingeteilt wird. Grundsätzlich lege ich zu Beginn des Trainings nur wenig Wert auf eine explizite Programmplanung mit Fokus auf konkreten Trainingsvariablen. Dies liegt zum einen daran, dass die Bewegungsausführungen bei heutigen Sportlern gefühlt immer schlechter werden und die Athleten immer mehr Bewegungsdefizite und Dysfunktionen zum Training mitbringen. Die zunehmende Verschlechterung kann wahrscheinlich auf eine mangelnde Bewegung und Bewegungserziehung in der Jugend zurückgeführt werden. Daher konzentriere ich mich in der Anfangsphase primär auf Bewegungskorrekturen und das Beseitigen von Ansteuerungsproblemen und technischen Schwierigkeiten. Viele der Athleten kommen dabei mittelfristig nicht über das Grundlagentraining hinaus (»General Physical Preperation«). Je besser sich der Sportler auf seine Leistung und weniger auf die Beseitigung von Problemen fokussieren kann, desto mehr Wert lege ich auf die Planung und Festlegung von Trainingsvariablen. Meiner Ansicht nach sollten die meisten Sportler mit einem koordinativen Schwerpunkt trainieren und Krafttraining als Unterstützung ihres koordinativen Krafttrainings sehen. Dies beschreibt Frans Bosch ganz gut, indem er sagt: »Krafttraining ist Koordination unter Last«.[113]

Auf der anderen Seite gibt es wiederum viele Sportler, die einen attraktiven muskulösen Körper anstreben und das Ziel der Maximalkraft oder des Aufbaus von Muskelmasse verfolgen. In diesem Fall ergibt es durchaus Sinn, mit den Trainingsvariablen zu arbeiten und ihr Training zu periodisieren. Ohne Trainingsplanung und Periodisierung ist es schwierig, den Überblick über die progressive Überlastung und den Trainingsfortschritt zu behalten. Trainingsvariablen ermöglichen eine optimale Struktur und helfen natürlich auch, Schwachstellen zu erkennen und Veränderungen in der Leistung zu dokumentieren.

Grundlagen des Neuroprofiling

Die Biochemie des Gehirns wird primär geprägt durch die vorhandenen Neurotransmitter im Nervensystem. Neurotransmitter dienen der Kommunikation zwischen den Nervenzellen in verschiedenen Gehirnregionen und innerhalb neuronaler Pfade.[114] Die Nervenzellen im Gehirn neigen dazu, nonstop zu feuern. Nervenzellen, die über einen langen Zeitraum nicht arbeiten, verlieren ihre Konnektivität zu anderen Nervenzellen und sterben langfristig ab.

Es gibt jedoch auch immer wieder irreguläre Entladungen. Jede Nervenzelle kann aktiviert oder gehemmt werden. Wie bei einem Ein- und Ausschalter können so spezifische Nervenzellen kontrolliert werden. Für diese Kontrolle sind die Neurotransmitter als Botenstoffe zwischen den Neuronen verantwortlich. Ein Ungleichgewicht zwischen den Neurotransmittern kann zu verschiedenen Krankheiten und Störungen führen, angefangen bei Depressionen bis hin zu Parkinson. Gleichzeitig deutet eine Dominanz bestimmter Neurotransmitter auf spezifische Charaktereigenschaften hin, die relevant für die Trainingsplangestaltung sein können.

Um zu wissen, wie unser Gehirn auf neurochemischer Ebene arbeitet und unsere Persönlichkeit und unser Training beeinflussen kann, ist es notwendig, sich die Funktion der relevanten Neurotransmitter genauer anzuschauen. Die wichtigsten Neurotransmitter für die Signalübertragung sind Serotonin, Dopamin und Noradrenalin. Ermüdung durch Training bewirkt vor allem eine Änderung der Konzentration von Serotonin und Dopamin. 1987 stellte Newsholme die »Central Fatigue Hypothesis« auf, die der Zunahme von Serotonin die Schuld für die Ermüdung durch das Training gab. Ein Anstieg von Serotonin solle zu Lethargie, Müdigkeit und Stimmungsverlust führen, so Newsholme.[115] Während einige Studien zu denselben Schlussfolgerungen kamen, konnten wiederum andere Untersuchungen dies nicht bestätigen. Daher scheint die Hypothese um den Neurotransmitter Serotonin nicht der einzige und auch nicht der relevanteste Faktor für Ermüdung zu sein. Unter anderem scheinen sogar neuronale Entzündungsprozesse verantwortlich für die Ermüdung des Nervensystems zu sein. Training bewirkt einen Anstieg inflammatorischer Marker in der Muskulatur und im Gehirn, die zu einer Zunahme der Ermüdung beitragen.[116]

Unsere anatomischen Unterschiede sind im Vergleich zu unseren neurochemischen Unterschieden relativ gering. Der Kern unserer Verschiedenartigkeit befindet sich in unserem Gehirn, in dem unsere Persönlichkeit, unser Handeln und unser Verhalten ruhen. Dies wird durch die Neurotransmitter Dopamin, Serotonin, Acetylcholin, GABA (Gamma-Aminobuttersäure) und andere bestimmt, die jeder für sich eigene Funktionen haben und häufig miteinander interagieren müssen. Der Schlüssel zur neuronalen Gesundheit ist, die Balance in unserem Zentralnervensystem zu erreichen. Bestimmte Neurotransmitterdefizite können mit verschiedenen Charaktermerkmalen oder Verhaltensweisen in Verbindung gebracht werden. Ein Dopamindefizit führt oft zu einem Mangel an Motivation und Antrieb und geht mit häufiger Lethargie einher. Ein GABA-Defizit führt wiederholt zu einer reduzierten Schlafqualität und einer langen Einschlafphase. Durch die Auswahl unserer Nahrungsmittel und Nahrungsergänzungsmittel sind wir am einfachsten in der Lage, unsere Neurotransmitter zu beeinflussen.

Für die Trainingssteuerung sind jedoch weniger die Defizite, sondern eher die vorherrschenden Neurotransmitter relevant, also die Frage, welche Neurotransmitter in einem besonders starken Maß in unserem Gehirn vorhanden sind. Je stärker ein bestimmter Neurotransmitter sich in seiner Quantität von anderen abhebt, desto dominanter sind wir in Bezug auf diesen Neurotransmitter. Gleichzeitig führt auch ein Mangel zu einer starken Beeinflussung unseres Handelns. An dieser Stelle greift das Neuroprofiling, indem wir versuchen, unsere Trainingssteuerung nach dieser individuellen Dominanz auszurichten. Je stärker diese Dominanz ausgeprägt ist, desto relevanter wird eine Trainingsplangestaltung nach dieser neurozentrierten Methode. Um die vorhandenen Neurotransmitter zu messen, gibt es verschiedene Möglichkeiten. Zu diesen gehört die Testung anhand der cerebrospinalen Flüssigkeit, des Bluts und der Nachweis im Urin. Die genaueste Methode ist die Messung der Neurotransmitter innerhalb der cerebrospinalen Flüssigkeit, da dies die einzige Möglichkeit ist, den Gehalt an Neurotransmittern im Gehirn zu bestimmen. Leider ist diese Methode sehr invasiv und von Störungen betroffen, da aufgrund der invasiven Messung häufig verstärkt Noradreanlin und Adrenalin ausgeschüttet werden, was zu einer Verfälschung der Informationen und des Neurotransmitterstatus führen kann. Bisher zeigt die Messung über den Urin die beste Möglichkeit zur Bestimmung von Neurotransmittern. Obwohl hierbei nicht die jeweilige exakte Menge im Gehirn gemessen werden kann, gibt die Urinmessung doch die Möglichkeit einer ungefähren Einschätzung beziehungsweise einer Ableitung auf das vorherrschende Niveau im Gehirn. Fakt ist jedoch, dass es keine exakte Möglichkeit gibt, das Neurotransmitterlevel zu ermitteln.[117] Man kann nur ableiten oder ungefähre Werte bestimmen. In der Praxis hat sich dabei ein Fragebogen als sinnvoll und nützlich bei der Ermittlung der Neurotransmitter erwiesen. Dieser Fragebogen geht ebenfalls zurück auf Eric Braverman und wird daher als »Braverman Nature Assessment« bezeichnet. Wo du den Fragebogen zum Ausfüllen findest, erfährst du im Anhang auf Seite 278.

Im Folgenden führe ich die relevanten Neurotransmitter auf und erläutere zuerst die hervorstechenden Charaktermerkmale, bevor ich zum Aufbau des Trainings komme.

Der Dopamintyp

Wenn der Dopaminwert bei einem Athleten am höchsten ist, spricht man von einer Dopaminnatur. Liegt der Wert bei mindestens 40, spricht man von einer »wahren Dominanz«. Sportler mit einer Dopaminnatur sind häufig auf Krafttraining fokussiert, trainieren gern explosiv und sind in ihrer Persönlichkeit meistens ehrlich und direkt. Dopamin führt zu mehr Antrieb im Training, was sich in einer höheren Arbeitsleistung bemerkbar macht. Personen mit einer Dopamindominanz sind häufig rational und trainieren gern gut strukturiert. Sie schätzen Problemlösungen und benötigen ständig Herausforderungen in ihrem Leben, um sich beweisen zu können. Gleichzeitig fehlt es Dopamintypen an der notwendigen Sensibilität in vielen Beziehungen. In der Regel ist ihre emotionale Intelligenz relativ gering, was sie häufig unterkühlt und arrogant wirken lässt. Typische Sportarten für Dopamintypen sind neben dem Krafttraining Skifahren, American Football, Rugby und andere Sportarten mit einer starken athletischen Komponente. Personen mit zu viel Dopamin sind häufig rastlos und unruhig, besitzen oft aggressive Tendenzen und gelten als sehr impulsiv.

Je mehr Dopamin ausgeschüttet wird, desto besser fühlen wir uns. Dopamintypen brauchen daher regelmäßig einen »Kick« an Dopamin. Sie wirken häufig unruhig, wenn sie ihren Bewegungsdrang nicht ausüben dürfen. Vor allem bei ungewissem Ausgang einer Situation wird verstärkt Dopamin produziert. Ich hatte auf Seite 120 bereits geschrieben, dass das Gehirn am besten mit konkreten Erwartungen arbeitet. Der Dopamintyp ist hier eine Ausnahme, da das unerwartete Ergebnis zu einer höheren Ausschüttung des Neurotransmitters führen kann. Dies ist auch einer der Gründe, wieso sich das Training eines Dopamintypen regelmäßig ändern sollte. Routine wirkt auf diesen Athleten schnell langweilig und erzeugt einen nur geringen Stimulus. Dopamintypen laufen zudem schneller Gefahr, Suchterkrankungen zu entwickeln, die ebenfalls für eine erhöhte Dopaminkonzentration sorgen. Bei Kokain wird zum Beispiel eine hohe Menge an Dopamin ausgeschüttet. Das Gleiche passiert jedoch auch bei aufregenden Filmen, die man schaut, oder bei sportlichen Herausforderungen.

Dopamintypen brauchen in jeglicher Hinsicht Abwechslung. Ben Lynch verbindet Dopamintypen auf genetischer Ebene mit dem COMT-Gen. Er zeigt auf, dass unsere Typisierung auch von bestimmten Genen beeinflusst werden kann.[118] Ben Lynch weist darauf hin, dass ein langsames COMT-Gen Dopamin nur langsam verstoffwechselt und zu Problemen führt wie etwa Schwierigkeiten, zur Ruhe zu kommen, Schlafstörungen und Arbeitssucht. Für Dopamintypen ist daher der Fokus vor allem auf eine Optimierung des Schlafs und der Regeneration zu legen, um einen Ausgleich zum Training zu schaffen.

Dopamintypen benötigen regelmäßig ein intensives Krafttraining. Daher ist auch die Intensität die wichtigste Trainingsvariable für diesen Neurotransmittertypus. Unabhängig davon, ob du anhand festgelegter Trainingsvariablen trainierst, solltest du als Dopamintyp immer eine maximale Intensität anstreben. Hierbei ist natürlich die Intensität der Last gemeint und nicht die Intensität der Anstrengung.

Dopamintypen benötigen das Gefühl von maximaler Anspannung im Training. Verbundübungen, die ausreichend neuromechanische Spannung erzeugen, sind optimal für sie. Gleichzeitig trainieren Dopamintypen gern bis zur letzten Wiederholung in die Erschöpfung hinein. Dies birgt natürlich einige Risiken, wenn zwar das Gehirn die Intensität begrüßt, nicht jedoch der Körper. Es gilt daher immer, die körperlichen Grenzen zu berücksichtigen und vor allem den passiven Bewegungsapparat nicht zu überfordern, der bei hoher Intensität der limitierende Faktor sein kann. Dopamintypen ermüden aufgrund der hohen Intensität recht schnell im Training. Dies sollte bei der Trainingsplangestaltung berücksichtigt werden. Es gilt, die wichtigsten Übungen immer zuerst im Training auszuführen. Das Warm-up sollte nicht zu lange dauern, da ansonsten das Aufwärmen zu viel Dopamin verbraucht, was innerhalb des Trainings schnell zu einem Leistungsverlust führt.

Die verzweigtkettigen Aminosäuren (BCAA) sind für Dopamintypen eine optimale Quelle an Aminosäuren während des Workouts, die die Ermüdung hinauszögert. Sportler mit einer Dopamindominanz langweilen sich schnell. Sie benötigen eine häufige Variation im Training, am besten nach jeder Trainingseinheit. Die Progression sollte konstant auf Grundlage der Intensität erfolgen. Aufgrund der bereits erwähnten schnellen Ermüdung empfiehlt sich eine längere Pausenzeit zwischen den Trainingssätzen. Pausenlängen von bis zu drei Minuten sind dabei keine Seltenheit. Berücksichtigt man die lange Pausenzeit und die schnelle Ermüdung während des Trainings, kommen selten mehr als zwölf Arbeitssätze pro Trainingseinheit zusammen. Durch die häufige Variation erhält der Dopamintyp jedoch eine ausreichende Anzahl an Übungen, sodass er innerhalb eines Trainingszyklus genügend unterschiedliche Übungen trainieren kann, ohne immer dieselben Bewegungsmuster ausführen zu müssen. Doch auch geringe Variationen im Training begrüßt der Dopamintyp, da er durch kleine Veränderungen auch in einzelnen Bewegungsmustern langfristig stärker werden kann, ohne sich zu schnell langweilen zu müssen. Es ist nicht selten, dass Dopamintypen innerhalb einer Trainingseinheit nur ein bis drei verschiedene Übungen ausführen. Dies gilt vor allem dann, wenn sie trotz einer niedrigen Übungsfrequenz ausreichend Fortschritte erzielen.

Dopamintypen können sehr gut autoregulativ trainieren. Sie verlassen sich gern auf ihr Gefühl und weniger auf festgelegte Trainingsvariablen. Die Geschwindigkeit ihrer Bewegungen ist ein guter Indikator für ihre Leistung bezeigungsweise ihre Ermüdung. Je langsamer die Bewegungsabläufe werden, desto höher ist die Ermüdung.

Atemtechniken für den Dopamintypen

Aufgrund des Trainings mit hoher Intensität eignen sich das Power Breathing (Seite 210) und das Valsalva-Manöver (Seite 206) während des Krafttrainings sehr gut für Dopamintypen. Wenn Dopamin-Typen nicht ausreichend regenerieren, neigen sie häufig dazu, sympathikoton zu sein. Daher sollte ein gezieltes Atemtraining zu den Hauptbestandteilen ihres Trainings gehören. Atemtechniken, die nach dem Training den Fokus auf Entspannung legen, sind zu bevorzugen.

Der Acetylcholintyp

Wenn der Acetylcholinwert bei einer Person am höchsten ist, spricht man von einer Acetylcholindominanz. Beläuft sich der Wert auf mindestens 40, liegt eine »wahre Dominanz« vor. Sportler mit einer Acetylcholinnatur betreiben gern Krafttraining mit dem Schwerpunkt auf Muskelaufbau. Außerdem sind sie häufig scharfsinnig, besitzen einen guten Fokus sowie lang anhaltende Konzentrationsfähigkeit und treffen schnell Entscheidungen. Schnelligkeit ist auch ein wichtiger Aspekt bei der Muskelarbeit, denn Actelycholin sorgt für die Muskelkontraktion und ist daher der wichtigste Neurotransmitter für den Muskel. Gleichzeitig sind Acetylcholintypen im Gegensatz zu Dopamintypen sehr flexibel und anpassungsfähig. Wenn du eine Acetylcholindominanz hast, legst du viel Wert auf soziale Kontakte. Freunde und Familie sind sehr wichtig. Daher trainieren Acetylcholintypen am besten mit einem Trainingspartner, der sehr motivierend wirken kann.

Acetylcholintypen probieren gern neue Dinge aus und benötigen Variation im Training. Gleichzeitig können sie auch ein Programm für eine längere Zeit durchhalten, ohne dass ihnen langweilig wird oder sie den Fokus verlieren. Daher reichen im Training meistens kleine Variationen der Trainingsvariablen und Bewegungsmuster aus, um das Interesse aufrechtzuerhalten. Personen mit zu viel Acetylcholin geben sich zu sehr für andere auf und verlieren sich dadurch selbst. Für Acetylcholintypen ist es notwendig, den Fokus häufiger auf sich zu legen und sich weniger an ihrer Umgebung zu orientieren.

Der Acetylcholintyp fühlt sich mit einem hohen Trainingsvolumen wohl. Daher gelten vor allem Bodybuilder häufig als Archetypen für die Acetylcholindominanz. Bodybuilder wie Arnold Schwarzenegger waren klassische Verfechter des Krafttrainings mit einem hohen Volumen, die aber auch die Intensität regelmäßig rotiert haben. Acetylcholintypen haben einen herausragenden Fokus und können daher auch ein längeres Training effizient aufrechterhalten, ohne stark zu ermüden. Daher eignen sich nicht nur ein hohes Volumen, sondern auch moderate Satzpausen für den Acetylcholintyp. Dieser kann sogar zweimal am Tag trainieren, was für den Dopamintyp weniger realistisch ist. Durch das hohe Volumen ergibt sich auch eine höhere Anzahl an Übungen, was dazu führt, dass Acetylcholintypen weniger Variation benötigen als Dopamintypen. Der Acteylcholintyp nutzt gern diverse Intensivierungstechniken wie erweiterte Sätze (»Extended Sets«), um mehr Arbeit innerhalb eines Arbeitssatzes zu erzeugen.

Ein moderates Trainingsvolumen schafft eine stärkere zelluläre Schwellung, was gemeinhin als »Muskelpump« bezeichnet wird. Dies wirkt sich positiv auf die Interozeption aus, worauf Acetylcholintypen besonders positiv reagieren. Während Dopamintypen das Gefühl einer maximalen Spannung benötigen, präferieren Acetylcholintypen die stärkere lokale Durchblutung und Anhäufung von Lactat. Isolationsübungen werden daher mehr geschätzt als klassische Verbundübungen – ein weiterer Beleg dafür, dass Acetylcholintypen häufig im Bodybuilding anzutreffen sind.

Das Blood Flow Restriction Training ist eine optimale Trainingsmethode für den Acetylcholintypen. Diese Methode benötigt eine geringere Intensität und ein hohes Trainingsvolumen und führt zu einer starken Durchblutung, die zu einer intensiven interozeptiven Wahrnehmung führt. Die positive Wirkung des Blood Flow Restriction Trainings haben Acetylcholintypen mit der GABA-Natur gemeinsam, während Dopamintypen liebend gern auf den Pump durch Blood Flow Restriction Training verzichten.

Der GABA-Typ

Wenn der GABA-Wert bei einem Athleten am höchsten ist, spricht man von einer GABA-Dominanz. Liegt der Wert bei mindestens 40, so handelt es sich um eine »wahre Dominanz«. Etwa die Hälfte der Menschen besitzt eine GABA-Dominanz. Zu den typischen Eigenschaften einer GABA-Dominanz gehört das strukturierte Training. Vor allem Anfänger profitieren von einer Trainingsplanung und Periodisierung, da konkrete Anweisungen für GABA-Typen essenziell sind. Dies erhöht die Motivation und die Adhärenz im Training.

GABA wirkt beruhigend und ausgleichend. Personen mit einer GABA-Dominanz kommen auch in unruhigen Umgebungen mit ihren Aufgaben klar und behalten auch in hektischen Situationen oftmals einen klaren Kopf. Dies liegt daran, dass GABA der wichtigste hemmende Neurotransmitter ist, was sich deutlich in der GABA-Persönlichkeit bemerkbar macht. GABA-Typen gelten in der Tat als die ausgeglichensten Personen überhaupt. Stabilität und Konsistenz sind die Eckpfeiler der GABA-Persönlichkeit. Dies bedeutet, dass GABA-Typen zuverlässig und meistens auch vertrauenswürdig sind. Sie sind für Trainer und Coaches sicherlich der zuverlässigste Klient. Sie verfolgen konkrete Anweisungen und sind zuverlässig in der Ausführung von Trainingsplänen und Protokollen.

GABA-Persönlichkeiten gelten als Teamplayer und sind vor allem in Mannschaftssportarten zu finden. Personen mit zu viel GABA verlieren sich allerdings auch gern in Perfektionismus oder gar in Zwangsstörungen. Sie investieren zu viel Energie in andere und verlieren sich schnell in Beziehungen, die energieraubend sein können.

GABA-Typen zeigen im Training unterschiedliche Präferenzen. Sie sind quasi ein Mischtyp und können sowohl wie ein Dopamintyp als auch wie ein Acetylcholintyp trainieren. Sie benötigen jedoch klare Anweisungen in ihrem Training, weshalb ein strukturierter Trainingsplan für sie am wichtigsten ist. GABA-Typen verlassen sich selten auf ihr Gefühl und trainieren lieber basierend auf festgelegten Mustern. Sie befolgen am einfachsten Trainingspläne und besitzen daher von allen Neurotransmittertypen die stärkste Adhärenz. Daher lassen sich GABA-Typen auch am einfachsten coachen und setzen vor allem im Sport ihre Aufgaben am leichtesten um. Sie gelten als klassische Ausdauerathleten und sollten daher nicht zu intensiv trainieren. Sie können zwar intensive Trainingszyklen gut durchhalten, doch müssen diese sinnvoll eingesetzt und aufgebaut werden. Ein schneller und häufiger Wechsel von Übungen, wie es beim Dopamintypen der Fall ist, wirkt auf die GABA-Natur sehr unstet und unruhig.

GABA-Typen haben in der Regel eine sehr gute Regeneration und können auch mit einer hohen Frequenz trainieren. Dies mag daran liegen, dass sich GABA-Typen nicht so stark verausgaben wie Dopamintypen. Während ein Dopamintyp gern bis zu einer RPE von 10 trainiert, lassen GABA-Typen gern noch ein paar Wiederholungen übrig. Gerade in einem hohen Wiederholungsbereich ist es jedoch notwendig, sich auch mal vollständig auszubelasten und mit einer RPE von 10 zu trainieren, was aber in einem hohen Wiederholungsbereich nicht nur anstrengend, sondern auch schmerzhaft sein kann.

Der Serotonintyp

Wenn der Serotoninwert bei einem Athleten am höchsten ist, spricht man von einer Serotonindominanz. Liegt der Wert bei mindestens 40, handelt es sich um eine »wahre Dominanz«. Serotonin beeinflusst die Relaxationsfähigkeit des Sportlers. Je höher der Serotoninwert ist, desto größer ist der Stellenwert von Entspannung und Genuss im Leben des Sportlers.

Personen mit einer Serotonindominanz genießen die Freuden im Leben. Dies übertragen sie auch gern in den sportlichen Bereich. Sport in Verbindung mit Abenteuer und Abwechslung ist das Größte für Serotonintypen. Dabei gibt es unter anderem den kreativen Serotonintypen, der sich gern als Bewegungskünstler betrachtet. Zu ihnen gehören zum Beispiel Yogis oder Tänzer. Auf der anderen Seite gibt es die Funsportler, die den Fokus auf abenteuerlastige Sportarten legen, wie zum Beispiel Skifahren, Wildwasser-Rafting oder Downhill-Fahren.

Serotonintypen leben gern im Moment und konzentrieren sich weniger auf das Gestern oder Morgen. Sensorischer Input ist dem Serotonintypen sehr wichtig. Trainingsmaßnahmen wie Mobility oder Stretching sind häufig die Kerne ihres Trainings. Klassisches Krafttraining ist bei Sportlern mit Serotonindominanz seltener zu finden. Von Natur aus ist deshalb Krafttraining eher nicht das Mittel der Wahl von Serotonintypen. Daher sollte das Training besonders interessant und niemals klassisch nach Trainingsvariablen strukturiert werden. Sie benötigen Abwechslung, was sich zum Beispiel auch in der Auswahl ihres Urlaubsorts oder ihres Lieblingsrestaurants zeigt. Sie wählen immer etwas Neues, denn sie sind häufig getrieben von Abwechslung und neuen Erfahrungen. Während Beständigkeit zu der Grundstruktur einer GABA-Persönlichkeit gehört, benötigen Serotonintypen regelmäßig eine neue Umgebung und neue Reize. Sportler, die zu viel Serotonin produzieren, vertragen häufig keine Kritik und lassen sich von anderen Personen schnell aus der Fassung bringen.

Ich hatte bereits erwähnt, dass Serotonintypen ein teilweise anderes Training benötigen als andere Neurotransmittertypen. Ziemlich scharf hat es mal der Strength Coach Charles Poliquin beschrieben, als er sagte, dass Serotonintypen kein Krafttraining machen würden. In der Tat erlebe ich es selten, dass Serotonintypen ein zielgerichtetes Krafttraining ausführen und dies auch langfristig erfolgreich durchhalten. Wenn jedoch einige wichtige Aspekte im Training bedacht werden, kann dennoch das Krafttraining auch langfristig erfolgreich ausgeführt werden. Dabei zeigen sich zwei häufige Probleme: eine gestörte Kommunikation innerhalb der Insula und eine konstante Überaktivität. Eine gestörte Kommunikation zwischen dem vorderen und dem hinteren Bereich der Inselrinde kann zur Entwicklung von Schmerzen auch bei relativ geringen Lasten im Training führen. Das Körpergefühl und die Orientierung im Raum sind nicht gut, die Betroffenen bringen eine eher schlechte Bewegungskontrolle mit. Eine zu starke Aktivität in der Insula führt zu einer verstärkten Interozeption, die sich ebenfalls leistungshemmend auswirken kann. Bei einer Überaktivität sollten Serotonintypen mit einem externen Fokus trainieren und sich weniger auf ihre Empfindungen während des Trainings konzentrieren. Obwohl das Valsalva-Manöver zu einer starken Aktivierung der Insula führt,[119] nutze ich diese Atemtechnik häufig auch bei Serotonintypen, deren Inselrinde überaktiv ist, als Ergänzung zum Krafttraining. Häufig stellt bereits das Trocken-Valsalva eine Herausforderung für den Sportler dar, sodass ich die Athleten sich langsam an die Atemtechnik herantasten lasse. In der Kombination mit schwerem Krafttraining funktioniert diese Atemtechnik sehr gut, um die Belastungsempfindung zu verbessern und die Trainingsintensität neu zu bewerten.

Sportler mit einer Serotonindominanz reagieren positiv, wenn der Fokus auf exzentrische Kontraktionsphasen gelegt wird. Dies bewirkt eine stärkere sensorische Wahrnehmung, was für Serotonintypen wichtig ist. Daher führe ich mit meinen Kunden gern exzentrisch fokussiertes Training und das isometrische Halten in der verlängerten Position aus. Exzentrisches Training bietet den intensivsten sensorischen Stimulus. Dies ist auch der Grund, warum die meisten Serotonintypen Dehnmethoden mögen, da sie das Halten einer maximalen Dehnposition als sehr angenehm empfinden.

Sportler mit einer Serotonindominanz langweilen sich mindestens genauso schnell wie Dopamintypen, besitzen jedoch in der Regel weniger Durchhaltevermögen innerhalb eines Trainingszyklus. Dies ist auch der Grund, wieso ich am seltensten Trainingspläne für Serotonintypen schreibe. Aufgrund ihres rebellischen Charakters ist es schwierig, das Training exakt zu planen. Daher verwende ich selten festgelegte Trainingsvariablen und trainiere die jeweiligen Sportler immer sehr situativ. Die Trainingsvariablen gelten in diesem Fall für mich als Coach eher als Richtwert, als dass sie in Stein gemeißelt wären. Das Vertrauen zwischen Serotonintypen und ihren Coaches muss sehr groß sein, da sich die wenigstens Serotonintypen anderen unterordnen.

Trainingsmethoden und -programme

Wave Loading

Wave Loading besteht aus zwei bis drei Wellen mit jeweils drei Sätzen und reduzierter Wiederholungsanzahl (7/5/3) einer Übung. Dabei beginnt der erste Satz der zweiten Welle (sieben Wiederholungen) mit dem Gewicht des zweiten Satzes der ersten Welle (fünf Wiederholungen). Ziel ist es hierbei, von Welle zu Welle das Trainingsgewicht zu erhöhen, um eine Potenzierung der Kraft von Welle zu Welle aufgrund der neuronalen Anpassung während der Übung zu erreichen.

Ascending Step Loading

Beim Ascending Step Loading werden in der Regel sechs Sätze innerhalb einer Übung mit zunehmendem Gewicht und reduzierter Wiederholungsanzahl ausgeführt. Ein typisches Wiederholungsschema im Ascending Step Loading ist 6, 6, 4, 4, 2, 2.

Wendler 5/3/1

Dieses Programm ist vor allem für fortgeschrittene Athleten mit dem Ziel der Steigerung der Maximalkraft geeignet. Es werden in einem vierwöchigen Zyklus maximal fünf Wiederholungen für die Hauptübungen ausgeführt.

Advanced GVT

Beim Advanced GVT werden zehn Sätze mit jeweils fünf Wiederholungen ausgeführt. Es wird mit einer eher geringen RPE von etwa 7 trainiert. Das Ziel ist, mit einem hohen Gewicht ein hohes Volumen zu erzeugen. Dies fördert die motorische Kraftentwicklung.

HIIT

Das High Intensity Intervall Training ist ein kardiovaskuläres Training, bei dem sich intensive Trainingsphasen mit weniger intensiven abwechseln. Das Ziel ist eine Verbesserung der aeroben und anaeroben Kapazität.

5x5

Das 5x5-Programm ist ein Trainingsprogramm zur Steigerung der Maximalkraft. Es wird grundsätzlich mit einer hohen Last und einer hohen Intensität sowie mit einer langen Satzpause von drei bis vier Minuten trainiert.

Gironda

Vince Girondas 8x8 ist ein Training mit einem sehr hohen Volumen für eine Muskelgruppe. Die meisten Anfänger machen ausreichende Fortschritte bei drei bis vier Arbeitssätzen. Acht Arbeitssätze sollten primär fortgeschrittenen Sportlern vorbehalten sein. Die Pausenzeit zwischen den Sätzen beträgt 60 Sekunden.

GVT

Das German Volume Training wird mit zehn Arbeitssätzen mit jeweils zehn Wiederholungen ausgeführt. Das Gewicht sollte so gewählt werden, dass in jedem Satz zehn Wiederholungen möglich sind. In Bezug auf eine prozentbasierte Gewichtsangabe würde man etwa 60 Prozent der maximalen Last als Arbeitsgewicht wählen. Die Kniebeuge eignet sich am besten für die Durchführung des GVT.

Extended Sets

Extended Sets oder auch erweiterte Sätze sind Trainingssätze, die unmittelbar aufeinander folgend ausgeführt werden. Im Prinzip handelt es sich hierbei um Supersätze für dieselbe Muskelgruppe, aber mit anderen Bewegungsabläufen, wie zum Beispiel einer horizontalen Zugbewegung gefolgt von einer vertikalen Zugbewegung.

Escalating Velocity

Das Escalating Velocity Training ist ein optimales Programm zur Fettreduktion mit von Anfang bis Ende der Trainingseinheit zunehmender Übungsausführung und einer reduzierten Pausenzeit.

Giant Sets

Giant Sets oder Gigantensätze sind vier bis fünf aufeinanderfolgende Arbeitssätze für dieselbe Muskelgruppe mit einer kurzen Pause dazwischen.

Drop Sets

Drop Sets oder Reduktionssätze beziehen sich auf die Reduktion des Trainingsgewichts innerhalb einer Übung mit einer kurzen Pause von 10 bis 20 Sekunden und einer Lastenreduktion von 20 Prozent.

LISS

Low Intensity Steady State Cardio ist ein kardiovaskuläres Training mit einer geringen Intensität im aeroben Bereich und wird am besten auf dem Ruderergometer, auf dem Fahrrad oder beim Laufen ausgeführt.

6–12–25

Diese Methode wird durch drei unmittelbar aufeinanderfolgende Übungen für dieselbe Muskelgruppe geprägt. Dabei nimmt die Anzahl der Wiederholungen zu (6–12–25), während sich die Komplexität reduziert, was der zunehmenden Ermüdung geschuldet ist.

100 reps method

Das Ziel der 100 reps method besteht in der starken Erhöhung des metabolen Stresses. Hierfür sollte ein Gewicht gewählt werden, mit dem etwa 20 Wiederholungen geschafft werden können. Die 100 Wiederholungen sollten in so wenig Sätzen wie möglich ausgeführt werden.

Superslow

Hierbei wird die Wiederholung so langsam wie möglich ausgeführt. Üblich sind eine zehnsekündige konzentrische und eine zehnsekündige exzentrische Phase. Dies fördert die motorische Kontrolle und die Neuroplastizität. Extrem langsame Bewegungen eignen sich vor allem zur Verbesserung der Interozeption.

Übersicht einer Trainingsplanung für die unterschiedlichen Neurotransmittertypen

	Dopamintyp	Acetylcholintyp	GABA-Typ	Serotonintyp
Trainingsdauer (in Minuten)	60–75	75–120	60–120	90–180
Anzahl der Wiederholungen	1–8	6–15	8–20	15+
Sätze	10–12	12–20	20–36	15+
Frequenz	3–4	5–7	3–6	4–12
Pause (in Sekunden)	120–240	75–90	30–120	15–90
Variation der Trainingseinheit (TE)	jede TE	jede 6. TE	jede 8. TE	jede TE
Trainingsmethoden	• Wave Loading • Ascending Step Loading • Advanced GVT • 5x5 • Strongman • HIIT	• Gironda • GVT • Extended Sets • Olympisches Gewichtheben	• Escalating Velocity Training • Giant Sets • Drop Sets • LISS • 6–12–25	• LISS • HIIT • 100 reps method • Zirkeltraining • Superslow
Wichtigste Variable	Intensität	Volumen	keine Dominanz	Bewegungskomplexität und Kadenz
Wichtigster Fokus	mentale Regeneration	physische Regeneration	Struktur im Training	Adhärenz
Kadenz	explosive Konzentrik	moderate/schnelle Konzentrik und Exzentrik	variabel	langsame Exzentrik
Intensivierungstechnik	überwindende Isometrie	Reduktionssätze	variabel	haltende Isometrie

Über den Autor

Patrick Meinart hat Psychologie und Sport in Köln studiert. Seit 2012 führt er das Ausbildungsinstitut Release Fitness Academy, das schwerpunktmäßig Fortbildungen im Bereich Mobility und im neurozentrierten Training anbietet. Jährlich schult er bis zu 1000 Trainer in Seminaren und Vorträgen. Als Redner und Referent ist er europaweit tätig. Im riva Verlag sind von ihm bereits *Mobility – das große Handbuch* und *Zurück zur Beweglichkeit* erschienen.

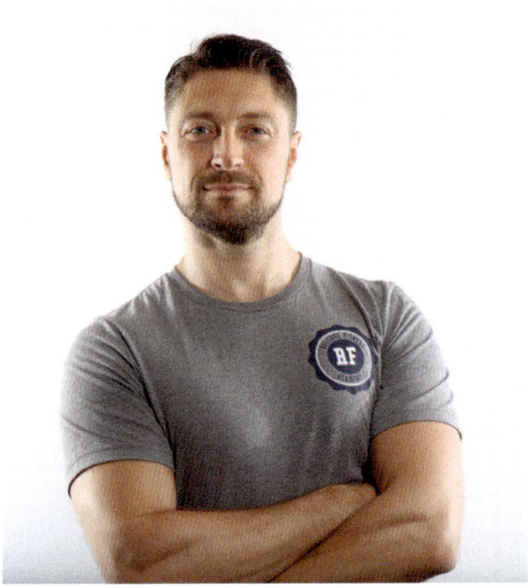

Weitere Informationen wie Artikel und Videos zu den Übungen findest du auf der Website der Release Fitness Academy. Außerdem erhältst du auf dieser Seite den Neurotransmitter-Fragebogen auf Deutsch und eine Übersicht über die hier im Buch verwendeten Materialien: www.release-fitness.com/dasneuekrafttraining.

Quellenverzeichnis

1 Teka, W. W., et al. (2017). *From the Motor Cortex to the Movement and Back Again.* PLOS ONE 12(6): e0179288

2 Visser, J. E., Bloem, B. R. (2005). *Role of the Basal Ganglia in Balance Control.* Neural Plast; 12(2–3): S. 161–174

3 Brodal, H. P., Osnes, B., Specht, K. (2017). *Listening to Rhythmic Music Reduces Connectivity within the Basal Ganglia and the Reward System.* Front Neurosci. März 28; 11:153

4 Stoodley, C. J., Valera, E. M., Schmahmann, J. D. (2012). *Functional Topography of the Cerebellum for Motor and Cognitive Tasks: an fMRI Study.* Neuroimage. 16. Januar; 59(2): S. 1560–1570

5 Bosch, F. (2015). *Strength Training and Coordination. An Integrative Approach.* 2010 Publishers. Rotterdam, Niederlande

6 Lang, E. J. et al. (2017). *The Roles of the Olivocerebellar Pathway in Motor Learning and Motor Control. A Consensus Paper.* Cerebellum. Februar; 16(1): S. 230–252. doi: 10.1007/s12311-016-0787-8

7 Takakusaki, K., Chiba, R., Nozu, T., Okumura, T. (2016). *Brainstem Control of Locomotion and Muscle Tone with Special Reference to the Role of the Mesopontine Tegmentum and Medullary Reticulospinal Systems.* Journal of Neural Transmission (Wien, Österreich: 1996), 123(7), S. 695–729. doi.org/10.1007/s00702-015-1475-4

8 Ivanenko, Y., Gurfinkel, V. S. (2018). *Human Postural Control. Front. Neuroscience*, März. Band 12, Artikel 171. doi.org/10.3389/fnins.2018.00171

9 Gu, X., Gao, Z., Wang, X., Liu, X., Knight, R. T., Hof, P. R., Fan, *J. Anterior Insular Cortex is Necessary for Empathetic Pain Perception*, Brain, Band 135, Ausgabe 9, September 2012, S. 2726–2735. doi.org/10.1093/brain/aws199

10 Wortinger, L. A., Glenne Øie, M., Endestad, T., Bruun Wyller, V. (2017). *Altered Right Anterior Insular Connectivity and Loss of Associated Functions in Adolescent Chronic Fatigue Syndrome.* PloS one, 12(9). doi.org/10.1371/journal.pone.0184325

11 Kleim, J. A., Jones, T. A. (2008). *Principles of Experience-dependent Neural Plasticity: Implications for Rehabilitation After Brain Damage.* J Speech Lang Hear Res. Februar; 51(1): S. 225-239

12 Issurin, V. (2008). *Block Periodization Versus Traditional Training Theory: A Review.* Journal of Sports Medicine and Physical Fitness, 48(1), S. 65

13 Ruas, C., et al. (2016). *Brain Activation Differences Between Muscle Actions for Strength and Fatigue: A Brief Review.* Brazilian Journal of Motor Behavior. Band 10, Nummer 1

14 Locke, E. A., Latham, G. P. (1990). *A Theory of Goal Setting and Task Performance.* Englewood Cliffs, NJ: Prentice Hall

15 fascialfitness.net.au/articles/interoception-some-suggestions-for-manual-and-movement-therapies/ entnommen Dezember 2019

16 Zarza, J., Sanabria, D., Perakakis, P. (2019). *Can Increased Interoception Explain Exercise-induced Benefits on Brain Function and Cognitive Performance?* 10. April. doi.org/10.31234/osf.io/vghy746

17 Craig, A. D. (2002). *How Do You Feel? Interoception: The Sense of the Physiological Condition of the Body.* Nature Reviews. Neuroscience, 3(8), S. 655–666

18 Hilty L., Jäncke L., Luechinger R., Boutellier U., Lutz K. (2011). *Limitation of Physical Performance in a Muscle Fatiguing Handgrip Exercise is Mediated by Thalamo-insular Activity.* Hum Brain Mapp. Dezember; 32(12): S. 2151–2160

19 Winkelman N. C. (2016). *Attentional Focus and Cueing for Speed Development.* Strength & Conditioning Journal

20 Schoenfeld, B., Vigotsky, A., Contreras, B., Golden, S., Alto, A., Larson, R., Winkelman, N., Paoli, A. (2018). *Differential Effects of Attentional Focus Strategies During Long-term Resistance Training.* European Journal of Sport Science. S. 1–8. 10.1080/17461391.2018.1447020

21 Schoenfeld, B., Contreras, B. (2016). *Attentional Focus for Maximizing Muscle Development.* Strength and Conditioning Journal 38(1): 1. Februar

22 Marchant D. C., Greig M., Bullough J., Hitchen D. (2011). *Instructions to Adopt an External Focus Enhance Muscular Endurance.* Res Q Exerc Sport. September; 82(3): S. 466–473

23 Calatayud, J. (2016). *Importance of Mind-muscle Connection During Progressive Resistance Training.* Eur J Appl Physiol. März; 116(3): S. 527–533

24 Snyder, B. J., Fry, W. R. (2012). *Effect of Verbal Instruction on Muscle Activity During the Bench Press Exercise.* J Strength Cond Res. September; 26(9): S. 2394–2400

25 Calatayud, J. et al. (2018). *Influence of Different Attentional Focus on EMG Amplitude and Contraction Duration During the Bench Press at Different Speeds.* J Sports Sci. Mai; 36(10): S. 1162–1166

26 physoc.org/press-release/2018/can-we-turn-back-time-muscles'-own-protective-systems-could-help-reduce-frailty. entnommen November 2019

27 Schoenfeld, B. J., Vigotsky, A., Contreras, B., Golden, S., Alto, A., Larson, R., Winkelman, N., Paoli, A. (2018). *Differential Effects of Attentional Focus Strategies During Long-term Resistance Training,* European Journal of Sport Science, 18:5, S. 705–712

28 Fujita, R. A., Marchi, P., De Silva, U., Nilson R. S., Gomes, M. M. (2019). *Verbal Instruction Does Not Change Myoelectric Activity During Seated Row Exercise in Trained and Untrained Men.* Motriz: Revista de Educação Física, 25(4), e10190100. Epub 13. Dezember. doi.org/10.1590/s1980-6574201900040100

29 Gröpel, P., Mesagno, C. (2019). *Choking Interventions in Sports: a Systematic Review,* International Review of Sport and Exercise Psychology, 12:1, S. 176–201, DOI: 10.1080/1750984X.2017.1408134

30 Coker C. (2016). *Optimizing External Focus of Attention Instructions: The Role of Attainability.* Journal of Motor Learning and Development, 4, S. 116 –125. journals.humankinetics.com/doi/abs/10.1123/jmld.2015-0024

31 McNevin, N.H., Shea, C.H., Wulf, G. (2003). *Increasing the Distance of an External Focus of Attention Enhances Learning.* Psychological Research, 67, S. 22–29. ncbi.nlm.nih.gov/pubmed/12589447

32 Nadzalan, A. M., Lee, J. L., Mohamad, N. I. (2016). *The Effects of Focus Attention Instructions on Strength Training Performances*

33 Marchant D. C., Greig M., Scott, C. (2009). *Attentional Focusing Instructions Influence Force Production and Muscular Activity During Isokinetic Elbow Flexions.* J Strength Cond Res 23: S. 2358–2366.

34 Kim, Y. R., Yoo, W. G. (2016). *Effects of Trajectory Exercise Using a Laser Pointer on Electromyographic Activities of the Gluteus Maximus and Erector Spinae During Bridging Exercises.* Journal of Physical Therapy Science, 28(2), S. 632–634. doi.org/10.1589/jpts.28.632

35 Vance, J., Wulf, G., Zöllner, T., McNevin, N. H., Mercer, J. (2004). *The Effect of Frequency of Kinetic Feedback on Learning an Isometric Force Production Task in Nondisabled Subjects.* Physical Therapy, 73, S. 79–87

36 Assmussen, E., Mazin, B. (1978). *Recuperation After Muscular Fatigue by »Diverting Activities«.* European Journal of Applied Physiology, 38, S. 1–8

37 Törpel, A., Herold, F., Hamacher, D., Müller, N.G., Schega, L. (2018). *Strengthening the Brain—Is Resistance Training with Blood Flow Restriction an Effective Strategy for Cognitive Improvement?* J. Clin. Med., 7, S. 337

38 Gholamrezaei, A., Diest, I., Vlaeyen, J., Aziz, Q., Oudenhove, L. (2017). *Baroreceptors as Interoceptors: Association Between Baroreceptor Sensitivity and Interoceptive Accuracy.* Wien, Österreich, Gesellschaft für psychophysiologische Forschung, 57. Jahrestreffen

39 Firth, J., Stubbs, B., Vancampfort, D., Firth, J. A., Large, M., Rosenbaum, S., Hallgren, M., Ward, P. B., Sarris, J., Yung, A. R. (2018). *Grip Strength Is Associated With Cognitive Performance in Schizophrenia and the General Population: a UK Biobank Study of 476559 Participants, Schizophrenia Bulletin,* Band 44, Ausgabe 4, Juli, S. 728–736, doi.org/10.1093/schbul/sby034

40 Kato, K., Vogt, T., Kanosue, K. (2019). *Brain Activity Underlying Muscle Relaxation.* Front. Physiol., Band 10, Dezember. doi.org/10.3389/fphys.2019.01457

41 Toma, K., Honda, M., Hanakawa, H., Okada, T., Fukuyama, H., Ikeda, A., et al. (1999). *Activities of the Primary and Supplementary Motor Areas Increase in Preparation and Execution of Voluntary Muscle Relaxation: An Event-Related fMRI Study.* J Neurosci. 19, S. 3527–3534. doi: 10.1523/JNEUROSCI.19-09-03527.1999

42 Meinart, P. (2020). *Zurück zur Beweglichkeit. Mobility-Training für Einsteiger.* riva Verlag, München

43 Sonkodi B., Berkes I., Koltai E. (2020). *Have We Looked in the Wrong Direction for More Than 100 Years? Delayed Onset Muscle Soreness Is, in Fact, Neural Microdamage Rather Than Muscle Damage.* Antioxidants (Basel); 9(3): S. 212. Veröffentlicht am 5. März. doi: 10.3390/antiox9030212

44 Meijer, J. P., et al. (2015). *Single Muscle Fibre Contractile Properties Differ Between Body-builders, Power Athletes and Control Subjects.* Experimental Physiology, 100(11), S. 1331–1341. doi.org/10.1113/EP085267

45 Antonio, D., Martone, D., Milic, M., Johnny, P. (2016). *Vertical vs. Horizontal-Orientated Drop-Jump Training: Chronic Effects on Explosive Performances of Elite Handball Players.* Journal of Strength and Conditioning Research. Epub

46 Noakes, T. D. (2012). *Fatigue is a Brain-Derived Emotion that Regulates the Exercise Behavior to Ensure the Protection of Whole Body Homeostasis.* Front Physiol. 11. April; 3:82

47 Yoon, T., Schlinder, D. B., Griffith, E. E., Hunter, S. K. (2007). *Mechanisms of Fatigue Differ After Low- and High-Force Fatiguing Contractions in Men and Women.* Muscle Nerve. Oktober; 36(4): S. 515–524

48 Thomas, K., Elmeua, M., Howatson, G., Goodall, S. (2016). *Intensity-Dependent Contribution of Neuromuscular Fatigue after Constant-Load Cycling.* Med Sci Sports Exerc. September; 48(9): S. 1751–1760

49 Thomas, K., Goodall, S., Stone, M., Howatson, G., St. Clair Gibson, A., Ansley, L. (2015). *Central and Peripheral Fatigue in Male Cyclists After 4-, 20-, and 40-km Time Trials.* Med Sci Sports Exerc. März; 47(3): S. 537–546

50 revivestronger.com/183-stimulus-to-fatigue-ratio-w-mike-israetel-paul-carter/ entnommen am 06. Juni 2020

51 Assmussen, E., Mazin, B. (1978). *Recuperation after Muscular Fatigue by »diverting activities«.* European Journal of Applied Physiology, 38, S. 1–8

52 Törpel, A., Herold, F., Hamacher, D., Müller, N. G., Schega, L. (2018). *Strengthening the Brain—Is Resistance Training with Blood Flow Restriction an Effective Strategy for Cognitive Improvement?* J. Clin. Med., 7, S. 337

53 Bigliassi, M. (2015). *Corollary Discharges and Fatigue-Related Symptoms: The Role of Attentional Focus.* Front Psychol.; 6: 1002. doi: 10.3389/fpsyg.2015.01002

54 Richens, B. et al. (2014). *The Relationship Between the Number of Repetitions Performed at Given Intensities is Different in Endurance and Strength Trained Athletes.* Biol. Sport. 31(2): S. 157–161

55 Helms, E. R., Byrnes, R. K., Cooke, D. M., Haischer, M. H., Carzoli, J. P., Johnson, T. K., Cross, M. R., Cronin, J. B., Storey, A. G., Zourdos, M. C. (2018). *RPE vs. Percentage 1RM Loading in Periodized Programs Matched for Sets and Repetitions.* Frontiers in Physiology, 9, S. 247. doi.org/10.3389/fphys.2018.00247

56 Helms E. R., Brown S. R., Cross M. R., Storey A., Cronin J., Zourdos M. C. *Self-Rated Accuracy of Rating of Perceived Exertion-Based Load Prescription in Powerlifters.* J Strength Cond Res.; 31(10): S. 2938–2943. doi: 10.1519/JSC.0000000000002097

57 de Morree, H., Marcora, S. (2015). *Psychobiology of Perceived Effort During Physical Tasks.* In: Gendolla, G., Tops, M., Koole S. (Hrsg.). (2015) *Handbook of Biobehavioral Approaches to Self-Regulation.* Springer, New York, NY

58 Williamson, J. W., McColl, R., Mathews, D., Ginsburg, M., Mitchell, J. H. (1999). *Activation of the Insular Cortex is Affected by the Intensity of Exercise.* J Appl Physiol. September; 87(3): S. 1213–1219

59 Bailey, S. P., Hall, E. E., Folger, S. E., Miller, P. C. (2008). *Changes in EEG During Graded Exercise on a Recumbent Cycle Ergometer.* J Sports Sci Med; 7: S. 505–511

60 Flanagan, S. D., et al. (2012). *Cortical Activity during a Highly-Trained Resistance Exercise Movement Emphasizing Force, Power or Volume.* Brain Sci. November; 2(4): S. 649–666. doi: 10.3389/fnins.2017.00153

61 Hedayatpour, N., Falla, D. (2015). *Physiological and Neural Adaptations to Eccentric Exercise: Mechanisms and Considerations for Training.* Biomed Res Int.; 2015:193741

62 Yao, W. X. et al. (2016). *Brain Functional Connectivity Is Different during Voluntary Concentric and Eccentric Muscle Contraction.* Front. Physiol., Band 7, Artikel 521. doi.org/10.3389/fphys.2016.00521

63 Kenville, R., Maudrich, T., Maudrich, D., Villringer, A., Ragert, P. (2020). *Cerebellar Transcranial Direct Current Stimulation Improves Maximum Isometric Force Production during Isometric Barbell Squats.* Brain Sci., 10, S. 235

64 Yoon T., Vanden Noven, M. L., Nielson, K. A., Hunter, S. K. (2014). *Brain Areas Associated with Force Steadiness and Intensity During Isometric Ankle Dorsiflexion in Men and Women.* Exp Brain Res. Oktober; 232(10): S.3133–3145

65 Babault, N., Pousson, M. B. Y., Van Hocke, J. (1985). *Activation of Human Quadriceps Femoris During Isometric, Concentric, and Eccentric Contractions.* J Appl Physiol, 2001 Dezember; 91(6): S. 2628–2634

66 Goebel, R. et al. (2017). *Does Combined Strength Training and Local Vibration Improve Isometric Maximum Force?* A Pilot Study. Muscles Ligaments Tendons J. Januar bis März; 7(1): S. 186–191. doi: 10.11138/mltj/2017.7.1.186

67 Lubetzky, A. V., McCoy, S. W., Price, R., Kartin, D. (2017). *Response to Tendon Vibration Questions the Underlying Rationale of Proprioceptive Training.* Journal of Athletic Training, 52(2), S. 97–107. doi.org/10.4085/1062-6050-52.1.06

68 Fang, Y., Siemionow, V., Sahgal, V., Xiong, F., Yue, G. H. (2001). *Greater Movement-Related Cortical Potential During Human Eccentric Versus Concentric Muscle Contractions.* Journal of Neurophysiology, Band 86, Nummer 4, S. 1764–1772

69 Borot, L., Pageaux, B., Laroche, D., Vergotte, G., Lepers, R., Perrey, S. (2019). *Greater Prefrontal and Parietal Activity During Eccentric Versus Concentric Cycling.* Dritter Kongress für Physiologie und Integrative Biologie der Gesellschaft für Physiologie

70 Cobb, E. (2020). *9S-Strength Schulungsunterlagen.* Z-Health, Arizona

71 Hortobágyi, T., Taylor, J. L., Petersen, N. T., Russell, G., Gandevia, S. C. (2003). *Changes in Segmental and Motor Cortical Output with Contralateral Muscle Contractions and Altered Sensory Inputs in Humans.* J Neurophysiol 90. S. 2451–2459

72 Hendy, A. M., Chye, L., Teo, W. P. (2017). *Cross-Activation of the Motor Cortex During Unilateral Contractions of the Quadriceps.* Front. Hum. Neurosci. Band 11; Artikel 397

73 Richer, N., Polskaia, N., Lajoie, Y. (2017). *Continuous Cognitive Task Promotes Greater Postural Stability than an Internal or External Focus of Attention in Older Adults.* Exp Aging Res. Januar bis Februar; 43(1): S. 21–33

74 Ivanenko, Y. P., Grasso, R., Lacquaniti, F. (1999). *Effect of Gaze on Postural Responses to Neck Proprioceptive and Vestibular Stimulation in Humans.* J. Physiol. (Lond.) 519 (Pt 1), S. 301–314. doi: 10.1111/j.1469-7793.1999. 0301o.x

75 Alotaibi, A. Z., Alghadir, A., Igbal, Z. A, Anwer, S. (2016). *Effect of Absence of Vision on Posture.* J Phys Ther Sci. April; 28(4): S. 1374–1377

76 Cotterman M. L., Darby L. A., Skelly W. A. (2005). *Comparison of Muscle Force Production Using the Smith Machine and Free Weights for Bench Press and Squat Exercises.* J Strength Cond Res.; 19(1): S. 169–176. doi: 10.1519/14433.1

77 Rosa, M. (2015). *Co-contraction Role on Human Motor Control. A Neural Basis.* J Nov Physiother 5:248. doi: 10.4172/2165-7025.1000248

78 Ostry D. J., Feldman A. G. (2003) *A Critical Evaluation of the Force Control Hypothesis in Motor Control.* Exp Brain Res 153: S. 275–288

79 Todorov, D. I. (2019). *The Interplay Between Cerebellum and Basal Ganglia in Motor Adaptation: a Modeling Study.* Plos One, 12. April; doi.org/10.1371/journal.pone.0214926

80 Taylor, J. B. (2011). *Lower Extremity Perturbation Training.* Strength and Conditioning Journal: April, Band 33, Ausgabe 2, S. 76–83. doi: 10.1519/SSC.0b013e318211aaaa

81 Shemmell, J., An, J. H., Perreault, E. J. (2009). *The Differential Role of Motor Cortex in Stretch Reflex Modulation Induced by Changes in Environmental Mechanics and Verbal Instruction.* Journal of Neuroscience 21. Oktober, 29 (42) S. 13255–13263. doi.org/10.1523/JNEUROSCI.0892-09.2009

82 Higgins, D. C. et al. (1962). *A Transient Cerebellar Influence on Stretch Responses.* Journal of Neurophysiology, 25(5), S. 684–692

83 Behm, D., Colado, J. C. (2012). *The Effectiveness of Resistance Training Using Unstable Surfaces and Devices for Rehabilitation.* International Journal of Sports Physical Therapy, 7(2), S. 226–241

84 Munn, J., Herbert, R. D., Hancock, M. J., Gandevia, S. C. (2005). *Training with Unilateral Resistance Exercise Increases Contralateral Strength.* Journal of Applied Physiology (Bethesda, Md.: 1985), 99 (Juli), S. 1880–1884. doi.org/10.1152/japplphysiol.00559.2005

85 Saeterbakken A. H., Fimland, M. S. (2012). *Muscle Activity of the Core During Bilateral, Unilateral, Seated and Standing Resistance Exercise.* Eur J Appl Physiol. Mai; 112(5): S. 1671–1678

86 Farthing, J. P., Borowsky, R., Chilibeck, P. D., Binsted, G., Sarty, G. E. (2007). *Neuro-Physiological Adaptations Associated with Cross-Education of Strength.* Brain Topography, Band 20, S. 77–88. doi: 10.1007/s10548-007-0033-2

87 Hendy, A. M., Chye, L., Teo, W. P. (2017). *Cross-Activation of the Motor Cortex during Unilateral Contractions of the Quadriceps.* Front. Hum. Neurosci. Band 11; Artikel 397

88 Appleby, B. B., Cormack, S. J., Newton, R. U. (2019). *Specificity and Transfer of Lower-Body Strength: Influence of Bilateral or Unilateral Lower-Body Resistance Training.* J Strength Cond Res.; 33(2): S. 318–326. doi: 10.1519/JSC.0000000000002923

89 Kim, K., Cha, Y. J., Fell, D. W. (2011). *The Effect of Contralateral Training: Influence of Unilateral Isokinetic Exercise on One-legged Standing Balance of the Contralateral Lower Extremity in Adults.* Gait Posture. Mai; 34(1): S. 103–106. doi: 10.1016/j.gaitpost.2011.03.022. Epub: 4. Mai 2011

90 McKeown, P. (2018). *Erfolgsfaktor Sauerstoff.* riva Verlag, München

91 Sakamoto, A., Naito, H., Chow, C. (2015). *Hyperventilation-induced Respiratory Alkalosis Increases the Number of Repetitions to be Able to Perform During Resistance Training.* Journal of Science and Medicine in Sport, Band 19, e2–e3

92 Sakamoto, A., Naito, H., Chow, C. (2014). *Hyperventilation as a Strategy for Improved Repeated Sprint Performance.* J Strength Cond Res. April; 28(4): S. 1119–1126

93 Song, X., Woo, M. A., Kumar, R. (2019). *Aberrant Left Insular Cortex Response: A Possible Pathogenesis of Reduced Vagal Nervous System Activity in Heart Failure?* Reply. Journal of Neuroscience Research. Februar; 97(2): S. 114–115. doi: 10.1002/jnr.24349

94 Brown, P. I., Sharpe, G. R., Johnson, M. A. (2008). *Inspiratory Muscle Training Reduces Blood Lactate Concentration During Volitional Hyperpnoea.* Eur J Appl Physiol. September; 104(1): S. 111–117. doi: 10.1007/s00421-008-0794-7

95 di Vico, R., Ardigò, L. C., Salernitano, G., Chamari, K., Padulo, J. (2013). *The Acute Effect of the Tongue Position in the Mouth on Knee Isokinetic Test Performance: a Highly Surprising Pilot Study.* Muscles Ligaments Tendons J. Oktober–Dezember; 3(4): S. 318–323

96 Schacklock, M. (2005). *Angewandte Neurodynamik. Neuromuskuloskelettale Strukturen verstehen und behandeln.* Urban & Fischer, München

97 Lohkamp, M., Herrington, L., Small, K. (2013). *Tidy's Physiotherapy.* Elsevier, London

98 Takakusaki, K. (2017). *Functional Neuroanatomy for Posture and Gait Control.* J Mov Disord; 10(1): S. 1–17

99 Takakusaki K. (2013). *Neurophysiology of Gait: From the Spinal Cord to the Frontal Lobe.* Mov Disord; 28(11): S. 1483–1491. doi: 10.1002/mds.25669

100 *The Postural Neurology Gait Guide:* americanpostureinstitute.com/walk-the-walk-with-gait-analysis/ entnommen am 08. November 2019

101 Enoka, R. M. (2008). *Neuromechanics of Human Movement* (2008). Human Kinetics, Champaign, Illinois

102 Beck, R. W. (2011). *Functional Neurology for Practitioners of Manual Medicine.* Elsevier, Toronto

103 Takakusaki, K. (2017). *Functional Neuroanatomy for Posture and Gait Control.* JMD. 10 (1): S. 1–17

104 Churchward-Venne, T. A. (2015). *There Are No Nonresponders to Resistance-Type Exercise Training In Older Men and Women.* Journal of the American Medical Directors Association. Band 16, Ausgabe 5, 1. Mai, S. 400–411

105 Petrella, J. K., Kim, J. S., Mayhew, D. L., Cross, J. M., Bamman, M. M. (2008). *Potent Myofiber Hypertrophy During Resistance Training in Humans is Associated with Satellite Cell-mediated Myonuclear Addition: a Cluster Analysis.* J Appl Physiol. Juni; 104(6): S. 1736–1742. doi: 10.1152/japplphysiol.01215.2007

106 Damas, F. et al. (2016). *Resistance Training-induced Changes in Integrated Myofibrillar Protein Synthesis are Related to Hypertrophy only after Attenuation of Muscle Damage.* J Physiol 594.18 S. 5209–5222

107 Beaven, C. et al. (2008). *Significant Strength Gains Observed in Rugby Players after Specific Resistance Exercise Protocols Based on Individual Salivary Testosterone Responses.* Journal of Strength and Conditioning Research: März, Band 22, Ausgabe 2, S. 419–425. doi: 10.1519/JSC.0b013e31816357d4

108 Mangine, G. T. et al. (2015). *The Effect of Training Volume and Intensity on Improvements in Muscular Strength and Size in Resistance-trained Men.* Physiol Rep. August; 3(8): e12472

109 Leung, M., Rantalainen, T., Teo, W. P., Kidgell, D. (2017). *The Corticospinal Responses of Metronome-paced, but not Self-paced Strength Training are Similar to Motor Skill Training.* European Journal of Applied Physiology, 117(12), S. 2479–2492. doi.org/10.1007/s00421-017-3736-4

110 Leung, M., Rantalainen, T., Teo, W. P., Kidgell, D. (2015). *Motor Cortex Excitability is not Differentially Modulated Following Skill and Strength Training.* Neuroscience, 305, S. 99–108. doi.org/10.1016/j.neuroscience.2015.08.0

111 Feldenkrais, M. *The Potent Self: The Dynamics of the Body and Mind.* Frog Books, 2002

112 Braverman, E. (2004). *The Edge Effect.* Sterling Publishing, New York

113 Bosch, F. (2015). *Strength Training and Coordination. An Integrative Approach.* 2010 Publishers. Rotterdam, Niederlande

114 Taylor, J. L., Amann, M., Duchateau, J., Meeusen, R., Rice, C. L. (2016). *Neural Contributions to Muscle Fatigue: From the Brain to the Muscle and Back Again.* Med Sci Sports Exerc. November; 48(11): S. 2294–2306

115 Newsholme, E. A., Acworth, I., Blomstrand, E. (1987). *Amino Acids, Brain Neurotransmitters and a Functional Link Between Muscle and Brain that is Important in Sustained Exercise.* In: Benzi, G. (Herausgeber). (1987) Advances in Myochemistry. John Libbey Eurotext; London. S. 127–133

116 *Carmichael, M. D. et al. (2006). Role of Brain IL-1ß on Fatigue after Exercise-induced Muscle damage.* American Journal of Physiology – Regulatory, Integrative and Comparative Physiology, 291(5), R1344–R1348

117 Hinz, M., Stein, A., Trachte, G., Uncini, T. (2010). *Neurotransmitter Testing of the Urine: a Comprehensive Analysis.* Open Access Journal of Urology, 2, S. 177–183. doi.org/10.2147/OAJU.S13370

118 Lynch, B. (2018). *Schmutzige Gene. Ein revolutionärer Ansatz, Krankheiten an der Wurzel zu behandeln und Ihre Gesundheit typgerecht zu optimieren.* Unimedica, Narayana Verlag

119 Craig, A. (2009). *How Do You Feel – now? The Anterior Insula and Human Awareness.* Nat Rev Neurosci 10, S. 59–70. doi.org/10.1038/nrn2555

Übungsregister

Sachregister